Pacing in der Traumatherapie

Eine ausführliche Präsentation sämtlicher lieferbaren und geplanten Titel unseres Verlages finden Sie im Internet unter *www.gp-probst.de*

TITELÜBERSICHT

Band 1 – Van Vreeswijk, Broersen & Schurink: *Achtsamkeit und Schematherapie*
Band 2 – Emerson & Hopper: *Trauma-Yoga*
Band 3 – Williams & Poijula: *Das PTBS-Arbeitsbuch*
Band 4 – Rosengren: *Arbeitsbuch Motivierende Gesprächsführung*
Band 5 – Skeen: *Lebensfallen in der Partnerschaft*
Band 6 – Davies: *Triggerpunkt-Massage der Schultern*
Band 7 – Rollnick, Miller & Butler: *Motivierende Gesprächsführung in den Heilberufen*
Band 8 – Wilber: *Das Atman-Projekt – Streben der Seele nach Einheit*
Band 9 – Finando: *Triggerpunkt-Therapie bei Myofaszialschmerz*
Band 10 – Hyman & Pedrick: *Arbeitsbuch Zwangsstörungen*
Band 11 – McKay, Lev & Skeen: *ACT und Schematherapie*
Band 12 – Putnam: *Handbuch Dissoziative Identitätsstörung*
Band 13 – Scaer: *Das Trauma-Spektrum*
Band 14 – Kluft: *Pacing in der Traumatherapie*
Band 15 – Van Vreeswijk & Broersen: *Schemafokussierte Kurzzeittherapie in Gruppen – Anleitung für Therapeuten*
Band 16 – Broersen & van Vreeswijk: *Schemafokussierte Kurzzeittherapie in Gruppen – Arbeitsbuch für Patienten*

Pacing in der Traumatherapie

Verarbeitung der traumatischen Erinnerungen bei dissoziativen Störungen mit der Technik der Fraktionierten Abreaktion

Richard P. Kluft

Aus dem Amerikanischen von
Theo Kierdorf & Hildegard Höhr

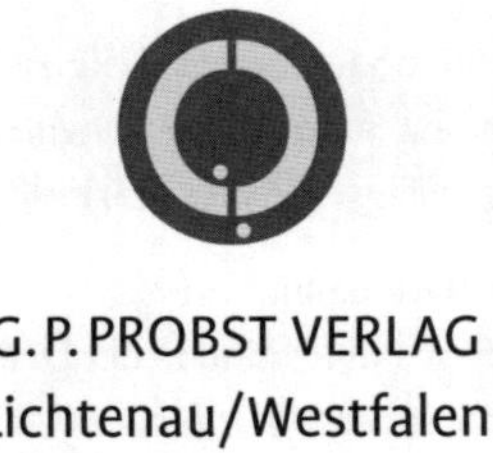

G. P. PROBST VERLAG
Lichtenau/Westfalen

Dieses Buch dient der akkuraten und zuverlässigen Information über das beschriebene Thema. Es wird mit dem ausdrücklichen Hinweis zum Verkauf angeboten, daß der Verlag keine psychologischen, finanziellen, juristischen und anderweitigen Dienstleistungen anbietet. Falls Sie konkreten Rat oder eine allgemeine Beratung benötigen, wenden Sie sich bitte an entsprechende Experten.

Published by CreateSpace

Titel der amerikanischen Originalausgabe: *Shelter from the Storm. Processing the Traumatic Memories of DID/DDNOS Patients with The Fractionated Abreaction Technique*
Übersetzung aus dem Amerikanischen: Theo Kierdorf & Hildegard Höhr, Köln
Umschlaggestaltung: Christian Tschepp (†) und Mareile Gropengießer (Paderborn)

Satz: SpaceType, Köln
Druck & Bindung: MediaPrint, Paderborn
Printed in Germany

ISBN 978-3-944476-04-9

Bibliographische Information der Deutschen Nationalbibliothek
Die Deutsche Nationalbibliothek verzeichnet diese Publikation in der Deutschen Nationalbibliografie; detaillierte bibliografische Daten sind im Internet über *http://dnb.d-nb.de* abrufbar.

Widmung

Dieses Buch ist vier Menschen gewidmet, die mich über viele Jahre stets unterstützt und ermutigt haben, so schwierig die Umstände auch waren oder ich persönlich war. Ihre Unerschütterlichkeit mag auf fragwürdigem Urteilsvermögen basieren, doch legt sie von der Liebe und Fürsorglichkeit der Betreffenden beredt Zeugnis ab. Die vier Personen, denen ich dieses Buch widme, sind:

Bennett G. Braun, M. D.,
ein unerschrockener Pionier, umsichtiger Innovator
und großartiger Freund;

Catherine G. Fine, Ph. D.,
Mitentwicklerin der Technik der Fraktionierten Abreaktion,
eine liebenswerte Freundin, geschätzte Kollegin,
Inbegriff der Kompetenz und mein Lieblingsquälgeist;

Jean Carla Kluft,
meine geliebte Schwester und unverständlicherweise
meine begeistertste Unterstützerin;

Donald L. Nathanson, M. D.,
ein Mensch mit enzyklopädischem Wissen,
brillanter Kommentator der grundlegenden Affekttheorie
und großartiger Freund.

Inhalt

Danksagung

Ich bin vielen sehr begabten und inspirierenden Lehrern und Kollegen zu tiefer Dankbarkeit verpflichtet, einerseits weil ich das Glück hatte, ihnen zu begegnen, und andererseits weil es mir vergönnt war, von ihnen zu lernen. Ich erwähne im folgenden nur diejenigen unter ihnen, die meine Arbeit an diesem Buch unmittelbar beeinflußt haben. Ich kann an dieser Stelle leider nicht direkt und öffentlich den vielen Patienten danken, die mich so unendlich viele bedeutungsvolle, tiefgründige und wichtige Dinge gelehrt haben, daß ich sie alle unmöglich in Worte fassen kann. Wenn ich hier feststelle, daß ich ihnen wegen allem, was sie zu meiner beruflichen und persönlichen Weiterentwicklung beigetragen haben, zu tiefem Dank verpflichtet bin, erscheint mir das wie eine klägliche Untertreibung.

John C. Nemiah, M. D., war während meines Medizinstudiums an der *Harvard Medical School* mein Mentor. An der *University of Pennsylvania* hatte ich das Glück, mit Aaron T. »Tim« Beck, M. D., arbeiten und außerdem von Joseph Wolpe, M. D., lernen zu können. Beck hat die moderne kognitive Therapie begründet, und Wolpe zählt zu den überragenden Vertretern und Pionieren der Verhaltenstherapie. Richard Lower, M. D., und Lester Luborsky, Ph. D., zählten zu meinen Supervisoren (Lehrern) auf dem Gebiet der psychodynamischen Therapie. Dr. Lower war wie vor ihm Dr. Nemiah ein großartiges Vorbild. Dr. Luborsky war nicht nur ein überragender klinischer Lehrer, der meine Fähigkeit, Patienten zuzuhören, um ein Vielfaches verbesserte, sondern er hat auch im Bereich der Psychotherapieforschung Wichtiges geleistet. Er forderte mich auf, mich seinem Forschungsteam anzuschließen, und ich habe viele Jahre lang mit ihm zusammengearbeitet. Ich habe unermeßlich davon profitiert, in Zusammenarbeit mit Dr. Luborsky und einer Gruppe begabter Kollegen wortwörtlich protokollierte Psychotherapiesitzungen zu studieren und auszuwerten. Henri Ellenberger, M. D., kennenzulernen war für mich ein Erlebnis, das mein ganzes Leben verändert hat. Meine erste Begegnung mit ihm werde ich später in diesem Buch beschreiben.

Obwohl ich die Technik der Fraktionierten Abreaktion schon im Jahre 1978 entwickelt habe, befand sich mein Verständnis der Situation der Patienten, die ich behandelte, und des Wesens meiner therapeutischen Arbeit damals noch in den Anfängen – und beides wird auch immer so bleiben. Doch nachdem ich die Technik formuliert und angefangen hatte, sie zu benutzen, haben mir noch viele andere geholfen, dazuzulernen und Aspekte weiterzuentwickeln, die für meine heutige Sicht wichtig sind. Sie alle haben mein Verständnis der Technik der Fraktionierten Abreaktion und ihrer Implikationen für die Traumabehandlung, das ich in diesem Buch darstellen will, entscheidend beeinflußt.

Von Bennett G. Braun, M. D., »Buddy« Braun, habe ich viel über die Welt der Hypnose gelernt. Buddy war viele Jahre lang mein Partner beim Studium der dissoziativen Störungen und ihrer Behandlung. Während unserer Auseinandersetzung mit Theorie und Praxis dissoziativer Störungen und ihrer Behandlung pflegten wir einen regen und fruchtbaren Austausch und genossen bei alldem unser persönliches »Buddy-System«. Außerdem haben wir an zahlreichen Orten gemeinsam Workshops geleitet und mit George Greaves, Ph. D., zusammen die spätere *International Society for the Study of Trauma and Dissociation* gegründet.

Catherine G. Fine, Ph. D., die mir als Studentin zugewiesen wurde, ist später diejenige geworden, mit der ich am engsten zusammengearbeitet habe. Dr. Fine ist eine Therapeutin mit außerordentlichen Gaben und Talenten. Die Zusammenarbeit mit ihr und die Freundschaft einer so brillanten, integeren und kreativen Frau im Rahmen klinischer, wissenschaftlicher und edukativer Aktivitäten zu genießen war und ist für mich ein kaum faßbares Geschenk. Als Buddy Brauns Engagement im Bereich der klinischen Arbeit und der Lehrtätigkeit zunahm, wurde Catherine zu meiner neuen »Lernpartnerin«. Wir tauschten uns über unsere jeweils neuesten Erkenntnisse aus und versuchten, die Gedanken, die wir über Theorien, Techniken und die Behandlung unserer Patienten neu entwickelt hatten, klar zu fassen. David Fink, M. D., und Ira Brenner, M. D., spielten für mich zusammen mit Dr. Fine als Kollegen im Rahmen eines Programms für die Erforschung und Behandlung dissoziativer Störungen des *Institute of Pennsylvania Hospital* wichtige Rollen. Sie haben beide erheblich zu meinem Verständnis unserer gemeinsamen Arbeit beigetragen, und ich habe sehr davon profitiert. Mit Dr. Brenner zusammen leite ich nach wie vor im Rahmen der Winterkonferenzen der *American Psychoanalytic Association* eine Diskussionsgruppe mit dem Titel »*Psychoanalytic Perspectives on the Dissociative Disorders*«.

Für viele wichtige Erkenntnisse danke ich weiterhin David Spiegel, M. D., den man am besten als Experten für praktisch alles, aber insbesondere für Trauma und Hypnose bezeichnen kann. Nur sehr wenige Menschen verstehen klinische und wissenschaftliche Themen so scharfsichtig wie er und können sich so eloquent darüber äußern. Sein Feedback zu mehreren meiner Bestrebungen war für deren Erfolg ausschlaggebend. In einem Fall hat mich Davids Stellungnahme dazu gebracht, ein Projekt aufzugeben, mit dessen Realisierung ich schon enthusiastisch begonnen hatte; es zum Abschluß zu bringen wäre jedoch eine Vergeudung von Zeit und Mühe gewesen.

Donald Nathanson, M. D., ist für mich über die Jahre zu einem mir sehr nahestehenden Freund geworden. Seine Erläuterung zur fundamentalen Affekttheorie von Silvan Tompkins und seine bahnbrechenden Arbeiten über Scham haben meinem Verständnis der psychologischen Wirkung traumatischer Erlebnisse eine völlig neue Orientierung gegeben. Aufgrund dieses Einflusses sah ich mich gezwungen, noch einmal ganz grundsätzlich zu überdenken, was es bedeutet, sich in das Erlebnis der Traumatisierung einzufühlen, und an einem differenzierteren Verständnis dessen zu arbeiten, was das Bemühen um Empathie einem Therapeuten tatsächlich abverlangt. Oft necke ich Don mit der Feststellung, daß meine Vorträge um so besser aufgenommen werden, je mehr seiner Ideen ich darin verwende.

Onno van der Hart, Ph. D., hat mir zu außerordentlich klaren Erkenntnissen über Dissoziation und Traumata verholfen. Ich habe tiefen Respekt vor den Leistungen dieses Giganten der Dissoziations- und Traumaforschung. Edward Frischholz, Ph. D., ist in meinen Augen ein wahres Füllhorn klinischer und akademischer Weisheit. Ich verdanke ihm hinsichtlich verschiedener Themen ungemein nützliche Einsichten, die mein Verständnis der Beziehungen zwischen Trauma, Hypnose und Dissoziation entscheidend beeinflußt haben. Auch Suzette Boon, Ph. D., und Nel Draijer, Ph. D., danke ich für ihre vielen scharfsinnigen Beobachtungen und für Augenblicke der Freundschaft und Unterstützung in kritischen Phasen. Mein aufrichtiger Dank gilt weiterhin Hedy Howard, M. D. – auch sie eine begabte Studentin, die später zur Kollegin wurde; sie hat mir zum Verständnis einiger Aspekte der Hypnose verholfen, die ich vor dem Kennenlernen ihrer Ansichten darüber nicht völlig verstanden hatte. Nicht zuletzt danke ich Helen und Jack Watkins für ihre Freundschaft, Liebe und Unterstützung, die für mich noch wichtiger waren als ihre klinischen und theoretischen Beiträge. Allen genannten Kollegen und Freunden bin ich zu tiefem Dank verpflichtet, weil sie mir in vielen verschiedenen Bereichen ihre Weisheit und ihre Einsichten zur Verfügung gestellt haben.

All diesen überragenden Lehrern und Kollegen gebührt ebenso wie noch vielen anderen für ihren Einfluß auf den Inhalt dieses Buches eine gewisse Anerkennung. Ich entschuldige mich an dieser Stelle für die leider unvermeidlichen Versäumnisse, die jedem Autor bei dem Bemühen, alle wichtigen Einflüsse bestimmten Personen zuzuordnen und sich bei ihnen zu bedanken, unterlaufen. Ich hoffe, daß mir diejenigen, die ich möglicherweise unabsichtlich übersehen habe, das Versagen meiner Erinnerung und meines Urteilsvermögens verzeihen.

Abgesehen davon trage ich natürlich für alle Unzulänglichkeiten, die dieses Buch aufweisen mag, einzig und allein selbst die Verantwortung, und man sollte sie niemandem außer mir anlasten.

Ich möchte zum Abschluß dieser Danksagung all jene scharfsinnigen und verständigen Männer und Frauen ehren, die uns den Weg zu tiefgründigen Wahrheiten nicht durch die Wissenschaft, sondern durch ihren Humor gewiesen haben. Aristophanes und alle seine Vorgänger und Nachfolger standen zu allen Zeiten in der ersten Reihe unserer Lehrer und Moralphilosophen, sofern wir es ertragen können, den Wahrheiten, mit denen sie uns konfrontiert haben, ins Auge zu blicken. Von Aristophanes über Jonathan Swift bis hin zu Carl Hiaasen in unserer Zeit haben sie alle versucht, uns sowohl die Augen zu öffnen als auch zu amüsieren.

Was hat das mit Psychotherapie zu tun? Ein Professor für Statistik, der in der *Harvard Medical School* unterrichtete, erklärte meiner Klasse: »Am schwersten läßt sich beweisen, wovon wir schon wissen, daß es wahr ist.« Diese Bemerkung ist mir zeitlebens im Sinn geblieben, obwohl ich den Namen des Mannes längst vergessen habe.

Etwa vier Jahrzehnte später habe ich einmal bei der Organisation eines phantastischen und oft skurril komischen Vortrags mitgewirkt, in dem es um die Schriften des investigativen Reporters und begabten Satirikers Carl Hiaasen ging. Als Organisatoren hatten wir Gelegenheit zu einem informellen Plausch mit dem Redner. Carl Hiaasen erklärte, begonnen habe er mit dem Schreiben seiner überspitzt satirischen Novellen, in denen er manchmal sogar die Grenzen des Druckbaren deutlich überschritt, weil er der Meinung gewesen sei, daß sich einige Wahrheiten, die aus seiner Sicht unbedingt in die Öffentlichkeit gelangen müßten, nicht im Rahmen seiner investigativen Berichte, aber durchaus in Form einer fiktiven Geschichte publizieren ließen.

Das vorliegende Buch, eine unkonventionelle Abenteuerreise in das Verstehen, nähert sich wichtigen Themen manchmal im Sinne der Tradition des Aristophanes, seiner intellektuellen Mischpoke (Familie) und ihrer nicht blutsverwandten Nachkommen wie Jonathan Swift und Carl Hiaasen. Doch einige der Themen, mit denen es sich beschäftigt, sind viel zu absurd, als daß man sie fiktionalisieren müßte. Von Carl Hiaasen stammt die Beobachtung »Beim Schreiben von *Fiction* ist es sehr schwierig, den Merkwürdigkeiten der Realität einen Schritt voraus zu sein.« Wenn ich im vorliegenden Buch mit den »Merkwürdigkeiten der Realität« konfrontiert werde, versuche ich nicht einmal, ihnen einen Schritt voraus zu bleiben. Ich nehme die Merkwürdigkeiten, wo ich sie finde, und hoffe, daß sie einem Text, der viel sehr verstörendes Material enthält, ein wenig Leichtigkeit geben.

Zum Schluß muß ich Anne Suokas-Cunliffe, M. Phil., danken. An dem Tag, als ich mich entschloß, ein Buch über einige Dinge, die mir am Herzen liegen, zu schreiben, hatte mir Richard J. Loewenstein gerade erklärt, wenn ich sagen wolle, was ich zu sagen hätte, müsse ich selbst ein Buch schreiben. Nur wenige Augenblicke später riet mir Anne, wenn ich ein Buch schreiben wolle, so sollte ich es in meinem eigenen Stimmton schreiben. Sie sagte weiter, sie glaube, daß ich kein normales Lehrbuch schreiben, sondern besser versuchen solle, wirksame edukative Botschaften zu übermitteln, und zwar mit genau der Art von sarkastischen Bemerkungen, Kritiken und Anekdoten, derer ich mich in jedem Workshop bediene. Ich glaube nicht, daß sie vorausgesehen hat, was meine Phantasie mit dieser eher beiläufig geäußerten Empfehlung anstellen würde.

Dank gebührt auch meinen beiden unerschrockenen kritischen Kommentatoren, die mein Leben kompliziert gemacht haben, indem sie sich genau anschauten, was, wie ich hoffte, die endgültige Fassung des vorliegenden Textes sein würde, und es verbesserten.

Stephanie Fine, Psy. D., würzte ihre Bemühungen mit Humor, Talent und Einsicht. Auf einige von ihr initiierte Veränderungen, Hinzufügungen und Klärungen wird im Text ausdrücklich hingewiesen.

Jacqueline M. Kluft, Ph. D., unterzog die Produkte meines an *soft science* gewöhnten Geistes einer streng wissenschaftlichen Überprüfung und motivierte mich so zu einigen Revisionen, die bestimmten Teilen dieses Buches einen ernsteren Charakter verliehen. Auf einige der Einsichten, zu denen ich auf diese Weise gelangte, wird im Text ausdrücklich hingewiesen.

Ich bin den Letztgenannten für ihre manchmal zum Verzweifeln präzisen und anstrengenden, aber stets mitfühlenden und konstruktiven Bemühungen sehr dankbar.

Vorwort zur deutschen Ausgabe

von Richard P. Kluft

Ich freue mich, daß der G.P. Probst Verlag mein Buch *Shelter from the Storm* in deutscher Sprache veröffentlicht. Ich habe viele sehr positive Erinnerungen an Lehrveranstaltungen in Deutschland und an die Zusammenarbeit mit deutschen Kollegen in internationalen Organisationen. Außerdem haben sowohl die Inspiration zum Verfassen dieses Buches als auch die Realisierung dieses Plans in ganz besonderer Weise etwas mit Deutschland zu tun.

Im Zuge meiner Zusammenarbeit mit verschiedenen Hypnose-Organisationen habe ich an Konferenzen sowohl der *International Society of Hypnosis* als auch der *European Society of Hypnosis* teilgenommen und bei diesen Anlässen Dutzende von außerordentlich talentierten und engagierten deutschen Referenten kennengelernt, die als Wissenschaftler, Kliniker und führende Persönlichkeiten in den einschlägigen Organisationen hohes Ansehen genießen und gute Arbeit leisten. Der für dieses Vorwort verfügbare Raum gebietet mir, den Ausdruck meiner persönlichen Wertschätzung hier auf einige wenige Kollegen zu konzentrieren, die mir in ganz besonderer Weise in Erinnerung geblieben sind.

An erster Stelle möchte ich Burkhard Peter erwähnen, dessen viele positive Beiträge zur Hypnose in Deutschland, in Europa und weltweit ich kennengelernt habe und sehr schätze. Nachdem ich im Jahre 1997 die *Konferenz der International Society of Hypnosis* in San Diego geleitet hatte, war ich erfreut, in Burkhard einen fähigen Nachfolger zu finden, der die nächste internationale Konferenz der Organisation in München organisierte und leitete. Burkhard, seine Kollegen und seine Mitarbeiter leisteten bei diesem Anlaß, wie von ihnen gewohnt, überragende Arbeit. Die Veranstaltungen in München waren ein großer Erfolg. Burkhard ist ein Musterbeispiel für Kompetenz, Hingabe und Führungsqualitäten, die ich bei so vielen seiner Landsleute kennengelernt habe.

Wenn ich in Deutschland und in anderen europäischen Ländern Workshops leite, kann ich wegen der meist guten englischen Sprachkenntnisse meiner Zuhörer in der Regel auf Übersetzer verzichten. In den eher seltenen Fällen, in denen ein Veranstalter es für notwendig hält, Verständnisschwierigkeiten vorzubeugen, wird natürlich ein Übersetzer engagiert. In einer Situation, in der dieses Erfordernis erst spät erkannt wurde, weil ich in relativ kurzer Zeit ziemlich komprimiertes Material präsentieren mußte, sprang Arne Hofmann als mein Übersetzer ein, und erfüllte diese Aufgabe dann viele Stunden. Ich danke ihm hiermit dafür, daß er diese schwierige Situation sowohl für die Zuhörer als auch für mich auf eine sehr zufriedenstellende Weise gelöst hat.

Auch Helga Mattheß fühle ich mich sowohl wegen ihrer sympathischen Gastfreundschaft während einiger meiner Workshops in Deutschland zu Dank verpflichtet als auch für die Entwicklung einiger PowerPoint-Präsentationen von einer Qualität, wie ich sie selbst niemals hätte erreichen können. Ich benutze einige dieser Folien über dissoziative Störungen, die sie freundlicherweise sowohl Catherine Fine als auch mir für diese Zwecke zur Verfügung gestellt hat, fast bei jedem meiner Workshops, und jedesmal werde ich dann an sie und ihre Großzügigkeit erinnert.

Erst kürzlich ermöglichten mir Gaby Breitenbach und ihre Mitarbeiter in der Villa Lindenfels durch ihre außergewöhnliche Gastfreundschaft ein paar Tage der Ruhe, die ich zum Schreiben nutzen konnte. Im Laufe dieser Woche gaben sie mir außerdem Gelegenheit, vieles in der Umgebung kennenzulernen, was ich ohne diese Unterstützung niemals gefunden hätte. Ich danke ihr für diesen wunderbaren und für mich sehr bereichernden Aufenthalt von ganzem Herzen.

Und schließlich möchte ich die Gelegenheit nutzen, an dieser Stelle auch die Arbeit eines deutschen Kollegen zu würdigen, den ich nur kurz persönlich kennenlernen konnte. Ich lehre zusammen mit Ira Brenner, M.D., am *Psychoanalytic Center of Philadelphia*, und wir beziehen in unseren Lehrplan regelmäßig Auszüge aus Werner Bohlebers Büchern ein. Unter diesen erscheint uns sein im Jahre 2010 erstmals beim Verlag Karnac erschienenes Buch *Destructiveness, Intersubjectivity, and Trauma* (dt. [2012]: *Was Psychoanalyse heute leistet*) als wegweisend für die Anwendung moderner psychoanalytischer Konzepte auf die Traumaforschung und für die Anwendung moderner Traumakonzepte auf die psychoanalytische Forschung. Deshalb schätzen wir Bohlebers Arbeit sehr.

Wie ich bereits erwähnte, hat das vorliegende Buch einige interessante Bezüge zu Deutschland. Die Situation, die ich darin unter der Überschrift »Ein aufkommender (intrapsychischer) Sturm« (S. 45 ff.) beschreibe, ereignete sich während einer Konferenz in Berlin. Als ich dort mit einigen europäischen und amerikanischen Kollegen über meine Besorgnisse sprach, wurde mir allmählich klar, daß ich ein Buch würde schreiben müssen, um meinen Ideen eine Stimme zu geben. Deshalb verbrachte ich meine restliche Zeit in Berlin damit, ein Konzept für dieses Projekt zu entwickeln, und auch den größten Teil meines Rückflugs in die USA verwendete ich auf die Ausarbeitung dieses Plans.

Schon einen knappen Monat später reiste ich erneut zu Lehrveranstaltungen nach Stuttgart. Ich war im Abstand von einer Woche zu zwei Veranstaltungen mit Gaby Breitenbach und ihren Kollegen in der Villa Lindenfels eingeladen, einer Konferenz und einem Workshop. Den größten Teil der dazwischen liegenden Tage wollte ich mit Sightseeing verbringen und außerdem an Projekten arbeiten, mit denen ich zu diesem Zeitpunkt befaßt sein würde. *Shelter from the Storm* gehörte dazu.

Wie es der Zufall wollte, befanden sich an den Wänden des Speiseraums meines Hotels geistreiche Zitate von Oscar Wilde, die mir jeden Tag beim Frühstück ins Auge sprangen, bevor ich mit dem Schreiben begann. Wildes respektloser Humor hat mit Sicherheit Einfluß auf die Erfindung meines sarkastischen und sardonischen Co-Autors, des »FAT-Man«, gehabt. Während ich jeden Morgen dort frühstückte, nahm er in meinem Geist schnell Gestalt an. Durch die Entwicklung der Persona des FAT-Man gewann mein Schreiben an Tempo. Zum Zeitpunkt meiner Abreise aus Stuttgart hatte ich schon über hundert Manuskriptseiten produziert. Weitere fünfzehn Seiten entstanden während meines Rückflugs nach Amerika, und nach diesem Start hatte ich soviel Schwung entwickelt, daß ich zuversichtlich war, dieses Projekt zügig zum Abschluß bringen zu können. Es ist durchaus realistisch, wenn ich behaupte, daß ohne diese »Schreib-Auszeit« in Stuttgart *Pacing in der Traumatherapie* niemals entstanden wäre oder daß es zumindest einige Jahre länger gedauert hätte, es fertigzustellen.

Ich hoffe sehr, daß dieses Buch meinen deutschsprachigen Lesern bei ihren Bemühungen, ihre traumatisierten Patienten zu verstehen und zu heilen, helfen wird.

Richard P. Kluft, M. D., Ph. D.
Oktober 2013

1 Warum ich einen unkonventionellen Ansatz zur Entwicklung klinischer Kompetenzen für wichtig halte

Andernorts bin ich meinen Sorgen darüber auf den Grund gegangen, daß die Bemühungen von Psychiatern und Psychotherapeuten, ihre klinischen Fertigkeiten zu verbessern, alles andere als optimale Strategien und Paradigmen der Fortbildung sind (Kluft, 1990, 2003). Ich habe oft frustriert feststellen müssen, daß Kliniker mit abgeschlossener Ausbildung, die ich für fähig hielt und die Jahr für Jahr eifrig von mir selbst und anderen geleitete Workshops besuchten, Bemerkungen darüber verlauten ließen, sie selbst hätten nicht geschafft, was ich und andere ihnen beizubringen versucht hatten. Ich empfand es als sehr bedrückend feststellen zu müssen, daß einige der von uns Unterrichteten nicht gelernt hatten, was wir ihnen hatten vermitteln wollen.

Hingegen hatten die jungen Assistenzärzte am *Institute of Pennsylvania Hospital*, die jeweils sechs Wochen lang in unserem Programm für Dissoziative Störungen mitarbeiteten – Catherine Fine, Ph. D., Ira Brenner, M. D., und David L. Fink, M. D. –, einige unserer psychiatrischen Oberärzte und mich mit dissoziierenden Patienten arbeiten und wichtige Techniken und Methoden anwenden sehen. Sie sahen uns bei der Arbeit und erlebten mit, wie sich die Patienten aufgrund unserer Interventionen veränderten und wie sich ihre Situation verbesserte. Nach den wenigen Ausbildungswochen hatten sie mehr Erfahrung in der Behandlung dissoziativer Störungen gesammelt, als viele erfahrene Kliniker haben, die Jahr für Jahr an speziellen Workshops über die Behandlung von Problemen dieser Art teilnehmen. Hedy Howard, M. D., deren spätere Arbeit sich für meine eigene als ungeheuer wichtig erweisen sollte, gehörte zu diesen Studenten.

Natürlich könnte man diese Erfolge auch durch viele andere Faktoren erklären. Man hatte für die Facharztausbildung des Instituts begabte junge Leute ausgewählt, die sehr schnell lernten, kaum problematische vorgefaßte Meinungen hatten und nur sehr wenig zu verlernen brauchten. Weil sie noch nicht wußten, daß es ihnen als besonders schwierig hätte erscheinen müssen, die Behandlung von Patienten mit dissoziativen Störungen zu erlernen, lernten sie dies völlig unbefangen.

Wenn ich die Situation richtig einschätze, waren die entscheidenden Faktoren für den besonders erfolgreichen Verlauf dieser Ausbildungen, daß die Assistenzärzte nicht nur kompetente und erfahrene Kollegen bei der Arbeit beobachtet, sondern sie auch bestimmte Interventionen ausführen sahen. Außerdem hatten sie miterlebt, wie ihre Mentoren sich mit der Lösung klinischer Probleme abgemüht hatten, wie man sich an Klienten wenden muß, um mit ihnen über Plan A, B und C usw. zu reden; und wie man aus dem Stegreif neue Strategien entwickelt – wobei man natürlich mehrmals stolpern oder sogar hinfallen kann, bevor sich der Erfolg einstellt. Mir fiel beiläufig ein, daß alle guten Lehrer in meinem Team einen gut entwickelten, wenn nicht sogar großartigen Sinn für Humor hatten, andererseits aber auch sehr vorsichtig damit waren, humorvolle Äußerungen in realen klinischen Situationen einzusetzen.

In der folgenden Darstellung vermeide ich es ganz bewußt, mich mit der Thematik eines von den Lernenden selbst gesteuerten Lernens auseinanderzusetzen, worüber heute unter Ausbildenden sehr häufig diskutiert wird. Meine anschließend erläuterten Äußerungen zu diesem Modell verdanke ich in erheblichem Maße J. Kluft (persönliche Mitteilung im November 2012). Ich werde hier zwei ältere, ziemlich konträre Sichtweisen einander gegenüberstellen, nämlich die der Pädagogik und der Andragogik – die Erziehung junger Menschen im Gegensatz zur Weiterbildung Erwachsener. Mit der Erörterung eines weiteren Modells, das sich zudem noch in der Definitionsphase befindet und sich primär für die Verbesserung der aktiven Beteiligung an vom Lehrenden gesteuerten und diktierten Lernprozessen zu interessieren scheint, möchte ich mich hier nicht belasten und nicht ablenken lassen.

Pädagogik basiert auf der Prämisse, daß der Lehrer weiß, was der Schüler lernen muß, und daß er dem Schüler dieses Wissen vermittelt. Weil der Schüler hinsichtlich der speziellen Kenntnisse, die der Lehrer ihm vermitteln kann, ziemlich unwissend ist, wird von ihm erwartet, daß er bereit ist, sich dem fundierten Wissen und der Weisheit des Lehrers zu öffnen und beides in sich aufzunehmen. Viele Lehrbücher, Artikel und Workshops orientieren sich implizit an dieser Sicht der Vermittlung von Wissen und Kenntnissen.

Die Fortbildung Erwachsener, Andragogik genannt, funktioniert hingegen am besten, wenn ihr ein anderer Ansatz zugrunde liegt. Erwachsenen, die etwas Neues lernen wollen, geht es im allgemeinen um die Lösung bestimmter konkreter Probleme, mit denen sie sich konfrontiert sehen, oder darum, Wissen auf eine Weise zu erwerben, die primär von ihren Bedürfnissen, so wie sie selbst sie wahrnehmen, bestimmt ist. Sie haben gute Gründe zu lernen, Probleme, die sie erkannt haben, zu lösen – Schwierigkeiten, mit denen sie konfrontiert wurden, oder, wie sie annehmen, in Zukunft konfrontiert werden. Sie möchten sich mit Defiziten auseinandersetzen, die nach ihrem Dafürhalten für ihre von ihnen selbst wahrgenommenen Bedürfnisse wichtig sind. Nur selten werden Erwachsene von dem Wunsch angetrieben, sich etwas anzueignen, das eine Autorität als wichtig bezeichnet hat. Sie befinden sich sozusagen auf einer persönlichen Mission. Sie haben bereits einen eigenen Erfahrungs- und Wissensschatz zusammengetragen. Was sie lernen, trifft nicht auf eine *Tabula rasa*, sondern muß in einen schon dicht besiedelten Bereich des Geistes Eingang finden und inmitten eines Gewimmels von Inhalten und Prozessen einen Platz erobern, in einem Geist, der, mit zahlreichen Ideen, Informationen und Einstellungen angefüllt, häufig »geladen und entsichert« ist.

Wenn reife und erfahrene Kliniker an einem Workshop teilnehmen bzw. einen Fachartikel oder ein Fachbuch lesen, hoffen sie, auf diese Weise zu Wissen zu gelangen, das sich sinnvoll mit dem verbinden läßt, was sie ohnehin schon wissen, oder das mit ihrem schon bestehenden Fundus »zu tanzen« vermag. Vielleicht wollen sie einen Fehler korrigieren, aber eher unwahrscheinlich ist, daß sie eine autoritäre völlige Revision und Umorientierung ihrer beruflichen Persona zulassen werden. Erwachsene Lernende begeben sich in eine Lernsituation nicht mit dem Ziel, eine vollständige Revision all dessen, was sie bisher getan und gedacht haben, zuzulassen. Sie haben kein Interese daran, die Fundamente ihres Denkens und ihrer Fertigkeiten völlig auf den Kopf stellen und durch die Ideen und Gefühle eines anderen Menschen ersetzen zu lassen, die der Betreffende im Zentrum ihres Denkens und Handelns entwickelt.

Deshalb habe ich versucht, eine völlig andere Art von Buch über ein sehr klar umrissenes Thema zu schreiben. Ich hoffe, meinen Lesern damit das Eintauchen in einen Fundus klinischer Erfahrungen und klinischen Denkens zu ermöglichen. Ich lasse die Leser von zwei unterschiedlichen Erzählern durch meine autobiographischen Erlebnisse als Kliniker und Forscher führen, um ihnen nahezubringen, wie ich gelernt habe, was ich kann, und wie ich die Techniken und Konzepte, die mein Werk sind, entwickelt habe. Die beiden Erzähler helfen dem Leser auch, sich zu vergegenwärtigen, wie verschiedene Erlebnisse und dadurch neu auftauchende Ideen zur Formulierung und Rahmung bestimmter klinischer Interventionen geführt haben.

Wenn ich mein Ziel auch nur in irgendeiner Hinsicht annähernd erreicht habe, wird Ihnen klar werden, wie ich darum gerungen habe, die Probleme, mit denen ich konfrontiert wurde, zu verstehen, und wie ich versucht habe, mich mit ihnen auseinanderzusetzen. Wie eine Fliege an der Wand werden Sie verfolgen können, wie ich mich abgemüht und nach besten Kräften versucht habe, ein Problem zu lösen. Doch Sie werden in dieser Subjektivität nicht allein gelassen werden, völlig eingetaucht in das unablässige Bemühen herauszufinden, wie man die *Dissoziative Identitätsstörung* (DIS) und verwandte Formen der *Nicht Näher Bezeichneten Dissoziativen Störung* (NNBDS) behandelt – wobei darauf hinzuweisen ist, daß Erstere vor dem Auftauchen der heutigen Bezeichnung DIS *Multiple Persönlichkeitsstörung* und davor *Multiple Persönlichkeit* und noch früher *Hysterische Neurose, dissoziativer Subtypus*, genannt wurde.

Sie werden außerdem in den Genuß des Vorteils kommen, die Perspektive eines anderen Aspekts meiner Subjektivität kennenzulernen, der völlige Objektivität vorzuspielen pflegt, eines apokryphen, aber gleichzeitig nur zu realen und oft sardonischen Individuums, das unter den Namen »Technik der Fraktionierten Abreaktion«, »FAT-Man« und manchmal auch einfach »FAT« bekannt ist. Dadurch wird die Maxime, die Dinge für sich selbst sprechen zu lassen *(res ipse loquitur)*, ins Extreme übersteigert! Dieses »Ding« wird für sich selbst sprechen, und dabei ist es oft ziemlich unverschämt.

Der FAT-Man wird Ihnen bei der Orientierung helfen und Ihnen als Kommentator dienen. Sie werden sehen, daß er ein sehr energischer Vertreter seiner speziellen Sicht seiner selbst, meiner Arbeit und der Welt ist. Nach meiner Auffassung entspricht es psychologischer Wahrheit, daß ich nicht so tun kann, als würde ich mich als jemand präsentieren, der einerseits seine eigenen Erlebnisse darstellt und andererseits Distanz wahrt und eine autoritative Version »der Wahrheit« präsentiert. Sie werden feststellen, daß sich die Wahrheit des FAT-Man stark von meiner persönlichen Wahrheit unterscheidet. Ich hoffe, daß Sie die Art, wie der FAT-Man die Realität sieht, als amüsant und fesselnd erleben.

Warum ist der FAT-Man so sehr … so, wie er ist? Nun, während man meine autobiographischen Bemerkungen als Hommage an die Tradition des *Bildungsromans** (ein Buch über die Entwicklung eines Menschen zur [hoffentlich irgendwann eintretenden] Reife) verstehen kann, sind viele der eigenwilligen Ansichten und Ausdrucksweisen des FAT-Man leise Anklänge meiner frühen Ambition, Professor für englische Literatur zu werden. Ich war nämlich einmal (wenn auch nur für kurze Zeit) Spezialist für englische Romane des 18. Jahrhunderts. Die Autoren jener Zeit wendeten sich oft direkt an ihre Leser und bezogen sie in die Erzählung ein.

---

* im Original deutsch, Anm. d. Übers.

Doch versuchen wir, die Dinge einmal ganz praktisch zu betrachten: Wenn ich meinen Lesern zumute, sich mehrere Stunden lang in einem traumatischen Sumpf zu bewegen, laufe ich Gefahr, ihnen zuviel Schmerz und zuviel von all dem anderen Elend, das mit dieser Thematik verbunden ist, zuzumuten. Und dadurch fordere ich die Betreffenden implizit auf, sich entweder einer Sekundärtraumatisierung gefährlich zu nähern oder dieses Buch zu schließen und sich anderen Dingen zuzuwenden. Beachten Sie bitte, daß ich soeben sicherheitshalber davon Abstand genommen habe, Sie, meine Leser, in Form der aktiveren zweiten Person anzusprechen, und daß ich mich statt dessen in der distanzierteren Form der dritten Person an Sie wende, um mein Anliegen zu demonstrieren.

Ähnlich ist auch der FAT-Man Ihr Puffer, Ihre komische Auflockerung, jemand, der inmitten tragischer Geschehnisse faszinierende und oft etwas verwirrende humorvolle Szenen beisteuert. Als eine Art Hofnarr unterbricht er in einer düsteren Shakespearschen Tragödie den Handlungsfluß, ohne tatsächlich auf ihn einzuwirken.

Als Lehrender möchte ich Ihr Leseerlebnis zu einer Art Eintauchen machen. Als Leser weiß ich, daß ich, wenn ich beim Lesen mit überwältigendem Elend konfrontiert werde, mich von Zeit zu Zeit vom Text losreiße – wobei »Losreißen« *(to break away)* das, was in solchen Fällen vor sich geht, treffender erfaßt als der gebräuchlichere Ausdruck »Ich mache von Zeit zu Zeit eine Pause«. Aversion macht Eintauchen unmöglich!

Der FAT-Man ist nicht einfach nur eine Ausgeburt der Launen meiner Phantasie, sondern seine Präsenz einschließlich seiner elaborierten Entstehungsgeschichte ist ein literarischer Kunstgriff, der die emotionale Last verringern soll, die damit verbunden ist, zu lernen, wie ich bei der Behandlung von Traumata vorgehe. Ich hoffe, daß der FAT-Man es Ihnen, meinen Lesern, ermöglichen wird, sich ein wenig länger mit der hier behandelten Thematik auseinanderzusetzen, als es Ihnen andernfalls angenehm wäre. Falls meinen Bemühungen Erfolg beschieden ist, werden Sie ihn als interessanten Begleiter kennenlernen. Vielleicht macht er das Lernen für Sie ja ein wenig erfreulicher. Falls nicht, kann ich Ihnen nur anbieten, noch einmal ganz von vorne anzufangen.

2 Drei Warnungen an den Leser

Warnung 1: Detaillierte Beschreibungen von Traumaarbeit können verstörend wirken.

Jede gründliche Auseinandersetzung mit traumatischen Ereignissen kann die daran Beteiligten stark belasten, selbst wenn sie nur auf den gedruckten Seiten eines Buches stattfindet. Die große Menge traumatischen Materials, über die in diesem Buch berichtet wird, und die Einbeziehung einiger wörtlicher Transkripte der Äußerungen von Patienten in Situationen, in denen sie von Schmerz geplagt wurden und zutiefst verzweifelt waren, kann die potentiell belastende Wirkung einer solchen Auseinandersetzung noch verstärken.

Bei Lesern, die selbst schlecht behandelt wurden, können sehr starke Reaktionen auf die im Buch dargestellten klinischen Beispiele auftreten, und sie können zu der Überzeugung gelangen, das Lesen des Buches oder auch nur bestimmter Teile davon sei mit ihren wohlverstandenen Interessen nicht zu vereinbaren. All denen, die sich entsprechende Sorgen machen, empfehle ich, sofern sie in Behandlung sind, darüber mit ihrem Therapeuten zu sprechen und sich andernfalls von einem Sachverständigen beraten zu lassen. Dies können sie entweder vor der Lektüre der Berichte über traumatisches Material tun oder aber erst dann, wenn solches Material bei ihnen unverhältnismäßig starkes Unbehagen bzw. Besorgnis oder Ängste hervorzurufen oder eigene traumatische Erinnerungen zu aktivieren beginnt, was im Extremfall im Wiedererleben entsprechender Situationen gipfelt. Die erstgenannte Möglichkeit ist eine Primärprävention, die zweite eine Sekundärprävention und die drittgenannte eine terziäre Form der Prävention. Unter ihnen ist die Primärprävention die beste und unbedingt zu empfehlen.

Warnung 2: Über die Patienten, um die es in diesem Buch geht

Ich bin meinen Patienten tiefen Dank schuldig, weil sie in ihren bewußten und unbewußten Bemühungen, mir beizubringen, Aspekte der Traumabehandlung und ihres Erlebens derselben wahrzunehmen und zu würdigen, die ich andernfalls vielleicht gar nicht bemerkt hätte, sehr großzügig, verständnisvoll und gütig waren. Ihr Feedback über die Erfolge und das Fehlschlagen meiner Bemühungen um ihr Wohl waren für mich von unschätzbarem Wert. Was sie mich gelehrt haben, ist tiefreichender und differenzierter als alles, was irgendein Lehrbuch vermitteln könnte. Ich hoffe, daß meine Bemühungen, ihnen gegenüber Anteilnahme, Respekt und Zuneigung zum Ausdruck zu bringen, von ihnen so aufgenommen wurden, wie sie gemeint waren. Nichts, was in diesem Buch beschrieben wird, wurde ohne ausdrückliche Genehmigung der Patienten, um die es geht, benutzt; allerdings muß ich diese Aussage im folgenden in verschiedener Hinsicht konkretisieren.

Ich habe, was die Darstellung der Patienten und ihrer Geschichte betrifft, einige bewußte Entscheidungen getroffen. Einige davon basieren auf Faktoren, die ein Resultat meiner ganz speziellen Erfahrungen sein könnten.

Im Herbst des Jahres 2011 merkte ich, daß eine Journalistin, die sich mit ihrem Presseausweis Zugang zu einer meiner Fallkonferenzen verschafft hatte, anschließend etwas getan hatte, das mir auch heute noch als ziemlich unglaublich erscheint. Wie alle Teilnehmer der Veranstaltung war auch sie, sowohl in meinen Vorbemerkungen als auch in den schriftlichen Anmerkungen zum Fallbericht, die an die Anwesenden verteilt wurden, darüber informiert worden, daß alle Informationen über den in dieser Konferenz vorgestellten Fall vertraulich zu behandeln seien. Ich wies sowohl mündlich als auch schriftlich ausdrücklich darauf hin, daß es nicht gestattet sei, über die Fallbeschreibung, die ich während der Konferenz vorstellen würde, außerhalb dieses Rahmens auch nur zu sprechen. Ich betonte weiterhin nachdrücklich, daß mein Vortrag im Interesse der Vertraulichkeit von der Organisation, welche die Konferenz veranstaltete, nicht aufgezeichnet würde und daß es auch den Anwesenden nicht gestattet sei, Aufnahmen zu machen. Weiterhin erklärte ich den Teilnehmern unmißverständlich, daß alle Materialien, die ich zur Unterstützung der Diskussion über die Falldarstellung verteilt hatte, nach der Konferenz an mich zurückgegeben werden müßten und von mir vernichtet werden würden, um den vertraulichen Umgang mit den konkreten Einzelheiten des vorgestellten Falls zu gewährleisten. Dies alles ist bei psychoanalytischen Fallkonferenzen allgemein üblich.

Die Journalistin ignorierte alle genannten Bedingungen. Sie nahm die gesamte Veranstaltung heimlich auf, entwendete die vertraulichen Handouts und nutzte in einer mir nach wie vor unbegreiflichen Weise und ohne jeden Respekt vor dem Wohlergehen meiner Patientin das widerrechtlich angeeignete Material in einem Teil eines von ihr verfaßten Buches, in dem sie mich kritisierte.

Dieser massive Vertrauensbruch war für die Patientin, die so freundlich und großzügig gewesen war, mir zu gestatten, ihren Fall vorzustellen, ein brutaler Schlag. Das widerwärtige Verhalten der Journalistin wirkte sich auf die Behandlung der Frau sehr schädlich aus, insofern es dadurch praktisch unmöglich wurde, die Behandlung fortzusetzen.

Nach diesem Desaster stellte ich fest, daß ich keinerlei Möglichkeiten hatte, auf das ungeheuerliche Fehlverhalten der Journalistin angemessen und effektiv zu reagieren, ohne meiner Patientin noch mehr Schaden zuzufügen. Dieses Erlebnis hat meinen Umgang mit der Nutzung klinischen Materials in meinen Vorträgen und Texten entscheidend verändert. Die Fallbeispiele im vorliegenden Buch sind mit nur wenigen Ausnahmen verschleiert und teilweise sogar fiktionalisiert worden. Ich setze mich lieber der Gefahr aus, daß man mir vorwirft, mir allzu große dichterische Freiheiten zu erlauben, als daß ich den fragwürdigen Verhaltensweisen jener in die Hände spiele, die keine Bedenken haben, einen leidenden Menschen in Gefahr zu bringen, nur um ihre eigenen fadenscheinigen Argumente zu stützen oder um sich finanzielle Vorteile zu verschaffen.

Überall, wo es möglich war, habe ich als Beispiele Ereignisse genutzt, die schon etliche Jahre zurückliegen. Vorzugsweise habe ich auf Material von Patienten zurückgegriffen, die ich in den ersten Jahren meiner therapeutischen Tätigkeit behandelt habe, sowie von Patienten, die inzwischen schon an einer Krankheit oder Verletzung gestorben sind. Außerdem habe ich mir erlaubt, fiktive Patienten zu kreieren, um anhand dieser Fiktionen die Dynamiken realer Patienten und die klinischen Begegnungen mit ihnen zu veranschaulichen, weil mir bei den Betreffenden in besonderem Maße daran gelegen ist, sie unkenntlich zu machen, und weil ich deren verbale Äußerungen auf diese Weise vorstellen kann. Im gesamten vorliegenden Buch gibt es keinen einzigen völlig fiktiven klinischen Vorfall oder Dialog, aber die persönlichen Merkmale der Patienten, über deren Erlebnisse ich berichte, sind mit nur wenigen Ausnahmen vollständig fiktionalisiert.

Das Verständnis eines bestimmten Aspekts meiner Lebensgeschichte erleichtert es zu verstehen, warum ich Zugang zu umfangreichen Quellen habe. Ohne die Kenntnis dieses Aspekts meiner beruflichen Laufbahn könnte die Art, wie ich solches Material nutze, Fragen aufwerfen und Sorgen schüren, ob die verbalen Äußerungen, die ich meinen Patienten zuschreibe, Produkte meiner kreativen Vorstellung sind. (Wie ich bereits erwähnte, habe ich in manchen Fällen tatsächlich

Material verändert, um die Vertraulichkeit zu wahren oder um Redundanzen zu tilgen. Doch jeder beschriebene Dialog hat tatsächlich stattgefunden, wenn er im Text nicht ausdrücklich als fiktiv gekennzeichnet ist.)

Ich habe viele Jahre lang in den psychotherapeutischen Forschungsprojekten von Lester Luborsky, Ph. D., mitgearbeitet. In den Konferenzen unseres Forschungsteams untersuchten und evaluierten wir wörtliche Transkripte von Psychotherapiesitzungen, und dabei bemühten wir uns, unsere Einschätzungen möglichst immer konsensuell zu formulieren. Diese Arbeit hat mich gelehrt, daß die Untersuchung solcher wörtlicher Transkripte die Dynamik des Geschehens in einer Therapie erhellen kann, obwohl mein Verständnis im konkreten Augenblick der aufgezeichneten therapeutischen Begegnung alles andere als ideal gewesen war. Lesern, die sich für Luborskys Untersuchungen interessieren, seien seine mittlerweile klassischen Texte empfohlen (Luborsky 1984, 1996; Luborsky & Crits-Cristoph 1998).

Ich habe mir angewöhnt, mir hin und wieder ausführliche Notizen über meine Arbeit mit meinen Patienten zu machen, damit ich mir im Bedarfsfall genauer anschauen kann, was in einer Therapie vor sich gegangen ist, insbesondere wenn ich in einer Situation verwirrt oder ratlos war. Ich habe in diesem Buch einige redigierte und modifizierte Transkripte benutzt, um entweder die Vertraulichkeit zu wahren oder die Darstellung auf eine Weise zu straffen, wie es im realen Leben nicht vorkommt. Ein Kliniker, der die Fallvignetten in diesem Buch liest, wird von Anfang an zu schätzen wissen, daß der Dialog geschmeidig und frei von Zögern, Grübeln und Unterbrechungen ist – was andererseits ausschließt, daß es sich um die präzisen Details dessen, was in realen klinischen Dialogen gesagt wird, handeln kann.

Nur sechs der geschilderten Begegnungen mit Patienten wurden nicht gründlich überarbeitet und verschleiert. Vier dieser sechs Darstellungen wurden im Sommer 2012 mit den Patienten zusammen überprüft und von ihnen in der hier wiedergegebenen Form genehmigt. In den restlichen beiden Fällen war eine solche Überprüfung vor dem geplanten Erscheinungstermin des Buches nicht möglich, und es konnte auch nicht offen im Sinne moderner Vorstellungen über eine umfassende Information von Patienten vor deren Einwilligung in die beabsichtigte Publikation gesprochen werden. In einem der beiden Fälle war der Patient etwa 20 Jahre vorher an einer physischen Krankheit verstorben; im anderen Fall handelte es sich um einen Angehörigen des Militärs, der seit über 30 Jahren als vermißt galt. Die Umstände seines Verschwindens waren recht ungewöhnlich gewesen. Angeblich war er im Kampf gefallen oder aus anderen Gründen verschwunden.

Warnung 3: Die Bedeutung der Hypnose für die Thematik dieses Buches

Leser, die mit Hypnose nicht vertraut sind, werden sich vielleicht wundern, wie oft ich in diesem Buch auf Hypnose und hypnotische Interventionen zu sprechen komme. Anhang 3 *(Was Sie über Hypnose wissen müssen, um die Technik der Fraktionierten Abreaktion zu verstehen)* enthält eine kurze Einführung in die Hypnose.

Dissoziative Störungen werden mit gelegentlicher Ausnahme von Depersonalisationsstörungen generell mit einer Verstärkung der Hypnotisierbarkeit assoziiert (Frischholz, Lipman, Braun & Sachs 1992). Hypnotisierbarkeit ist eine biologische Fähigkeit mit genetischer Fundierung (Raz, Fan & Posner 2006), doch in welchem Maße sie von einem Therapeuten erschlossen werden kann und infolge dessen (stärker) zum Ausdruck kommt, hängt oft von interpersonalen Faktoren ab.

Weil die Fähigkeit zu hypnotischen Erlebnissen für die Psychopathologie und Psychotherapie der DIS und verwandter Formen der NNBDS eine wichtige Rolle spielt, kann man bei den meisten Arten von dissoziativen Störungen zahlreiche Symptome beobachten, die hypnotischen Phänomenen stark ähneln oder bekannte hypnotische Phänomene offensichtlich verkörpern (Bliss 1986; Braun 1983). Hypnotische Phänomene treten keineswegs nur infolge hypnotischer Induktionen auf. Sie können sich auch aufgrund von autohypnotischen Einflüssen oder spontan manifestieren, durch äußere oder innere Stimuli aktiviert (Spiegel & Spiegel 2004).

Hypnotische Techniken oder Techniken, die sich von ersteren herleiten, werden bei der Behandlung der DIS sehr häufig eingesetzt. Therapeuten, die diese und andere Ansätze optimal und gefahrlos einsetzen wollen, sollten eine formelle Hypnoseausbildung absolvieren. Die *American Society of Clinical Hypnosis*, Abteilung 30 der *American Psychological Association*, und die *Society for Clinical and Experimental Hypnosis* bieten qualifizierte, verantwortungsbewußte und ethisch einwandfreie Hypnosekurse für qualifizierte Therapeuten an.

Mir ist klar, daß mein Plädoyer dafür, daß alle, die dissoziative Störungen behandeln, eine Hypnoseausbildung absolvieren sollten, von einigen als unerwünschtes Ausüben von Druck empfunden werden könnte. Doch andererseits wäre es eine Nachlässigkeit, wenn ich zur Aufrechterhaltung jener unglückseligen Fiktion beitragen würde, daß man die Bedeutung von Hypnose ungestraft ignorieren oder sie durch irgend etwas ersetzen kann.

Therapeuten, die besser und erfolgreicher DIS-/NNBDS-Fälle behandeln wollen, sollten sich tatsächlich gut überlegen, ob sie auf die Anwendung hypnotischer Techniken dauerhaft verzichten können. Kenntnisse in der Anwendung der formellen

Hypnose öffnen Therapeuten die Augen für neue Möglichkeiten, ihren Patienten zu helfen, selbst wenn sie ihre neu erworbenen Kenntnisse der Hypnose oder hypnotischer Techniken nur sehr selten formell anwenden.

Ich werde in diesem Buch darauf verzichten, konkrete Induktionsmethoden zu beschreiben, und ich werde auch nicht detailliert erläutern, wie man natürlich auftretende oder von den Patienten selbst hervorgerufene hypnotische Zustände nutzen kann. Es würde gegen die Ethikregeln der *American Society of Clinical Hypnosis* verstoßen, Interessenten über komplexere hypnotische Techniken zu informieren, wenn sie nicht vorher in Kursen für Anfänger die Grundlagen der Hypnose kennengelernt und erlernt hätten. Aus dem gleichen Grund werde ich auch keine Zusammenstellung wirksamer Techniken veröffentlichen, die jemand, der sich eine angemessene Hypnoseausbildung sparen will, ohne großen Aufwand in der psychotherapeutischen Praxis nutzen kann. Nur ein wenig zu wissen kann ziemlich gefährlich sein – nämlich für die Patienten, die von einem Therapeuten behandelt werden, der wenig über Hypnose weiß.

3 Der Prolog des Amanuensis

Vor langer, langer Zeit habe ich in West Reading, Pennsylvania, eine Technik entwickelt, die Traumabehandlungen für meine Patienten erträglicher und humaner machen sollte. Ich tat dies zu einem Zeitpunkt meiner beruflichen Laufbahn, zu dem die Mutter meiner Erfindung die schiere Notwendigkeit und ihr Vater tiefe Verzweiflung war. Die Bedürfnisse und Leiden meiner Patienten und die Mängel der Behandlungsansätze, die ich von anderen erlernt hatte, waren für mich starke Antriebe zur Entwicklung dieser neuen Technik. Ich bemühte mich damals, viele neue Techniken zu entwickeln und solche, die ursprünglich für andere Zwecke gedacht waren, für die Behandlung dissoziativer Störungen zu adaptieren. All dies geschah in der kurzen Zeitspanne von Anfang bis Mitte der 1970er Jahre.

Einige Techniken leitete ich aus dem Werk von Antoine Despine (1840) her. In den 1830ern war es Despine als erstem gelungen, einen Patienten zu integrieren, der unter dem litt, was wir heute Dissoziative Identitätsstörung nennen würden. Er arbeitete mit »Magnetismus«, einem Phänomen, das man aus der Praxis Franz Anton Mesmers hergeleitet hatte. Der Magnetismus war der Vorläufer der Hypnose, so wie wir sie heute kennen (Ellenberger 1970/1973; siehe auch Fine 1988, McKeown & Fine 2008; Kluft 1984a). Außerdem nutzte Despine, was wir heute als Autohypnosefähigkeit des Patienten bezeichnen. Ein Beispiel für die Früchte meiner Auseinandersetzung mit Despines Werk ist die Nutzung der Vorstellungskraft zur Förderung der Integration.

Einige Interventionen entwickelte ich aufgrund von Techniken, die ich in Workshops erlernt hatte. Diese waren für unterschiedliche Zwecke gedacht gewesen. Wer diese von mir adaptierten Techniken ursprünglich entwickelt hat, ist mir und denjenigen, die sie mir beigebracht haben, in den meisten Fällen unbekannt. Ich wünschte mir, ich wüßte, wer sie ursprünglich geschaffen hat, und kann nur berichten, daß ich selbst sie von Experten wie David Cheek, Harold Crasilneck, Dabney Ewin, Erika Fromm, Chuck Mutter, Bernauer »Fig« Newton, Helen und

Jack Watkins und anderen erlernt habe. Einige Dinge habe ich vollständig selbst entwickelt. Eine Sammlung all dieser Techniken wurde erst 1982 publiziert, also über ein Jahrzehnt nach dem Beginn meiner Sammler- und Entwicklertätigkeit.

Ich praktizierte damals hauptsächlich in West Reading in Pennsylvania und arbeitete außerdem ein paar Stunden pro Woche in Philadelphia. An beiden Orten fiel mir sehr schnell auf, daß ich augenblicklich zum völligen Außenseiter wurde, wenn ich bei ein paar Patienten dissoziative Störungen diagnostizierte und zu behandeln versuchte. Offenbar tat dies außer mir niemand.

Doch schon bald nachdem ich mit meiner Arbeit begonnen hatte und diese bekannt geworden war (weil ich erfahrenere Kollegen um Rat gefragt hatte), sah ich mich mit heftigen und sehr üblen Angriffen vieler Kollegen konfrontiert. Zwar war den meisten von ihnen die Arbeit mit dissoziativen Patienten und mit dem, was ich tat, völlig unbekannt, doch offenbar waren sie sich völlig sicher, daß alles, was ich tat, falsch sein mußte. Die bloße Erwähnung des Begriffs »Multiple Persönlichkeit« veranlaßte einige zu völlig ungerechtfertigter Gutgläubigkeit und andere zu ebenso ungerechtfertigten verletzenden Angriffen auf meine Glaubwürdigkeit und sogar auf meine geistige Zurechnungsfähigkeit, wobei die Zahl der »anderen« die der »einigen« meist deutlich übertraf.

Damals wußte ich nicht, wie ich mir Hilfe sichern könnte, aber ich versuchte durchaus, zu Kollegen in Kontakt zu treten. Unter anderem wendete ich mich an einen früheren Lehrer und ausgezeichneten Kollegen aus Philadelphia, Martin Orne, eine weltbekannte Autorität auf dem Gebiet der Hypnose. Ich glaube, daß wir einander zu jener Zeit respektierten. Orne war ein Gigant im Bereich der Psychiatrie. Einige Jahre zuvor hatte er mir einmal ein Forschungsstipendium angeboten. Dieses Angebot hatte mich aus verschiedenen Gründen durchaus gereizt, aber ich hätte, um es annehmen zu können, bestimmte Bedingungen erfüllen müssen, die es mir unmöglich gemacht hätten, mit meiner analytischen Ausbildung zu beginnen.

Orne reagierte mit verächtlichem Spott, als ich ihm erklärte, ich hätte einige Patienten mit multipler Persönlichkeit und wünschte mir seinen Rat bezüglich eines angemessenen Vorgehens in einem solchen Fall. Auch die Arbeit von Cornelia Wilbur, die damals gerade erst in dem Buch *Sybil* (Schreiber 1973/1974) beschrieben worden war, beurteilte er ziemlich abfällig. Ralph Allison hatte einen Artikel über die Nutzung von Hypnose bei der Behandlung multipler Persönlichkeiten geschrieben, aber seine Techniken (1974) spiegelten sein leidenschaftliches Eintreten für seinen christlichen Glauben und hatten einen so stark exorzistischen Charakter, daß es mir schwerfiel, sie zu verstehen oder sie gar in einer nicht religiös geprägten

Psychotherapie anzuwenden. Ich hatte sie kurzzeitig ausprobiert und mich dann schnell dafür entschieden, sie fast alle nicht mehr zu benutzen.

Martin Orne riet mir nur, Alter-Persönlichkeiten nicht zu verstärken. Meine Bemühungen, mich an seine Empfehlungen zu halten, trugen mir jedoch ein klinisches Fiasko nach dem anderen ein. Keine fühlende Wesenheit, ob Ichzustand, Alter-Persönlichkeit oder Person, reagiert positiv auf Zurechtweisung (Kluft 2006, 2007). Daß ich diese unerwünschten Resultate beschrieb und zu dem Schluß kam, ein Ansatz dieser Art müsse kontraproduktiv sein, markierte den Beginn eines üblen Zerwürfnisses zwischen mir und meinem früheren Lehrer und schließlich auch zwischen mir und der psychiatrischen Abteilung, in der ich meine Ausbildung absolviert hatte, wo Orne als Fachautorität anerkannt wurde.

Damals gelangte ich zu der Überzeugung, daß mir die Ansätze aller drei Personen, von denen ich wußte, daß sie sich für die Behandlung dissoziativer Störungen interessierten, nicht weiterhelfen würden. Ich hatte es auf Ornes Art versucht und mit seinen Techniken nichts erreicht. Allisons Methoden überzeugten mich nicht nur nicht, sondern verwirrten mich und machten mich unsicher. Außerdem erwiesen auch sie sich in meinen Händen als nicht besonders wirksam. Und weil ich vor meinem ehemaligen Professor immer noch große Hochachtung hatte, machte ich mir törichterweise seine Geringschätzung Cornelia Wilburs zu eigen und trat deshalb nie zu ihr in Kontakt.

So gelangte ich allmählich zu der Überzeugung, daß ich meinen Weg selbst finden müßte. Später entdeckte ich, daß Cornelia Wilbur eine scharfsichtige und mutige Klinikerin war, die für mich zur Freundin und zuverlässigen Unterstützerin wurde. Ich mußte feststellen, daß Ornes Angriffe auf sie absolut unfair gewesen waren. Seine von Vorurteilen geprägte negative Haltung ihr gegenüber basierte wahrscheinlich (unter anderem) auf seinem Interesse daran, seine eigene Technik zu verteidigen, die er bei der Behandlung der Dichterin Anne Sexton eingesetzt hatte, die aber noch nicht allgemein anerkannt wurde (siehe Middleton 1991). Die Geschichte wird bezeugen, daß Orne mit seiner Behandlung von Anne Sexton kein Erfolg beschieden war (Ross 1992). Inzwischen sind die von ihm entwickelten Techniken schon zu einer historischen Fußnote geworden. Ralph Allisons Ansätze waren so weit von der wissenschaftlichen Psychiatrie und von dem sich allmählich herausbildenden Mainstream der Behandlung dissoziativer Störungen entfernt, daß auch sie innerhalb eines Jahrzehnts in die Bedeutungslosigkeit versanken.

In der Gegend von Philadelphia wohnten zu jener Zeit viele hervorragende Psychiater, vor denen ich großen Respekt hatte. Ich wendete mich an einige ältere Kollegen und bat sie um Rat, weil ich hoffte, irgend jemand von ihnen würde über nützliche Kenntnisse und Erfahrungen verfügen und bereit sein, sie mir mitzuteilen. Das Resultat dieser Bemühungen war enttäuschend und für mich sehr schmerzlich. Die meisten der Befragten erklärten, ich könnte unmöglich Beispiele für einen Zustand kennengelernt haben, der nach ihrer Überzeugung bestenfalls selten und möglicherweise sogar überhaupt nicht vorkomme bzw. ein iatrogenes Artefakt sein müsse. Fast alle rieten mir dringend, mich einer Psychoanalyse zu unterziehen. Und diejenigen, die wußten, daß ich mich ohnehin in einer Ausbildungsanalyse befand, empfahlen mir vielfach, mich an einen erfahreneren Analytiker oder an das konservativere analytische Institute in Philadelphia zu wenden, wo man derartigen Unsinn mit Sicherheit aus meiner verstörten Psyche »herausanalysieren« werde. Sie waren sich völlig sicher, daß das, was ich beschrieb, eine Ausgeburt meiner persönlichen Psychopathologie war.

Aufgrund dieser Reaktionen kam ich zu dem Resümee, daß die übliche Erwiderung auf meine Bitte um Rat nicht Unterstützung sondern eine schnelle und gar nicht erbetene diagnostische Einschätzung war. Mehrmals erklärte man mir, ich müsse ziemlich narzißtisch sein oder stark zu Selbsttäuschungen neigen, wenn ich glaubte, ein junger Mensch wie ich habe gleich mehrmals einen Zustand beobachten können, den weder sie selbst noch irgend jemand, den sie kannten, in ihrem gesamten Berufsleben kennengelernt hätte, einen Zustand, der allgemein eher als mythisch, kaum als real existierend, angesehen werde.

Ich hatte auch Richard Lower, meinen früheren Supervisor, um Rat bitten wollen, doch er war zu dieser Zeit gerade plötzlich an einem schweren Herzinfarkt verstorben. Nur ein älterer Kollege, der mittlerweile ebenfalls verstorbene Philip Escoll, M. D., ein Mann, den ich zutiefst verehre, ging mit meinem Ersuchen respektvoll um. Er gab zu, daß er selbst keinerlei Erfahrung mit multiplen Persönlichkeiten habe und nichts darüber wisse, wie man sie behandeln sollte. Er glaube deshalb, daß ich versuchen müsse, selbst eine Behandlungsmethode zu entwickeln.

Es wäre mir schwergefallen, meine Situation und die mißliche Lage einer ständig bedrängten Gestalt, deren Geschichte ich meinen Kindern vor dem Zubettgehen vorlas, nicht miteinander zu vergleichen. Wie Horton der Elefant in Dr. Seuss' Geschichte *Horton hört ein Hu!* (Geisel 1954) kümmerte auch ich mich leidenschaftlich um das Wohl von Wesen, die andere nicht sehen konnten und an deren Existenz sie nicht glaubten.

Mein Interesse an dissoziativen Störungen reichte offenbar aus, um mir den Ruf einzutragen, ich sei verrückt. Tatsächlich kamen ein paar Jahre später meine Kinder, zu deren Klassenkameraden auch immer wieder Kinder von Kollegen zählten, nach Hause und sagten zu meiner Frau Dinge wie: »Mein Freund Joey hat gesagt, sein Vater glaubt, daß mein Vater verrückt ist!« Es war mir unmöglich, meine Familie vor den Auswirkungen solcher Angriffe auf meine Integrität zu schützen.

Alle diese negativen Erlebnisse schockierten mich zutiefst. Es vergingen mehrere Jahre, bis ich anfing, sie zu verstehen. Sie müssen wissen, daß während meines Medizinstudiums John C. Nemiah, M. D., Professor der Psychiatrie an der *Harvard Medical School*, Leiter der psychiatrischen Abteilung des *Beth Israel Hospital* in Boston, Herausgeber des *American Journal of Psychiatry*, Autor des Kapitels über Dissoziation in der ersten Auflage von Freedman und Kaplans *Comprehensive Textbook of Psychiatry* und einer der wenigen in der amerikanischen Psychiatrie, die das Erbe von Pierre Janet lebendig erhielten, mein Mentor gewesen war. Er hatte mich in das Studium der Dissoziation und dessen, was später einmal als dissoziative Störungen bezeichnet werden sollte, eingeführt.

Weil ich über diese Dinge von einem der berühmtesten und angesehensten akademischen Psychiater Amerikas in Kenntnis gesetzt worden war, war mir nicht bewußt, daß die meisten meiner Kollegen diese Dinge als völlig inakzeptabel ansahen und daß sie auch in der respektablen psychiatrischen Gesellschaft als völlig indiskutabel galten. Ich gehörte einer kleinen Gruppe von Studenten an, die zu dieser Zeit schon am Anfang ihrer psychiatrischen Ausbildung mit dem Phänomen Dissoziation und mit dissoziativen Störungen vertraut waren. Mir war auch nicht entfernt klar, wie sehr mich dies von Anfang an unter meinen Zeitgenossen zu einem Sonderling machte. Sowohl für meine Lehrer als auch für meine Kommilitonen stach ich dadurch als ungewöhnliche Erscheinung hervor, sowohl in meiner Facharztausbildung als auch in der analytischen Ausbildung. Leider hatte Dr. Nemiah nie einen Behandlungsansatz entwickelt, der über seine Erörterung der Dissoziation im Rahmen eines fundamental psychoanalytischen Modells hinausging.

Obwohl ich sehr jung, verwirrt und unerfahren war, hatte ich also gute Gründe anzunehmen, daß ich zu meinem Leidwesen völlig auf mich gestellt war. Deshalb fing ich an, aufgrund meiner empirischen Erfahrungen einen Ansatz zur Behandlung der heute so genannten Dissoziativen Identitätsstörung zu entwickeln. Als ich meine Ideen organisierte und sie systematisch anzuwenden begann, stellte ich zu meiner freudigen Überraschung fest, daß sie ein effektives therapeutisches Paradigma ergaben. Ich machte mich auch daran, rudimentäre Daten über meine therapeutische Arbeit und ihre Resultate zu sammeln. Es dauerte aber noch Jahre, bis ich die Kerngruppe der Pioniere der modernen DIS-Forschung kennenlernte, die mich akzeptierten: Cornelia B. Wilbur, Ralph Allison, David Caul, Frank Saculla und ihre jüngeren Kollegen Francine Howland, Bennett Braun, Roberta Sachs, Joel Brende und Philip Coons.

In den ersten sieben Jahren meiner Arbeit mit DIS-Patienten berichtete ich nur einmal über meine Erfahrungen, nämlich in einem Vortrag vor Kollegen am *Reading Hospital and Medical Center*. Meine Bemühungen, das zu beschreiben, was ich als meine erste erfolgreiche vollständige Integration eines DIS-Patienten ansah, wurden ein wenig unterminiert durch die ergiebigen Ausführungen eines älteren Kollegen, der begeistert berichtete, daß ältere Verwandte von ihm in Zungen geredet hätten. Kurz nach diesem Vortrag mußte ich bedauerlicherweise zur Kenntnis nehmen, daß ich mich hinsichtlich des Integrationsgrades meines Patienten geirrt hatte.

Meine Bemühungen, meine Beobachtungen und Innovationen in wissenschaftlichen Zeitschriften zu veröffentlichen, blieben über viele Jahre völlig erfolglos. Die Beiträge, die ich zur Veröffentlichung einreichte, wurden kraftvoll und blitzschnell retourniert, daß ich sie genausogut auf einen Hartgummiball hätte schreiben und gegen eine Betonmauer werfen können. Mittlerweile ist mir klar, daß ich damals noch nicht das Handwerk des Verfassens wissenschaftlicher Artikel beherrschte. Ich erkannte nicht, daß meine noch etwas unbeholfenen Bemühungen unreife Peinlichkeiten waren, die von vornherein zum Scheitern verurteilt waren.

Als es mir schließlich gelang, einen von mir verfaßten Text in gedruckter Form zu publizieren, ging es darin nicht um meine behandlungstechnischen Innovationen und auch nicht um neuartige therapeutische Strategien. Ich hatte zwar endlich gelernt, einen wissenschaftlichen Artikel zu schreiben, aber auch das erwies sich nicht als entscheidend. Die Tür öffnete sich mir, daß ich in Form jener rudimentären Datensammlung, die ich für meinen privaten Gebrauch aufbaute, um herauszufinden, ob ich mit meinen Experimenten auch nur irgend etwas erreichte, eine Datenbank über behandelte Patienten mit multipler Persönlichkeit zusammengetragen hatte, wie es sie bis zu jenem Zeitpunkt noch nicht gab! Außerdem hatte ich im Zuge meiner noch sehr anfänglichen Forschungsbemühungen – ebenfalls eher unabsichtlich – die größte Gruppe von Patienten mit multipler Persönlichkeit, die es bis zu jenem Zeitpunkt gab, zusammengebracht.

Wie war das möglich? Ich war ein junger, unbekannter Psychiater, hatte mich aber zu einer speziellen Forschungsassistenz entschlossen, die meine normale Facharztausbildung um ein Jahr verlängerte. Mir gefiel es, Dingen auf den Grund zu gehen. Um einen Weg aus der Wildnis zu finden, in der ich mich befand, hatte ich begonnen, meine Beobachtungen systematisch aufzuzeichnen. Dies ermöglichte mir, Fragen nach bestimmten Symptomen und Zeichen zu entwickeln, die man, wie ich inzwischen weiß, bei dissoziativen Patienten schon erkennen kann, bevor man bei ihnen die klassischen Phänomene der multiplen Persönlichkeit entdeckt.

Dies waren Vorboten einer offenen Dissoziation und unvollständige Formen des Ausdrucks dissoziativer Phänomene, die diagnostische Hinweise auf das Vorliegen dieses Zustandes liefern konnten. Ausgerüstet mit einem aus drei Fragen bestehenden Screening-Instrument und einem primitiven strukturierten Follow-up-Interview für diagnostische Zwecke (*Center for the Study of Dissociative States Interview Schedule*, 1976, unveröffentlicht), entdeckte ich unerwartet häufig Fälle von multipler Persönlichkeit.

Meine zahlreichen Entdeckungen schockierten und überraschten meine Kollegen. Einige von ihnen waren begeistert, andere außer sich vor Wut, und zumindest einige inspirierte ich wohl auch. Sheldon Cohen, der Herausgeber des *American Journal of Clinical Hypnosis*, hörte einen Vortrag von mir über meine Arbeit. Ihm war sofort klar, wie wichtig sie war, und er empfahl mir, meine Beobachtungen zu Papier zu bringen. Mit dem Artikel, der für mich entscheidend werden sollte (Kluft 1982), gewann ich den *Milton Erickson Award for Excellence in Scientific Writing in the Field of Hypnosis*. Nach jahrelanger Frustration hatte meine Karriere als Autor in der wissenschaftlichen Literatur begonnen.

Doch kommen wir wieder auf unser Hauptthema zurück. Es gab eine Technik, auf deren Entwicklung ich besonders stolz war: die Technik der Fraktionierten Abreaktion. (Leser, die mit der Behandlung von DIS-Patienten nicht vertraut sind, könnten Schwierigkeiten haben, den Kontext der folgenden Darstellung zu verstehen. Deshalb möchte ich an dieser Stelle darauf hinweisen, daß die nun folgenden Hintergrundinformationen gewisse Grundkenntnisse in der psychotherapeutischen Behandlung von DIS voraussetzen. Allen Lesern, denen diese Voraussetzung fehlt, rate ich, Anhang I, *Ein Überblick über die DIS-Behandlung*, zu lesen, bevor sie mit der Lektüre dieses Kapitels fortfahren.)

Beobachtungen zur Abreaktion

Ich werde Ihnen nun einige Informationen vermitteln, die Ihnen helfen werden zu verstehen, weshalb ich der Meinung war, daß die Entwicklung dieser speziellen Technik von ganz besonderer, ja einzigartiger Bedeutung war.

Jerome Frank (Frank & Frank 1993) zählte die Abreaktion (im Sinne der Auflösung aufgestauter Emotionen) zu den zentralen und fundamentalen Bestandteilen aller Psychotherapien. Bei der Auflösung solcher Emotionen treten häufig unterdrückte Gefühle zutage, die auf das Bestehen eines Konflikts hinweisen, ebenso wie unterdrückte und dissoziierte Gefühle und Erinnerungen, die mit einem Trauma assoziiert sind. Liegt ein Trauma vor, kann dieses entweder schon bekannt sein oder erstmals zutage treten. So wichtig und manchmal sogar unverzichtbar ein solcher Emotionsausdruck für die Heilung sein mag, ist er doch nicht immer frei von Gefahren. Die Befreiung unterdrückter bzw. dissoziierter traumabasierter Erinnerungen und Emotionen kann unerwünschte Konsequenzen für die psychische Stabilität und die physische Sicherheit des Patienten haben. Die Möglichkeit des Auftretens solcher negativer Auswirkungen hat einige Therapeuten dazu gebracht, Abreaktionen generell zu vermeiden. Diese Einstellung ist aber insofern merkwürdig, als Exposition ein allgemein akzeptierter Bestandteil erfolgreicher Traumabehandlungen ist und eine Abreaktion nichts anderes als eine sehr starke Folge einer Exposition.

Man kann Abreaktionen sehr grob in *spontane*, *geförderte*, *definitive* und *fraktionierte* unterteilen. Die genannten Klassifikationen schließen einander nicht aus, denn viele Abreaktionen lassen sich mehreren der vier obigen Kategorien zuordnen.

Spontane Abreaktionen treten auf, ohne daß sie planvoll herbeigeführt worden sind. Es wurde also nichts getan, um sie hervorzurufen. Sie ergeben sich im Laufe einer Behandlung spontan, ausgelöst durch Reize inneren oder äußeren Ursprungs. Ihr Vorteil ist, daß sie ein Minimum an Strukturierung und Input von seiten des Therapeuten erfordern. Dies erscheint vielen Klinikern als vorteilhaft, die beim Umgang mit autobiographischem Material in erster Linie vermeiden wollen, selbst etwas zu tun oder zu sagen, das als suggestiv oder direktiv aufgefaßt werden könnte.

Allerdings weiß jeder erfahrene Therapeut, daß spontane Abreaktionen oft gegen Ende einer Therapiesitzung auftreten. Ein Gesprächsverlauf hat sich allmählich auf einen Punkt zubewegt, an dem etwas Affektbefrachtetes in das Bewußtsein des Patienten tritt, wobei dies sowohl als Resultat absichtlicher Steuerung als auch rein zufällig geschehen kann. Ich habe mir einmal eine Zeitlang notiert, in welchen Situationen bei meinen Patienten in der psychoanalytischen Psychotherapie spontane Abreaktionen einsetzten. Nur einige dieser Patienten waren traumatisiert. Ich fand heraus, daß spontane Abreaktionen im Schnitt 37 Minuten nach Beginn einer 45-minütigen Sitzung begannen. Die dann noch verbleibenden acht Minuten bis zum Sitzungsende reichen natürlich keinesfalls aus, um an einer neu auftauchenden Abreaktion zu arbeiten, und manchmal ist eine so kurze Spanne sogar gefährlich. In keinem Fall reicht sie, um die Abreaktion sowohl zum Ausdruck zu bringen als auch zu deuten, zu verarbeiten und dem Patienten Zeit zu geben, sich vor Ende der Sitzung wieder zu stabilisieren.

Gewöhnlich wird in solchen Fällen der Emotionsausdruck des Patienten auf eine bedauerlich abrupte und manchmal sogar schmerzlich unbeholfene Weise unterbrochen. Er verbleibt dann in einem beunruhigten Zustand, und das, was er ausdrücken wollte, bleibt unvollständig; die Emotion ist nicht völlig aufgelöst und verarbeitet worden; und die Beziehung zwischen Therapeut und Patient hat gelitten. Ist der Ausdruck einer Emotion erst einmal auf diese Weise verstümmelt oder unterdrückt worden, ist es später oft schwierig, sie adäquat und effektiv weiter zu erforschen. Die Verarbeitung wird dann häufig »kopflastig«, was für dissoziative Pathologie ohnehin charakteristisch ist und möglichst nicht auch noch verstärkt werden sollte (S. Fine, persönliche Mitteilung, Dezember 2012), und sie gelangt nicht zum Abschluß.

Manchmal ist das Containment einer Abreaktion nicht möglich. In solchen Fällen muß eventuell die Sitzung verlängert werden, was allerdings oft andere, nicht weniger problematische Konsequenzen nach sich zieht. Deshalb ist eine natürlich auftretende oder spontane Abreaktion nicht unbedingt die beste oder produktivste Art von Abreaktion, zu der es im Rahmen einer Behandlung kommen kann, und oft ist das Verhältnis zwischen Kosten und Nutzen sogar sehr ungünstig und deshalb inakzeptabel.

Geförderte Abreaktionen werden absichtlich eingeleitet, weil man hofft, aufgrund dessen über genügend Zeit und eine adäquate Struktur zu verfügen, die es ermöglichen, die Abreaktion entweder zum Abschluß zu bringen oder zumindest einen Punkt zu erreichen, an dem ein wichtiger Teil der Arbeit sicher und hinsichtlich ihres Ausmaßes kontrolliert abgeschlossen ist. Solche Abreaktionen können auf viele verschiedene Arten hervorgerufen werden, unter denen Hypnose eine der wichtigsten ist. Einige Therapeuten sind der Auffassung, daß Abreaktionen dieser Art von selbst zu ihrem natürlichen Abschluß gelangen; andere hingegen bemühen sich, Containment und Abschluß aktiv zu fördern.

Definitive Abreaktionen müssen in der Regel gefördert werden, weil im Falle spontaner Abreaktionen nur selten die Möglichkeit besteht, die Therapiesitzung so zu verlängern, daß eine Abreaktion völlig abgeschlossen werden kann. Meist finden definitive Abreaktionen unter Hypnose oder im Rahmen eines medikamentengestützten Interviews statt, aber man kann sie natürlich auch mit Hilfe anderer Methoden wie Psychodrama und Gestalttherapie sowie mit psychodynamischen bzw. psychoanalytischen Therapien erreichen. Definitive Abreaktionen ähneln Interventionen im Sinne der prolongierten Exposition, die in der modernen Verhaltenstherapie zunehmend genutzt wird (Foa & Rausch 2004); allerdings wird im Falle der definitiven Abreaktion rigoroser auf den Abschluß hingearbeitet. Obwohl Abreaktionen dieser Art im Rahmen von Sitzungen normaler Länge durchgeführt werden können und manchmal auch werden, erweist sich deren Kürze oft als hinderlich oder sogar impraktikabel. Deshalb wird für diese Intervention meist eine längere Sitzung – von 90 Minuten Dauer oder mehr – angesetzt. Definitive Abreaktionen setzen voraus, daß der Patient über erhebliche Ichstärke, Ausdauer und körperliches Durchhaltevermögen verfügt. Auch mit Aspekten wie der erforderlichen Erholungszeit nach einer solchen Sitzung und/oder der Notwendigkeit von Unterstützung muß man sich bei dieser Art von Abreaktion auseinandersetzen. Bei ohnehin schon ziemlich verletzlichen DIS-Patienten können definitive Abreaktionen leicht Regression, starke Mißstimmung, Abspaltungen und Dekompensation hervorrufen. Es gibt zwar immer noch Therapeuten, die DIS-Patienten nach diesem Verfahren behandeln, aber das ändert nichts an der Tatsache, daß es erhebliche Probleme hervorrufen kann.

Viele Therapeuten gehen an die Problematik der Abreaktion heran, als wollten sie eine klassische Abreaktion im Kontext einer typischen Psychotherapiesitzung durchführen und würden dann versuchen, diese zu unterbrechen, den Patienten zu stabilisieren und die Sitzung zu beenden. Bei einem solchen Vorgehen wird der Patient ungeheuer starken Belastungen und Anforderungen ausgesetzt, und die Auswirkungen auf den Therapieprozeß sind oft nicht besonders günstig.

Der Weg zur Technik der Fraktionierten Abreaktion

Die obigen Beschreibungen sollen auf die Vorstellung der Technik der Fraktionierten Abreaktion vorbereiten. So ehrenwert die beschriebenen Methoden auch sein mögen, sie ermöglichen Therapeuten und Patienten nicht, mit Abreaktionen so umzugehen, daß die verletzlichen Patienten so gut wie möglich geschützt werden. Die Technik der Fraktionierten Abreaktion (FAT) versucht, dem Bedürfnis gerecht zu werden, das in der Beschreibung der Mängel der bereits vorgestellten Techniken implizit zum Ausdruck kommt. Es handelt sich dabei um eine Methode der Abreaktion, die es ermöglicht, diese unter Kontrolle zu behalten, das Containment zu wahren und den Patienten zu schützen, der ohnehin schon so stark unter Schmerz, Abspaltungen und Verletzlichkeit leidet, daß die Anwendung klassischer Abreaktionsmethoden oft kontraproduktive und schlicht gefährliche Auswirkungen hat.

Obwohl ich die Technik der Fraktionierten Abreaktion schon im Jahre 1978 entwickelt habe und obwohl ich sie von Anfang an für eine wichtige Neuerung hielt, habe ich erst ein Jahrzehnt später damit begonnen, sie häufig zu benutzen und regelmäßig zu lehren (1988a, 1990a). Ich habe die FAT in meinen ersten wissenschaftlichen Aufsätzen nicht erwähnt, weil ich sie nicht gründlich genug untersucht und ihre Wirkung nicht lange genug bei einer ausreichenden Zahl von Patienten beobachtet hatte, als daß es mir als gerechtfertigt erschienen wäre, verbindliche Aussagen darüber zu machen. Sie wurde erstmals 1988(a) und 1990(a) und später noch einmal (1996) in wissenschaftlichen Zeitschriften vorgestellt, und es handelte sich in allen drei Fällen nur um kurze Zusammenfassungen der Kurzversionen meines neu entwickelten Konzepts. Beschrieben wurden jeweils unvollständige Formen der FAT, die ich im weiteren Verlauf dieses Buches als »Mini-Me«-Versionen bezeichnen werde. Ich hatte Mitte der 1980er Jahre angefangen, die FAT in ihrer vollständigen Form in meinen Workshops zu lehren, und ich hatte damals auch schon eine Beschreibung ausgearbeitet, die ich veröffentlichen wollte. Doch dann geschahen verschiedene Dinge, die letztlich dazu führten, daß mir das Verdienst für meine Beiträge zur Behandlung dissoziativer Störungen großenteils vorenthalten blieb.

Reflexionen über die Geschichte der FAT

Ich schaue mir hin und wieder bei Google an, was zu den Stichworten »Fraktionierung« und »fraktionierte Abreaktion« (sowie »*Fractioned Abreaction Technique*«) angezeigt wird. Noch bei meiner letzten Recherche dieser Art im Sommer 2012 waren die Suchergebnisse ebenso verblüffend wie für mich beunruhigend. Natürlich übertrifft die Zahl der Fundstellen, die sich auf Fraktionierung als Methode der Gewinnung von Erdöl und auf eine dem Neurolinguistischen Programmieren (NLP) entstammende Strategie zur Verführung von Frauen beziehen, die Zahl der Resultate, die auf die Nutzung der Fraktionierungstechnik in der Traumabehandlung verweisen, bei weitem. Lasse ich nach dem Begriff »fraktionierte Abreaktion« suchen, übertrifft die Zahl der Fundstellen, die keine Quelle für den Ursprung des Begriffs angeben und der Person oder Gruppe, die eine bestimmte Website oder das entsprechende Dokument publiziert hat, die Urheberschaft daran zuschreiben, die Zahl der Einträge, die Dr. Catherine Fine als Urheberin nennen – was leider ebenfalls unkorrekt ist, weil Dr. Fine eigene Ansätze zum Verständnis und zur klinischen Nutzung dieser Technik entwickelt hat. Interessanterweise gibt es nur äußerst wenige Fundstellen, die meinen eigenen Anteil an dieser Arbeit auch nur erwähnen, und so gut wie kein Eintrag beschreibt eine Version der Technik so detailliert, daß Leser dadurch lernen könnten, sie anzuwenden.

Sowohl die unvollständige Erwähnung als auch die häufige Nichterwähnung meiner Rolle erscheint mir als merkwürdig. Gehen seit langem vertraute Begriffe in den allgemeinen Sprachgebrauch eines Fachgebiets über, wird oft angenommen, sie seien Bestandteil eines gemeinschaftlichen Wissensfundus, weshalb sich um ihre Ursprünge niemand mehr kümmert. Beispielsweise wäre es lächerlich, jedesmal Sigmund Freud zu zitieren, wenn es um die Übertragungsdeutung geht. Befindet sich eine Technik aber noch in ihren Anfängen, und man kann nicht davon ausgehen, daß der Leser einer Publikation sie schon kennt, ist es angebracht, ihren Ursprung zu erwähnen.

[Die Technik der Fraktionierten Abreaktion (der FAT-Man): *Mir ist schon klar, daß hier mein Sekretär, der Mixologe, zu Wort kommen soll, daß er für sich selbst sprechen soll und daß man uns einander noch nicht offiziell vorgestellt hat. Aber ich muß mich jetzt trotzdem einmischen. Als Gegenleistung sehe ich mich gezwungen, auch ihn später in meinem Teil dieses Textes für sich selbst sprechen zu lassen. Es gibt da ein paar Fallvignetten, über die wir uns gestritten haben. Er beharrte darauf, sie besser als ich schildern zu können. Das bezweifle ich zwar, aber ich mußte mich mit ihm irgendwie einigen. Im Moment neigt er sehr dazu, sich selbst zu bedauern und etwas aus dem Blick zu verlieren, das ich für ungeheuer wichtig halte. Ich muß dafür sorgen, daß dieser Aspekt nicht in Vergessenheit gerät oder durch seine Grübeleien verunklart wird. Tut mir leid, aber er hat die Bedeutung dieses Punktes bisher übersehen, und ich finde nirgendwo in seinem neuronalen Netzwerk einen Hinweis darauf, daß er aus sich heraus sagen wird, was gesagt werden muß. Da aber nun einmal er derjenige mit den Fingern und den opponierbaren Daumen ist, mußte ich ihm diesen Handel anbieten. Diese Chance hat er genutzt. Deshalb müssen Sie sich leider ein wenig gedulden, bis er Ihnen selbst mitteilen wird, was er zu dieser Sache zu sagen hat.*

Und nun kommt, was er nicht kapiert. Sie könnten denken, wenn ich entführt und verkauft würde, komme doch zumindest das, was ich zu bieten habe, unter die Leute, und auf diese Weise würden mehr Patienten von mir profitieren, selbst wenn für diese widerrechtliche Nutzung von mir entwickelter neuer Ansätze sowohl mir als auch dem Mann, der mich erfunden hat, nicht die geringste Anerkennung zuteil werde. Weit gefehlt! Meist geschieht nichts weiter, als daß ich lediglich zur Schau gestellt werde, als wäre ich nur einer in einer großen Menge angeketteter Gefangener, die irgendein eroberungswütiger römischer General in seinem Triumphzug zur Schau stellt, oder es ergeht mir noch übler … Wenn ich erwähnt werde – ob unter meinem richtigen Namen, einer Abwandlung meines richtigen Namens oder in Form einer verbalen Ver-

schleierung – präsentieren diejenigen, die so verfahren, keine einleuchtende Erklärung meiner Arbeitsweise und der Möglichkeiten, mich für eine mitfühlendere Behandlung Traumatisierter zu nutzen!! Finden Sie nicht auch, daß das ziemlich schäbig ist? Es ist, als würde ein Lehrer seinen Schülern in einem Selbstverteidigungskurs beibringen, es reiche aus, einfach nur das Wort »Karate« zu murmeln, ohne ihnen auch nur einen einzigen Tritt oder eine einzige Kata beizubringen, und die Kursteilnehmer dann losschicken mit dem Auftrag, sich in einem lokalen Kurzwarenhandel einen schwarzen Gürtel zu kaufen. Die Kursteilnehmer mögen denken, sie seien gut gewappnet, aber sie könnten in Situationen geraten, in denen sie zu ihrer Bestürzung feststellen, daß ihnen das bloße Murmeln des Worts »Karate« oder des Ausdrucks »Technik der Fraktionierten Abreaktion« im Ernstfall gar nichts nutzt.]

In den letzten Jahren haben mich während meiner Workshops zahlreiche Teilnehmer gefragt, wie ich dazu komme, den Anspruch zu erheben, diese Technik selbst entwickelt zu haben. Man hatte den Betreffenden nämlich einen anderen Urheber genannt. Es fällt mir schwer, die Empfindungen, die solche ärgerlichen, unangenehmen und manchmal geradezu ungeheuerlichen Begegnungen bei mir hervorgerufen haben, in Worte zu fassen.

Auch habe ich hin und wieder Menschen persönlich kennengelernt, von denen ich wußte, daß sie die Erfindung der FAT für sich selbst beanspruchten oder dies im Rahmen eines Workshops oder einer Konferenz, bei dem oder der ich selbst zugegen war, verlauten lassen hatten. In Gesprächen mit solchen Leuten hörte ich teilweise hochinteressante Antworten. Auf irgendeine Form der Anerkennung meiner Leistung oder der Entschuldigung hingegen wartete ich vergeblich. Andererseits hatten die Rationalisierungen und Mythen, die über die Entstehung der FAT kursierten, ihren ganz eigenen Reiz.

Ich werde Ihnen nun meine beiden Lieblings- und Paradebeispiele für den Unsinn und Gedankenmüll, den ich zu hören bekam, schildern. Das erste ist, daß einige mir erklärten, ihre Arbeit basiere ebenso wie die meine auf Ideen von Vigotsky. Diese Begründung war mein absoluter Favorit. Warum? Weil mir irgendwann in ferner Vergangenheit einmal die Erinnerung einen Streich gespielt hat und ich deshalb den Namen »Vigotsky« auf einem Handout für einen Workshop als Erfinder der Fraktionierung in der Hypnose bezeichnet hatte. Ich weiß bis heute nicht, wie ich damals auf diesen Namen gekommen bin. Es war eindeutig eine Fehlleistung, ein Irrtum, ein Gehirnfurz und weiter nichts. Vielleicht hatte ich tatsächlich Gedanken von Vygotsky im Sinn, dessen psychologische Theorien sich mit der Wirkung der Kultur auf die Kognition befassen. Ich weiß es einfach nicht mehr.

Es dauerte einige Jahre, bis mir mein Fehler klar wurde und ich ihn fortan in meinem Arbeitsmaterial für Kursteilnehmer korrigierte. Tatsächlich spielt der Begriff Fraktionierung in der Arbeit von Vogt eine Rolle. Heilige falsche Erinnerung!!! Das bedeutet, daß die Behauptung einiger Plagiatoren, sie hätten ihre Techniken ebenso wie ich auf der Grundlage von Gedanken entwickelt, die von »Vigotsky« stammten, in jedem Fall falsch ist.

Ich überlasse es dem Leser, eine Differentialdiagnose bezüglich des möglichen Ursprungs von unzutreffenden Aussagen dieser Art durchzuführen oder zumindest über verschiedene Möglichkeiten, dies zu erklären, nachzudenken. Daß diese Leute auf irgendeine magische Weise die gleiche falsche Erinnerung wie ich entwickelten, ist zwar grundsätzlich möglich, aber äußerst unwahrscheinlich. Plausibler ist, daß jemand, mit dem sie in irgendeinem Zusammenhang Kontakt hatten, an einem meiner Workshops teilgenommen oder auf andere Weise ein Handout von einer solchen Veranstaltung in die Finger bekommen hat. Vielleicht hat der Betreffende mein Material dann in einer eigenen Veranstaltung benutzt und so getan, als sei das beschriebene Material auf seinem eigenen Mist gewachsen – inklusive meines dämlichen Irrtums. Sei gegrüßt, Vigotsky! Oder sollte ich besser sagen: »Sei gegrüßt, Vygotsky!«?

In der Rangordnung folgen den verlogenen Falschdarstellungen der beschriebenen Art unmittelbar die Äußerungen derjenigen, die mir eilfertig versicherten, ihre Inspiration entstamme dem Werk von Vogt. Es hat mir viel Freude gemacht, diese Leute nach allen Regeln der Kunst aus der Reserve zu locken und mich an ihren Konfabulationen zu ergötzen, wenn sie mir mehr über Vogts Werk erzählten, als sie wirklich wissen konnten. Zur Sicherheit sage ich in solchen Fällen oft etwas wie: »Ach, ich suche übrigens gerade einen Therapeuten in (und dann nenne ich die Region, die auf dem Namensschild des Gesprächspartners ausgewiesen ist), der einen ausschließlich deutschsprachigen Patienten behandeln kann. Hat vielleicht jemand eine Empfehlung?« Weiß niemand einen Namen zu nennen, frage ich weiter: »Wie sieht es denn mit Ihnen aus?« Und wenn jemand einen Namen nennt, frage ich: »Und was ist mit Ihnen?«

Sie müssen nämlich wissen, verehrte Leser, daß Vogt auf Deutsch geschrieben hat und daß sein Werk nie ins Englische übersetzt wurde. Es gibt eine kurze Zusammenfassung darüber in Krogers Text (1963, 1977; Kroger & Yapko 2008). Und Dr. Reinhild Muenke, die keine englische Ausgabe von Vogts Schriften fand, machte sich vor einigen Jahren daran, sie ins Englische zu übersetzen; aber diese Übersetzung wurde nie veröffentlicht. Natürlich ist es theoretisch möglich, daß diejenigen, die sich auf Vogt berufen, seine Schriften selbst übersetzt haben (wenn man einmal davon absieht, daß sie der deutschen Sprache nicht mächtig sind) und daß sie zu bescheiden waren, mir dies mitzuteilen. Das wäre zweifellos möglich, aber wahrscheinlich ist es wohl nicht. Außerdem könnten sie an einen von mehreren anderen im psychotherapeutischen und psychiatrischen Bereich tätigen Deutschen mit Namen Vogt gedacht haben, deren Schriften auf Englisch verfügbar sind. Wäre das der Fall, könnten sie sich auf wirklich existierende Werke berufen, die sie tatsächlich gelesen haben, die aber mit der Technik der Fraktionierten Abreaktion absolut nichts zu tun haben.

Mir die Mühe zu machen, eine formelle wissenschaftliche Debatte zu beginnen, um die Technik der Fraktionierten Abreaktion als von Dr. Fine und mir entwickelt zu beanspruchen, erscheint mir als fragwürdiger Aufwand von Zeit und Mühe. Ich gehe auf das achte Lebensjahrzehnt zu und habe noch viele originäre Ideen, die ich gerne mitteilen möchte, und ich ziehe es vor, meine Zeit zu nutzen, um diese Dinge zu publizieren. Würde ich mir zum Ziel setzen, den weiter oben beschriebenen Mißständen entgegenzutreten, so erforderte dies eine Menge ziemlich unangenehmer Anstrengungen, die ich als aversiv, nicht als befriedigend empfinden würde. In diesem Sinne habe ich bis vor kurzem geglaubt, ich bräuchte die Angelegenheit nur auf sich beruhen zu lassen, um mich der Verwirklichung meiner anderen Projekte zuwenden zu können.

Aber das Leben ist oft amüsant, und seine Wege sind geheimnisvoll und unbegreiflich und meist viel seltsamer, als ein Romanschriftsteller sie sich ausdenken könnte.

Ein aufkommender (intrapsychischer) Sturm

In dem Jahr, bevor ich mit dem Aufzeichnen der Diktate des FAT-Man und dem Verfassen meiner eigenen unwichtigen Beiträge zu seinen Äußerungen begann, saß ich in vielen Fachkonferenzen, und ich machte mir große Sorgen wegen einer Anzahl von Vorträgen, die ich bei diesen Anlässen gehört hatte. Für sie alle war charakteristisch, daß sie frühere Beiträge zum betreffenden Thema geflissentlich übersahen oder einfach nicht erwähnten, obwohl diese für das Thema des Vortrags sehr wichtig waren. Einige Redner ignorierten sowohl die Fakten, die ihre Vorgänger zusammengetragen hatten, als auch deren fachkundige Meinungen, weil sie mit den eigenen Theorien und Modellen (denjenigen der Forschergruppe, mit welcher der Vortragende zusammenarbeitete) nicht im Einklang standen. Einige stellten

Ansichten und Empfehlungen vor, die auf unzureichenden Daten oder solchen basierten, die im Grunde kein Beleg für die Richtigkeit (oder Rechtschaffenheit) ihrer Ansichten waren. Andere legten ihren Ausführungen Definitionen zugrunde, die mit den Ansichten der für dissoziative Störungen tonangebenden Fachkreise nicht zu vereinbaren waren, und ihre Positionen und Empfehlungen mußten als recht verwirrend und kontraproduktiv erscheinen, wenn man es als Zuhörer oder Leser nicht schaffte, die ungewöhnlichen Definitionen der Präsentatoren vor Augen zu behalten. Denn weil sie wichtige Definitionen verändert hatten, beinhalteten ihre Äußerungen und Empfindungen nicht das, was sie im Sinne traditionellerer Definitionen bedeutet hätten. Die Situation war zwar noch nicht ganz so wie beim Turmbau zu Babel, aber sie bewegte sich entschieden in diese Richtung. Einige, die ihre Meßlatte für die Anerkennung von Beiträgen anderer so hoch legten, daß praktisch alle früheren Beiträge zum Thema von vornherein ausgeschlossen wurden, so wichtig sie auch (gewesen) sein mochten, kamen zu Resultaten, die nur einige komplexe und differenzierte Aspekte der Thematik berücksichtigten und wichtige Dinge gar nicht erst untersuchten und/oder ungesagt ließen. Diese Präsentationen und die mit ihnen verbundenen Publikationen riefen somit Eindrücke hervor und sprachen Empfehlungen aus, die nach meiner Auffassung 1) die Erforschung und Behandlung dissoziativer Störungen nicht weiterbrachten, 2) für Therapeuten, die Patienten mit dissoziativen Störungen behandelten, nicht von Nutzen waren, und 3) sowohl der weiteren Erforschung als auch der optimalen Behandlung von Patienten mit dissoziativen Störungen eher schaden würden.

Als ich dann im Frühjahr 2012 an einer Konferenz teilnahm und schon mehrere Vorträge über mich hatte ergehen lassen, die mich ziemlich in Rage versetzt hatten, fiel ich dem emotionalen Treibsand meiner düsteren Stimmung zum Opfer. Am späten Nachmittag dieses Tages ließ ich mich wie Hunderte von Kollegen zur Kaffeepause in der Cafeteria nieder. Alle in der Nähe Sitzenden waren in angeregte Gespräche vertieft, während ich, weil ich nicht viel Lust auf Gespräche hatte, meinen eigenen Gedanken nachhing.

Irgendwann tauchte aus dem Nebel meiner Versunkenheit in der Nähe ein Gespräch auf, das allmählich lauter wurde. Ich schaute mich um, konnte aber zu meiner Bestürzung nicht feststellen, wer da redete. Dieses ebenso unwillkommene wie geheimnisvolle Gespräch ließ sich nicht ausblenden, so sehr ich mich auch davon abzulenken versuchte. Weil ich mich nicht als jemand, der mit intrusiven Phänomenen kämpfte, zum allgemeinen Gespött machen wollte, verließ ich die Cafeteria und suchte mir einen Ort der Stille und des Schweigens.

Mir ist bis heute nicht klar, ob die Stimmen, die immer wieder meine Aufmerksamkeit fesselten, aus meinem Kopf oder aus der äußeren Umgebung stammten. Zum Glück verstummten sie fast völlig, nachdem sichergestellt war, daß ich den hier vorliegenden Bericht veröffentlichen würde.

Eine der beiden Stimmen klang wie die geduldige, weise Stimme von Jack Watkins, der ein paar Monate vorher verstorben war. Die andere ähnelte ein wenig meiner eigenen, und was die Adjektive betrifft, berufe ich mich auf den *fünften Zusatzartikel zur amerikanischen Verfassung,* der jedem amerikanischen Bürger das Recht zugesteht, nicht gegen sich selbst Zeugnis ablegen zu müssen. Die Stimme, die derjenigen von Jack Watkins ähnelte, nannte sich selbst TAB, »Die Affektbrükke – Eine hypnoanalytische Technik« (engl.: *The* ***A****ffective* ***B****ridge,* siehe J. Watkins 1971). Und die Stimme, die wie meine eigene klang, nannte sich FAT oder »FAT-Man«, »Technik der Fraktionierten Abreaktion« (engl.: ***F****raction* ***A****breaction* ***T****echnique*). Sie führten ein ernstes Gespräch. Ich werde die beiden Gesprächspartner im folgenden TAB und FAT nennen, weil sie sich auch selbst so nannten. Beide scheinen angenommen zu haben, daß ich mich an ihre Vorgaben halten würde. Warum sie das annahmen und warum ich es auch tatsächlich tat, ist mir nach wie vor ein völliges Rätsel.

TAB: Das ist doch eine völlig nutzlose Mühe, FAT! Sie haben mich genommen, mir einen anderen Namen aufgepappt, sich für das, was sie getan haben, irgendeine Ausrede ausgedacht, und das war's auch schon. Nur eine Handvoll Leute hatte den Anstand, meinen wahren Namen in Erinnerung zu behalten und Jacks Leistungen zu würdigen.

FAT: Bist du sicher, TAB? Du bist älter, klüger und erfahrener als ich. Du weißt mehr über diese Dinge. Es ist schwer zu glauben, daß jemand all das, was Jack geleistet hat, so wenig schätzen könnte. Ich finde das abscheulich!

TAB: Das könnte man meinen, aber es scheint niemanden gestört zu haben. Was ich dir jetzt sagen werde, sage ich wirklich nicht gerne. … Aber ich glaube nicht, daß du auch nur die geringste Chance hast. Ich selbst wurde zumindest vollständig in einer Fachzeitschrift beschrieben. Dir hingegen hat man nicht das geringste bißchen Aufmerksamkeit geschenkt, und dann … na, du weißt es ja selbst.

FAT: Ja, aber ich glaube, ich komme jetzt zu ihm durch. Er hat die vielen Aufsätze über Sicherheit in Workshops, die er konzipiert hatte, fast fertig. Bevor er sich seinem Buchprojekt zuwendet, wird er noch einmal tief Luft holen. Ich denke, ich kann Gehör bei ihm finden, sobald das letzte Manuskript auf seiner Liste zur Veröffentlichung angenommen worden ist.

TAB: Aber er ist nicht besonders suggestibel. Oder vielleicht doch? Ich glaube, er wird eher auf das Reagieren, was er hier auf dieser Konferenz gehört hat.

FAT: Ich werde ihn daran erinnern, daß ich angeblich eines seiner Lieblingskinder bin, und ich werde ihm sagen, daß er mich verraten hat. Was für ein Vater ist er denn, wenn er mich so leiden läßt.

TAB: Vielleicht kommt das ja wirklich bei ihm an. Es lohnt sich jedenfalls, es einmal zu versuchen. Schließlich hat er doch ein Gewissen. Aber wenn ich du wäre, würde ich ihn an alle Kollegen und Workshop-Teilnehmer der letzten Jahre erinnern, die ihm vorgeworfen haben, er habe Anspruch darauf erhoben, eine Technik entwickelt zu haben, die in Wahrheit jemand anders entwickelt habe; oder ich würde ihn fragen, warum er nicht jemand anderen als deinen Erfinder anerkannt hat.

FAT: Na ja, das ist eine Idee …

Und tatsächlich blitzten diese Vorfälle augenblicklich vor mir auf … scheinbar oberschlau und doch gleichzeitig sehr häßlich und unangenehm.

Um nun aber die ständigen Forderungen von FAT, die gelegentlichen Spötteleien von TAB und das Murren zahlloser anderer Stimmen zu unterdrücken, welche zu Techniken zu gehören schienen, die sich mit ähnlichen Erlebnissen und Sorgen befaßten, erklärte ich mich bereit, FAT zu gestatten, seine Autobiographie zu schreiben. Falls ich irgendwelche anderen Motive haben sollte außer dem, FAT-Man zum Schweigen zu bringen, mit den übrigen Eindringlingen ebenso zu verfahren und mich dann wieder der Bewältigung meines Alltags zuzuwenden, bin ich mir dieser Motive nicht bewußt.

Es war also fast, als hätte ein dissoziierter Aspekt von mir Anspruch auf mein gewöhnliches Selbstempfinden erhoben und mir eine ganze Reihe von Erlebnissen passiver Beeinflussung aufzuzwingen versucht, die ich als unerwünscht und intrusiv empfand. Meine Bedingungen für die Einwilligung in den Auftrag aufzuschreiben, was sie wollten, war, daß diese Stimmen mich während meiner Praxiszeiten und in der Zeit, die ich mit meiner Familie verbrachte, in Ruhe ließen und daß ich irgendwo in dem Dokument, das ich für sie zu Papier bringen sollte, Gelegenheit erhielte, meine metaphorischen Bemühungen, den Grund für die Entwicklung des Anfang der 1980er Jahre entstandenen FAT-Ansatzes zu erläutern. Diese Bedingungen hat der FAT-Man akzeptiert, aber in jeder anderen Hinsicht hat er keinen Zentimeter nachgegeben, und er wird mir einfach nicht erlauben, in das, was er für seinen ganz persönlichen Bereich hält, einzugreifen.

Im folgenden Dokument werde ich »der Amanuensis« oder »der Mixologe« genannt. Weil die FAT, der FAT-Man oder, formal korrekter, die Technik der Fraktionierten Abreaktion ihr Anliegen selbst vortragen wird, werde ich die »Nachsicht« der FAT nutzen und meine metaphorische Stellungnahme zum Ausdruck bringen, bevor ich mich in den Hintergrund begebe (bzw. bevor ich genau dazu gezwungen werde). Da mein Vorgehen im Falle der FAT sich sehr stark von traditioneller auf Abreaktion zielender Traumaarbeit unterscheidet, wird meine Erklärung mit Hilfe einer Analogie vielleicht von Nutzen sein. Anschließend werde ich dem FAT-Man freie Hand geben.

Eine Metapher für Fraktionierung

Grundsätzlich halte ich ein überwältigendes traumatisches Erlebnis eines Menschen für eine sehr starke und potentiell gefährliche Kraft. In manchen Fällen hat diese Kraft im Leben der Betroffenen dauerhaft zerstörerisch gewirkt. Bei anderen wird sie entweder im Laufe des Lebens oder im Laufe einer Psychotherapie auf eine potentiell destruktive Weise ausgelöst und reaktiviert (was auch Retraumatisierungen einschließen kann). In Psychotherapien kann die Vergangenheit aus verschiedenen Gründen auf destruktive Weise reaktiviert worden sein: weil sie schlicht überwältigend ist; weil zuvor unbekanntes Material unerwartet ins Bewußtsein des Patienten gelangt ist und ihn aus dem Gleichgewicht gebracht hat; weil das, was in einem bestimmten Geisteszustand oder von einer bestimmten Alter-Persönlichkeit toleriert worden ist, in den Erlebensbereich eines anderen Geisteszustandes oder einer anderen Alter-Persönlichkeit gelangt und dies auf eine für letztere unerträgliche Weise geschehen ist; oder weil bei der Verarbeitung des Traumas etwas schiefgegangen ist.

Man sollte unbedingt alles tun, um zu verhindern, daß eine Traumabehandlung eher retraumatisierend als heilend wirkt. Wenn das zu verarbeitende Trauma einmal so stark war, daß es eine Dissoziation einleiten konnte, und wenn es weiterhin als so bedrohlich erscheint, daß ein Teil seines Inhalts oder der gesamte Inhalt dissoziiert werden und/oder die Wirkung des Traumas über viele Jahre bestehen bleiben könnte, muß man es als ernstzunehmenden Feind ansehen, der nach wie vor »bewaffnet und gefährlich« sein könnte.

Es ist nur vernünftig, sich zu fragen, ob ein Feind, der sich in der Vergangenheit als unbezwingbar erwiesen hat, sich auch anläßlich einer erneuten Begegnung in der Gegenwart als zu problematisch erweisen wird, und es wäre sicher unvernünftig, sich über diese Sorge hinwegzusetzen. Ich fragte mich, ob es mir wohl gelingen würde, eine Möglichkeit zu finden, die Macht früherer traumatischer Erlebnisse zu verringern und die Gefahr zu bannen, daß ihre Verarbeitung nur um den Preis eines inakzeptablen Kosten-Nutzen-Verhältnisses möglich wäre.

In der Zeit, in der ich über Möglichkeiten der Nutzung der FAT nachdachte, las ich auch einige meiner Lieblingsbücher erneut. Ich hatte gerade eine Zeit hinter mir, in der ich lange und tief in die psychiatrische und neurologische Literatur hatte eintauchen müssen – die Zeit meiner Vorbereitung auf die Facharztprüfungen. Dieses langwierige mentale Waterboarding hatte zur Folge, daß mir beim bloßen Anblick von (und beim Gedanken an) Fachliteratur auf der Stelle übel wurde. Deshalb war ich heißhungrig auf »echte« Literatur.

Eines der Bücher, die ich damals erneut las, war *Tod am Nachmittag* von Ernest Hemingway, (1932), eine epische Studie über den Stierkampf in Spanien, die Corrida. Mir gefällt dieses Buch. Ich bewundere seine Intensität und seine leidenschaftliche Fokussierung auf sein Thema. Ich bin immer wieder neu amüsiert über die Persona, die Hemingway geschaffen hat, die uns als Ich-Erzähler in die Welt der Stierkämpfe einführt. Mir gefiel diese »Stimme« so sehr, daß ich in diesem Stil sogar eine humoristische Erklärung der Multiplen Persönlichkeitsstörung geschrieben habe. Der wichtigste überdauernde Vorzug dieses aus der Überheblichkeit geborenen, absurden literarischen Fehlgriffs ist, daß ich alle existierenden Exemplare dieses Machwerks vernichtet habe, um sicher sein zu können, daß diese unveröffentlichte Monstrosität für immer unentdeckt bleibt, niemals einen anderen Leser als mich selbst finden wird und mich folglich niemand dieses Textes wegen demütigen können wird.

Als ich anfing, die FAT anzuwenden, stellte ich erschrocken fest, daß dieser von mir gerade erst entwickelte Ansatz der Traumaverarbeitung einige erstaunliche Ähnlichkeiten mit Hemingways eloquenter Beschreibung der Corrida hatte. Ich weiß sehr wohl, daß die Corrida auf viele Menschen ziemlich abstoßend wirkt. Diejenigen unter meinen Lesern, die diese Ansicht teilen, bitte ich hiermit um Nachsicht beim Lesen der nächsten Absätze. Der Vergleich mag zwar hinken, aber einige zentrale Ähnlichkeiten sind doch verblüffend und informativ. Meine hochgeschätzte Kollegin Catherine G. Fine, Ph. D., ist sich recht sicher, daß Sie, meine verehrten Leser, die folgenden Absätze nicht freiwillig lesen werden. Viele andere hingegen halten dies für äußerst nützlich. Sie müssen also selbst entscheiden, wie sie diese Sache sehen wollen.

Ebenso wie ein entsetzliches Trauma ist auch der Stier, wenn er sich in seiner natürlichen Umgebung und in einem körperlich unversehrten Zustand befindet, oft ein so gefährlicher Gegner, daß sich der Matador ihm praktisch nicht nähern kann, wenn ihm seine Sicherheit oder auch nur sein schieres Überleben lieb ist. Der Kampfstier verfügt über unvorstellbare Stärke und Explosivkraft. Seine Hufe und Tritte sind gefährlich und können sogar tödlich treffen. Aber seine wichtigste Waffe sind seine Hörner. Mit ihnen kann er einen Feind durchbohren oder erdrücken; sie können Menschen aufspießen, zerfleischen und in den Tod reißen. Die Fähigkeit, seine Waffe zu nutzen und zu steuern und mit ihr den Körper seines Gegners zu verletzen – sozusagen sein »Exekutivsystem« – befindet sich in den mächtigen Nackenmuskeln, mit denen der Stier seinen Kopf senkt, hebt und dreht, was es ihm einerseits ermöglicht, seine Waffe gezielt einzusetzen, und andererseits, die Kraft aufzubieten, die der Stich der Hörner erfordert. Außerdem halten die Nackenmuskeln, solange sie voll funktionsfähig sind, den Kopf des Stiers in einer Position, in welcher der einzige wirklich gefährdete Punkt die meiste Zeit über verborgen bleibt – der Punkt, der, vom Schwert des Matadors getroffen, dem Stier einen schnellen und (so würden einige sagen) gnädigen Tod beschert. Würde dieser Punkt am Kopf des Stiers nicht exponiert, könnte der Matador – wenn überhaupt – nur um den Preis eines abscheulichen Gemetzels zum Sieg gelangen.

Deshalb wird bei diesen legendären Ritualen, denen eine besondere, schrecklich leidenschaftliche und wilde Schönheit eigen ist, eine Reinszenierung in der traditionellen Bildersprache ermöglicht, die ein spezielles Forum schaffen soll, das dem Matador die Möglichkeit gibt, seinen Mut und seine einzigartigen, anmutigen Künste zur Schau zu stellen, die in der spanischen Kultur beide so überaus verehrt und gefeiert werden.

Im ersten Teil der dreiteiligen Corrida-Zeremonie, dem *tercio de varas*, treten Picadores, Männer auf kräftigen Pferden, dem Stier mit einer gepolsterten Rüstung entgegen und greifen ihn mit der *Vara*, einer Lanze, an, mit der sie seine starken Nackenmuskeln verletzen. Dem Auftritt der Picadores folgt als zweiter Teil der Zeremonie der *tercio de banderillas*, wobei drei flinke Banderilleros, die oft selbst Matadore sind, die gewaltigen Nackenmuskeln des Stiers mit zwei farbenfroh geschmückten kurzen spitzen Pfeilen, den *Banderillas* (»Fähnchen«), angreifen. Gute Picadore und Banderilleros können, wenn sie geschickt angreifen, nicht nur die brachiale Fähigkeit des Stiers, mit dem Matador »kurzen Prozeß« zu machen, entscheidend verringern, sondern auch seine Möglichkeiten, Richtung und Winkel seines Angriffs zu wählen, einschränken, so daß seine Chancen, den Matador anzugreifen und aufzuspießen, deutlich verringert werden. Bevor der Matador dem Stier im dritten Teil des Rituals, dem *tercio de muerte*, persönlich entgegentritt, hat sich das Kräfteverhältnis zwischen dem Stier und ihm zu seinen Gunsten verbessert, so daß seine Chancen, Ritterlichkeit, Anmut und Kunstfertigkeit demonstrieren und letztlich seine Begegnung mit dem Stier überleben zu können, deutlich gestiegen sind.

Wenn uns klar ist, daß die Kraft unverarbeiteter Traumata, die unsere DIS-Patienten erlebt haben, sie geschädigt hat und daß der Schaden, den die Traumata angerichtet haben, durch Dissoziation begrenzt werden sollte, müßten wir eigentlich auch verstehen, warum wir zu verhindern versuchen, daß unsere DIS-Patienten in der »Corrida der Traumabehandlung« gegen einen unversehrten und deshalb sehr gefährlichen »Stier« oder Feind antreten – gegen die entsetzliche Erinnerung an überwältigende traumatische Erlebnisse. Dabei spielt es keine Rolle, um welche Art von Trauma es sich handelt. Benutzen wir statt dessen die FAT, die Technik der Fraktionierten Abreaktion, haben wir als Therapeuten Möglichkeiten, die Macht der wilden Bestien, denen unsere Patienten in Kürze begegnen werden, zu verringern. Wir können dann eine Sequenz von Interventionen entwickeln, die, ähnlich den strategischen Angriffen der Picadores mit der Lanze und denjenigen der Banderilleros mit den Banderillas, die Möglichkeiten des traumatischen Materials verringern, unsere Patienten zu schwächen und zu besiegen und die Stöße unserer therapeutischen Werkzeuge abzufangen. Sie ermöglichen uns einen gewissen Einfluß darauf, in welchen Formen das traumatische Material zum Ausdruck gelangen wird. Indem wir die brachiale Gewalt dessen, womit unsere Patienten bei der Traumaarbeit konfrontiert werden, verringern, und indem wir einen wesentlichen Teil unserer Zeit und Mühe aufwenden, um sicherzustellen, daß sich unsere Patienten wieder stabilisieren und am Ende einer Therapiesitzung das Gefühl haben, mit ihrem Problem im Reinen und mit ihren Schwierigkeiten selbst fertig geworden zu sein, versuchen wir, die krankhafte Macht der Vergangenheit über Gegenwart und Zukunft zu brechen.

Dies ist die Mission der Technik der Fraktionierten Abreaktion. Jedes Trauma wird im Sinne dieses Behandlungsansatzes als furchterregender Feind verstanden, den es zu überwinden gilt, wenn man einem Patienten helfen will, sein Leben wieder in die eigenen Hände zu nehmen.

Ehre, wem Ehre gebührt

Bevor ich die Bühne für den FAT-Man freigebe, möchte ich noch auf einen Punkt hinweisen, auf den mit Sicherheit auch er hinweisen wird. Ich habe die Technik der Fraktionierten Abreaktion im Jahre 1978 entwickelt und auch zum ersten Mal benutzt. Dr. Catherine Fine kam ungefähr im Jahre 1980 als Studentin an der *University of Pennsylvania* zu mir. Über Hypnose und Hypnosetechniken habe ich sie erst in späteren Phasen unserer Zusammenarbeit als Lehrer und Studentin unterrichtet. Nachdem sie später selbst begonnen hatte, Patienten mit Traumata und dissoziativen Störungen zu behandeln, entwickelte sie ein Konzept für ihren eigenen Fraktionierungsansatz, auf dessen Entwicklung ich keinen Anspruch erheben kann. Als wir unsere Zusammenarbeit später nicht mehr als Lehrer und Schülerin, sondern als Gleichgestellte fortsetzten, war bereits einige Zeit vergangen. Zu Anfang dieser zweiten Phase unserer Kooperation waren Frau Dr. Fine schon einige Neuerungen und eigenständige Weiterentwicklungen gelungen. Ich kann zwar bezüglich einiger Begriffe, die sie zur Beschreibung ihrer Arbeit benutzt, Anspruch auf deren Urheberschaft erheben, aber ich kann mich nicht darauf berufen, unmittelbar an der Entwicklung ihrer Ansätze beteiligt gewesen zu sein. Die meisten von ihnen hatte sie schon entwickelt, als wir anfingen, zunächst gemeinsam zu lehren und zu schreiben, und später auch, gemeinsam zu arbeiten. Zu Beginn unserer Zusammenarbeit teilten wir einander alles mit, was wir gelernt und entwickelt hatten. Wir beeinflußten einander auf eine Weise, die die Beiträge des Partners respektierte. Allerdings ergaben sich manchmal auch Ideen und Ansätze aus klinischen Diskussionen und gemeinsamen Brainstorming-Sitzungen, und wenn wir heute auf diese Zeit zurückblicken, könnten wir beide nicht mit Sicherheit sagen, wer zum ultimativen Ergebnis unserer Bemühungen was beigetragen hat. Unsere unterschiedlichen Ansätze entwickelten sich auch in der Folgezeit unabhängig voneinander weiter, wobei es aber zu einer Überkreuzbefruchtung kam. Jeder Versuch, alles, was mit der Technik der Fraktionierten Abreaktion zusammenhängt, einem von uns beiden zuzuschreiben, wäre unzutreffend.

4 Meine Autobiographie
Die Stimme der Technik der Fraktionierten Abreaktion (des FAT-Man)

In der phantastischen Welt von *Kismet* (eines wunderschönen Broadway-Musicals aus dem Jahre 1953, geschrieben von Robert Wright und George Forrest und vertont von Alexander Borodin), folgen wir unserem Helden Hajj, einem Bettler und Dichter in Bagdad, der einen schwindelerregenden Aufstieg von malerischer Armut zu extravagantem Reichtum schafft, wobei es ihm gelingt, seine wildesten sexuellen Begierden zu erfüllen und ekstatisches Glück mit einer wunderschönen Frau zu genießen. Als Armer hatte er nicht nur Almosen erbettelt, sondern auch vom Verkauf von Gedichten, Reimen und originellen Epigrammen gelebt. In einer Szene verweist er einen höhnischen Nörgler auf seinen Platz, indem er ihn »den Vater von niemandem und den Sohn von vielen« nennt.

Diese beleidigende Formulierung hat sich mir eingeprägt, weil sie meine schmerzliche und unglückselige Lage sehr gut erfaßt. Tatsächlich waren meine Vorfahren recht angesehen, aber viele erkennen sie nicht als meine wahren Vorfahren an und behaupten aus mir unverständlichen Gründen, ich sei ihr Fleisch und Blut. Und obwohl ich weder impotent noch steril bin und ohne jeden Zweifel der Ahn vieler Interventionen, die entweder unter einem Namen, der dem meinen stark ähnelt, kursieren, oder unter einem fadenscheinigen Decknamen vorgestellt werden, wird kaum jemals unumwunden anerkannt, daß sie alle meine Kinder und Enkelkinder sind.

Eine Entschuldigung an meine Leser

Obwohl ich vieles kann, fehlen mir Stimmbänder, Finger und opponierbare Daumen. Deshalb sehe ich mich gezwungen, mich eines Amanuensis zu bedienen, eines Schreibers und Sekretärs, wenn Sie so wollen, der sich zweier dieser Attribute rühmen kann – mag es ihm auch an anderen Verdiensten mangeln –, die ihn in die Lage versetzen, meine Geschichte zu Papier oder in elektronische Form zu bringen. Ich vertraue diese Ehre, diese Last und diese Chance dem Mann an, dessen Untauglichkeit und Beschäftigung mit anderen Dingen mich dazu gezwungen hat, in machtlosem Schweigen jene mißlichen Umstände zu ertragen, die zu genießen mir zur Zeit unmöglich ist.

Warum? Weil er der einzige ist, der meine Stimme hören kann! Niemand bescheidet sich gerne, aber meine Möglichkeiten sind nun einmal beschränkt. Ich bin keineswegs der erste, der entdeckt, daß es heutzutage schwierig ist, angemessene Hilfe zu finden. Und ich bin auch nicht der erste, der sich gezwungen sieht, ausgerechnet diejenigen um Hilfe zu bitten, die sich bereits als unzuverlässig oder schlimmer erwiesen haben, denn ich bin verzweifelt auf der Suche nach Nahrung und Bestätigung (Kluft 1989b; Shengold 1989; Summit 1983).

Ich nähere mich dieser Aufgabe mit Abneigung, doch der oben genannte Mensch, der mich in die Form gebracht hat, in der man mich erkennen und über mich sprechen kann und in der ich einen Beitrag zur Verbesserung der menschlichen Situation zu leisten vermag, hat schon viele Male versucht, mich vor Identitätsdiebstahl zu schützen, was ihm allerdings gründlich mißlang. Ich vermute, daß dies auf seine zahlreichen Unzulänglichkeiten zurückzuführen ist, doch er behauptet, er sei jedesmal, wenn er es versucht habe, »fortgeblasen« worden. Ich habe ihm gesagt, seine Kollegen müsse es doch eigentlich interessieren, wie eine Technik, wie ich es bin, entstanden ist. Doch darauf hat er erwidert, wenn er versuche, mit anderen über meine Ursprünge zu sprechen und darüber, wie begeistert er von der Idee sei, würden sie sofort abschalten. Was die Menschen als Humor bezeichnen, verstehe ich oft einfach nicht.

Eine Wehklage

Ich habe so viele Menschen Anspruch auf mich erheben sehen, daß ich es für meine Pflicht halte, mich zu wehren, bevor ich in irgendeine obskure Abstellkammer gerate oder falsch abgelegt werde und auf Nimmerwiedersehen im Dunkel der Geschichte verschwinde. Ein guter Freund von mir, TAB, »Die Affektbrücke« *(»The Affect Bridge«)*, hat zu mir gesagt, meine Suche sei donquijotesk (weltfremd-idealistisch). Er erklärte nur, als er in Gefangenschaft geraten sei, habe man seinen Namen verändert, und deshalb habe jahrelang niemand gewußt, wer er wirklich war, woher er stammte und wer ihn geboren habe. Deshalb schreibe ich dies hier nicht nur meinetwegen, sondern um aller Techniken und Ideen willen, die von Fremden aus ihrer intellektuellen Heimat entführt, unterworfen, ausgebeutet und gezwungen wurden, unter merkwürdigen Namen zu leben und »die Sprachen der Fremde« zu sprechen. Wir sind es, die »schanghait« oder von Zwangsrekrutierern und Kidnappern des Intellekts unserer Freiheit beraubt worden sind. Vielleicht wurden wir verkleidet oder wie das Objekt der Untersuchungen Dupins in Edgar Allen Poes »Der entwendete Brief« vor aller Augen verborgen. Doch wir haben nicht vergessen oder aus dem Blick verloren, wer wir wirklich sind, und wir müssen uns auf die Wenigen verlassen, die uns und unsere Wahrheiten immer anerkannt haben, und auf unsere eigenen Bemühungen, im Geist von Menschen einen Platz zu finden. Vor allem aber müssen wir uns standhaft weigern zu schweigen, um unser Erbe zu bewahren. *Psalm 137* und das *Buch des Jeremias* stellen das, was ich hier gesagt habe, aus biblischer Sicht dar.

Nun aber zur Sache!

Bevor ich beginne, meine eigene Geschichte zu erzählen, möchte ich Ihnen in meinen Worten erklären, wer ich bin. Ich bin die Technik der Fraktionierten Abreaktion, auch FAT und FAT-Man genannt. Ich wurde entwickelt, um eine schonende Verarbeitung traumatischen Materials zu ermöglichen. Wenn es mir gelingt, meine Aufgabe optimal zu erfüllen, verwandle ich die Arbeit an Traumata in ein Erlebnis zunehmender Meisterung, der Auflösung jener Hilflosigkeit, die für das Erleben von Traumata von zentraler Bedeutung ist. Ich basiere auf fundierten wissenschaftlichen und klinischen Prinzipien, und meine Anwendung reduziert gewöhnlich den Schrecken einer erneuten Konfrontation mit einem Trauma auf einen Bruchteil der ursprünglich damit verbundenen Empfindungen der Verletztheit, des Schmerzes und des Entsetzens. Ich mache es möglich, mit Patienten an Traumata zu arbeiten, die sich aufgrund ihrer Situation kaum für eine Traumabehandlung im Sinne herkömmlicher Methoden eignen. Mein unmittelbarer Schöpfer, der Mixologe, weist auf interessante, wenn auch im Grunde ablenkende Ähnlichkeiten zwischen mir und anderen Ansätzen hin. Um ihn bei Laune zu halten, habe ich ihm versprochen, am Ende meiner Ausführungen auf sie einzugehen. Aber diese Ratte hat das, was ihm wichtig ist, gleich an den Anfang dieses Berichts gesetzt. Vielleicht haben Sie es ja schon gelesen. Solange ich noch nicht über eigene Daumen und Finger verfüge, sehe ich mich gezwungen, stoisch und diesen zusätzlichen Demütigungen gegenüber möglichst gleichgültig zu bleiben.

Bevor ich mich in meine eigene Geschichte begebe, schulde ich TAB und meinen anderen Freunden noch einen Gefallen. Wenn jemand protestiert, eine Technik, die stark einer anderen, bereits in der Literatur beschriebenen ähnele, sei in Wahrheit von letzterer unabhängig und in Unkenntnis früherer Publikationen entwickelt worden, kann eine solche Behauptung durchaus der Wahrheit entsprechen. Wir nehmen ja auch nicht an, daß die Fähigkeit, Feuer zu machen, ausschließlich von einem gewissen Herrn Ugh-Ugh-Ugh entwickelt wurde, und beharren nicht darauf, daß alle anderen Hominiden von diesem Zeitpunkt ab hätten sagen müssen: »Ich kann dieses Feuer dank der Unterstützung durch Ugh-Ugh-Ugh entzünden«, bevor ich ein Mammut-Pfeffersteak brate, weil ich mich andernfalls in Gefahr begebe, wegen Diebstahls geistigen Eigentums bestraft zu werden, und gezwungen bin, mich von Tartar und Carpaccio vom Säbelzahntiger zu ernähren. Parallelentwicklungen wichtiger Errungenschaften sind in der Menschheitsgeschichte die Norm.

Tauchen jedoch in der Welt der Wissenschaft Parallelentwicklungen auf, sollten sie, sobald sie entdeckt sind, zitiert werden, um auch den geringsten Anschein mangelnden Respekts und ungerechtfertigten Erhebens von Ansprüchen zu vermeiden. Beispielsweise müßtest du, TAB, alter Kumpel, in jedem Artikel zitiert worden sein, in dem erwähnt wird, was du bist und tust, auch wenn der Autor dich unter einem anderen Namen kennengelernt hat, ganz gleich, ob von einem »Parallelisten« oder von einem anderen Anhänger der »Imitation ist die ehrlichste Form von Schmeichelei«-Schule der Quasi-Innovation. Aber nun zurück zu mir.

Meine Geburt und die Jahre meiner Kindheit

Ich wurde an einem Donnerstagmorgen Mitte der 1970er Jahre, kurz vor 11.00 Uhr vormittags im Gebäude der Ärztebüros im *Reading Hospital and Medical Center*, 301 South Seventh Avenue in West-Reading, Pennsylvania, 19611, geschaffen. Die Notizen, die den Augenblick meiner Schöpfung dokumentieren, befinden sich am linken Rand eines gelben linierten Blatts Papier im amerikanischen Letter-Format, auf dem der Mixologe die Behandlung eines männlichen Patienten Ende der 60er dokumentiert hat. Dieser Mann war körperlich krank, und er litt an einer Dissoziativen Identitätsstörung (DIS), die damals noch »Hysterische Neurose, Dissoziativer Typus«, genannt wurde. Weil so etwas gelegentlich vorkommt, schrieb mein

Mixologe mich in weniger als zwei Minuten an jenem Blattrand auf (ihn meinen »Schöpfer« zu nennen, klänge einerseits anmaßend und andererseits so, als stamme es aus einem Science-Fiction-Film!), und zwar mit genau den Komponenten und Qualitäten, die mir auch heute noch – und das sind 35 Jahre später! – zugeschrieben werden. Vielleicht ist ja mein jugendliches Aussehen der Grund dafür, daß andere dazu verleitet wurden zu glauben, ich hätte das Licht der Welt erst zu einer späteren Zeit erblickt.

Damit ist der Zeitpunkt meiner Entstehung beschrieben; doch zu meiner vollen Stärke und Reife bin ich erst später in den Praxen von Catherine G. Fine, Ph. D., und des Mixologen gelangt, desjenigen, der auch unter dem Namen Richard P. Kluft, M. D., Ph. D., bekannt ist. Im folgenden werde ich die Geschichte meiner Beziehung zum Mixologen beschreiben. Meine Beziehung zu Dr. Fine ist eine andere Geschichte, die zu erzählen ihre Sache ist. Wenn sie will, kann sie ja eines Tages über ihre Sicht der Dinge berichten. Ich hege keinerlei Feindseligkeit ihr gegenüber. Sie hat mir ihre Arbeit plausibel erklärt. Dieser andere Kerl hielt das nicht für nötig.

Es kommt immer mal wieder vor, daß man sich irgendeinen berühmten Film anschaut und dann Jahre später ein weiterer Film produziert wird, in dem man erfährt, was vor Beginn der Handlung des zuerst veröffentlichten geschah. Das ist die sogenannte Hintergrundgeschichte, die heutzutage oft Vorgeschichte (engl.: *prequel*) genannt wird. Erinnern Sie sich noch daran, wie sich herausstellte, daß das, was wir lange für *Star Wars I* gehalten hatten, in Wahrheit *Star Wars IV* gewesen war? Würde ich so auch mit Ihnen umgehen? Ja, wenn es meinen Absichten dienlich wäre. Aber das ist nicht der Fall. Im Nebel meiner langen Vorgeschichte mit dem Mixologen gibt es zwei wichtige Hintergrundgeschichten, die ich nun hier erzählen werde, um sowohl die Mentoren als auch die Patienten zu ehren, die Augenblicke klinischer Innovation inspirieren und oft unerkannt im Hintergrund bleiben.

Vorgeschichte, Teil I

In der ersten wichtigen Vorgeschichte geht es darum, wie mein Mixologe dazu kam, unabhängig von seiner bevorzugten theoretischen Orientierung klinische Flexibilität zu schätzen. Die zweite wichtige Vorgeschichte veranschaulicht, wie sein Geist ziemlich vehement darauf gestoßen wurde, meine Notwendigkeit zu erkennen, eine Realisation, die möglicherweise zu meiner Entstehung führte. Diese beiden Vorgeschichten sind *seine* Geschichte. Wie ich bereits erwähnt habe, sah ich mich gezwungen, ihm zu erlauben, die Vorgeschichte, Teil I, in seinen eigenen Worten zu erzählen. Ich melde mich wieder zu Wort, wenn es um die zweite Vorgeschichte geht.

Der Mixologe: *Es war Anfang der 1970er Jahre, auf dem Gipfelpunkt der Proteste gegen den Vietnam-Krieg. Die* American Psychiatric Association *traf in Washington, DC, zu einer Konferenz zusammen. Die Straßen waren mit Protestierenden überfüllt. Viele wichtige Verkehrsverbindungen in der Stadt waren völlig blockiert oder schwer passierbar. Ich ging auf der Connecticut Avenue in Richtung Norden, überquerte eine Brücke, von der aus man auf den Rock Creek Park schauen konnte, und begab mich zum Shoreham-Hotel. Ich war auf dem Weg zu einigen Therapiesitzungen am Nachmittag, aber mein Geist war abgelenkt, beunruhigt und belastet von dem Chaos, das mich umgab. Vor mir entdeckte ich jenseits der Calvert Street, NW, eine kleine Menschenmenge. Im Park sah ich Demonstranten, die gegen den Krieg protestierten, einen großen Gesteinsbrocken an eine andere Stelle rollen und auch andere Hindernisse in die Mitte des Rock Creek, des Potomac Parkway, NW, und des Shoreham Drive, NW, befördern, wo sie offensichtlich Barrikaden aufzubauen versuchten.*

Der Vietnam-Krieg zerriß mich innerlich. Ich hielt unser Eingreifen dort nicht für gerecht. Aber ich war in einer Familie aufgewachsen, die das Motto »Mein Land ist mein Land, ob richtig oder falsch!« für eine unanfechtbare Wahrheit hielt. Die Vereinigten Staaten hatten meine Vorfahren aufgenommen und sie dadurch vor den Gefahren und der Verzweiflung des Lebens in ihren Ursprungsländern bewahrt, wodurch ihnen Progrome und andere Demütigungen erspart geblieben waren. Die Vereinigten Staaten von Amerika ernährten mich, und sie hatten sich ökonomisch sehr gut entwickelt. Mein Vater war ein Veteran des Zweiten Weltkriegs und hatte viele Orden bekommen. Der Militärdienst, so hatte man mir beigebracht, war eine Ehre und eine Pflicht, die man aus Dankbarkeit für die Gewährung der amerikanischen Staatsbürgerschaft erfüllen mußte. Ich war also einerseits überzeugt, daß Krieg ungerecht sei, und hielt andererseits den Militärdienst für richtig und glaubte, man müsse sich ihm mit ebensolcher Leidenschaft widmen, wie ich mich gegen den Vietnamkrieg engagierte.

Ich wohnte in DC bei einem Freund, der gerade aus Vietnam zurückgekehrt war. Andere Freunde waren in Vietnam, Kanada, Schweden und an unbekannten Orten. Einige hatten den höchsten Preis bezahlt, indem sie ausgewandert waren. Von denjenigen, die aus dem Krieg in die Vereinigten Staaten zurückgekehrt waren, waren einige relativ heil davongekommen, andere jedoch schwer verwundet worden und völlig gebrochen. Wie die heimkehrenden Veteranen in der Öffentlichkeit behandelt wurden, ekelte mich an und machte mich wütend. Wie konnte ein Land Männer in den Krieg schicken und sie nach ihrer Rückkehr nicht ehren? Wie konnten Kriegsgegner unsere Veteranen verunglimpfen, statt die Politiker anzugreifen, die sie in Gefahr gebracht hatten? Meine Freunde waren ja schließlich nicht nach Südostasien in den Krieg gezogen, weil sie es selbst gewollt hatten. Ihre Situation glich der von Vergewaltigungsopfern, die von sadistischen Psychopathen überfallen und später von unserem Rechtssystem zum zweiten Mal ins Unrecht gesetzt worden waren, indem sie so behandelt wurden, als ob sie selbst die Übeltäter gewesen wären. Meinen Freunden war zweimal übel mitgespielt worden, einmal im Krieg und dann noch einmal durch die Art, wie man sie nach ihrer Rückkehr in die USA behandelt hatte. Durch die Vietnamproblematik wurde ich in einen Krieg mit mir selbst verwickelt.

Während ich mich so quälte, sah ich, daß einer meiner Mentoren, Dr. Richard Lower, auf dem gegenüberliegenden Gehweg über die gleiche Brücke schlenderte. Er ging entspannt und behaglich seines Wegs und nahm alles, was um ihn her geschah, interessiert in sich auf. Dr. Lower hatte kürzlich angefangen, Klavier zu spielen. Ein paar Sekunden lang hörte ich ihn ein bekanntes klassisches Musikstück pfeifen. Blitzartig wurde mir klar, daß er über einen mir unbekannten Gleichmut verfügte, eine Fähigkeit, Konflikte zu beobachten und zu verstehen, über einen Aufruhr nachzudenken, ohne davon zerrissen zu werden. Und er war Analytiker. Wenn die Analyse so etwas zu bieten hatte, wollte ich es mir auch aneignen! Im Bruchteil eines Augenblicks und ohne weitere bewußte Gedanken oder Erwägungen bezüglich der Kosten oder anderer hinderlicher Aspekte war mir klar geworden, daß ich Psychoanalytiker werden wollte. Jahre später erzählte ich Dr. Lower von jenem Erlebnis. Er kicherte in sich hinein und sagte: »Ich bin froh, daß Sie mich in einem guten Moment erwischt haben!« Interessant ist – aber das wußte ich damals noch nicht –, daß Dr. Lower ebenso wie Dr. Nemiah und auch das nächste erstaunliche Vorbild, dem ich begegnete, zu den wenigen Psychoanalytikern zählte, die sich auch wissenschaftlich mit Dissoziation beschäftigten (Lower 1971, 1972).

Als ich im Shoreham-Hotel ankam, setzte ich mich irgendwo hin, wo man gratis Kaffee bekam, und tat dann, was die meisten jungen Psychiater tun, wenn sie die ersten Male an Konferenzen der American Psychiatric Association *teilnehmen: Ich schaute mir verstohlen die Namensschilder der Teilnehmer in meiner unmittelbaren Umgebung an, um festzustellen, ob sich unter ihnen einer von den Großen befand, deren Bücher und Aufsätze ich gelesen hatte.*

Früher an jenem Tag hatte ich zum dritten Mal ein erstaunliches Buch über die Geschichte der Psychiatrie und Psychoanalyse zur Hand genommen und darin gelesen: Die Entdeckung des Unbewußten *von Henri Ellenberger (1970/1973). Dieses bewundernswerte Meisterwerk beschreibt die Geschichte psychischer Heilung vom Schamanismus bis zur Psychoanalyse. Es erzeugte in mir ein Gefühl der Ehrfurcht und des Stolzes gegenüber der Profession, die ich erlernen wollte. Ellenberger erörtert in seinem Werk alle wichtigen Ideen, Entwicklungen, Persönlichkeiten, Fehden und Debatten, die Psychiatrie und Psychoanalyse bis in die moderne Zeit geprägt haben.*

Während ich die Namenschilder der Menschen in meiner Umgebung zu identifizieren versuchte, glaubte ich plötzlich, Opfer einer Sinnestäuschung geworden zu sein. Direkt neben mir saß in vorgebeugter Haltung, eine Hand auf einen Spazierstock gestützt und steinalt wirkend, Henri Ellenberger, M. D.! Ich nehme an, daß mein Verhalten in dieser Situation eher dem eines völlig außer sich geratenen jungen Hundes als dem eines jungen angehenden Psychiaters geglichen hat. Dr. Ellenberger ertrug meinen Überschwang gelassen und amüsiert. Weil sich der Zeitpunkt des Beginns der Nachmittagsveranstaltungen näherte, fragte ich ihn, an welchen Sitzungen er teilnehmen werde. Er antwortete: »Ich glaube, ich werde an dem Kurs über Verhaltenstherapie teilnehmen.« Ich war schockiert und zeigte dies auch.

»Aber Dr. Ellenberger! Sie sind doch der berühmteste Existentialanalytiker der Welt. Weshalb um alles in der Welt wollen Sie denn an einem Kurs über Verhaltenstherapie teilnehmen?« Er antwortete: »Ich habe Phobiepatienten erfolgreich mit der Existentialanalyse behandelt, aber ich hoffe, daß ich dies noch besser können werde, wenn ich auch etwas über Verhaltenstherapie lerne.«

Nachdem Dr. Ellenberger gegangen war, saß ich meinem Gefühl nach lange Zeit wie festgenagelt da, obwohl es tatsächlich nicht mehr als ein paar Minuten gewesen sein können. Mein Geist befand sich in einem starken Aufruhr. In meiner Facharztausbildung hielten sich die Fakultätsmitglieder grundsätzlich an ihre eigene theoretische Sichtweise und ignorierten oder entwerteten sogar beiläufig die Ansichten anderer. Die Analytiker hoben die Stärken der Psychoanalyse hervor und bezichtigten andere Therapiemodalitäten der Oberflächlichkeit. Die Familientherapeuten traktierten uns mit Fallgeschichten, in denen Analytiker alles Wichtige, was im Leben der Patienten geschehen war, übersehen hatten. Und die Anhänger der kognitiven und behavioralen Ansätze waren gerade erst auf dem Weg, eine alles andere als selbstverständliche Allianz aufzubauen. Sie bevorzugten ihrer Moralität schmeichelnde Erzählungen, in denen Patienten, die von anderen Behandlungsansätzen jahrelang nicht profitiert hatten, blitzschnell phantastische Fortschritte mit den von ihnen bevorzugten Arten von gezielten Interventionen erreichten.

Und nun war da plötzlich Henri Ellenberger, nicht weit vom Ende seiner überragenden Karriere, jemand, dessen Anrecht auf Ehrungen und Ansehen sicherlich über jeden Zweifel erhaben war, und weigerte sich, sich doktrinär und provinziell zu ver-

halten. Er war immer noch auf der Suche nach sinnvollen Ergänzungen seines Wissens, um seinen Patienten noch besser helfen zu können.

In nicht einmal einer halben Stunde veränderten Richard Lower und Henri Ellenberger den Verlauf meiner beruflichen Karriere nachhaltig. Aber ich wurde ein Analytiker, der sich nicht durch doktrinäre Starrheit hat fesseln lassen. Obwohl ich die Psychoanalyse immer als meine Basis angesehen habe, war ich fest entschlossen, für neue Ideen und Ansätze offen zu bleiben. Hätte ich damals gewußt, wie viele Kontroversen und Schwierigkeiten mir diese Einstellung im Laufe meines Berufslebens einbringen würde, hätte ich diese neue Sicht meiner beruflichen Zukunft wohl nicht so intensiv und enthusiastisch verfolgt, und ganz sicher hätte ich mich wohl nicht mit den »Parteilinien« aller Psychotherapieschulen, die ich studierte, überworfen, während ich mich mit der Behandlung Dissoziativer Identitätsstörungen auseinandersetze.

Ich denke, das reicht jetzt, was ihn betrifft! Unter dem Strich bedeutet das, was er gesagt hat, nichts weiter, als daß er einen offenen Geist hatte. Dafür gebe ich ihm Bonuspunkte. Aber wenn Ellenberger ihm nicht zu mehr geistiger Offenheit verholfen hätte, wer weiß, was dann geschehen wäre? Nun weiter im Text!

Vorgeschichte, Teil zwei

Flashforward auf die Zeit ein paar Jahre später. Der Mixologe arbeitet mit einer Frau Mitte 50, die eine komplette Hysterektomie hinter sich und Brustkrebs überlebt hat. Ohne die Schutzwirkung des Östrogens ist sie sehr anfällig für eine Herzerkrankung. Einen leichten Herzinfarkt hat sie schon gehabt. Sie zählt zu den ersten Multiplen, die er behandelt, und sie hat gerade erst mit der Traumaarbeit begonnen. Während sie die ersten starken Emotionen erlebt, ballt sie die linke Hand zur Faust und drückt sie kräftig gegen das Brustbein. Der Mixologe stellt die richtigen medizinischen Fragen, und ihm wird schnell klar, daß seine Patientin soeben einen schweren Angina-pectoris-Anfall erlebt! Sie nimmt eine Nitroglyzerintablette ein, aber der Schmerz läßt nicht nach. Das ist ein Grund zu größter Sorge. Die Frau könnte kurz vor ihrem zweiten Herzinfarkt stehen.

Die Praxis des Mixologen befindet sich in einem riesigen Klinikkomplex, aber sehr weit von der Notfallabteilung entfernt. Das Gebäude, in dem er arbeitet, liegt am einen Ende des Campus, die Notfallabteilung fast am anderen Ende, mehrere Gebäudeblöcke entfernt. Er versucht, eine Ambulanz zu bestellen. Die Frau am Telefon hört sich seinen Bericht an und antwortet dann rotzfrech: »Doktor, wir können doch keine Ambulanz schicken, um eine Patientin in die Klinik zu bringen, die schon in der Klinik ist!« Er hört, daß sie irgend jemand gegenüber eine sarkastische Bemerkung macht und dann aufhängt. Ein zweiter Anruf endet genauso, nur erreicht er das gleiche Ergebnis noch schneller.

Die Praxis des Mixologen ist viereinhalb kurze Häuserblocks von der Hilfe entfernt, die seine Patientin so dringend braucht! Nein, das Personal der Notaufnahme wird ihr ganz sicher nicht helfen, bevor sie dort eingetroffen ist. Nein, niemand wird sie abholen kommen und dort hinbringen.

Der Mixologe war zwar grundsätzlich nicht besonders anfällig für Panik, aber allmählich bewegte sich sein Zustand zielsicher in diese Richtung! Seiner Patientin ging es offensichtlich sehr schlecht. Ihr Entsetzen eskalierte, als ihr klar wurde, daß niemand ihr zur Hilfe kommen würde. Der Mixologe hastete aus seiner Praxis und öffnete Tür um Tür der angrenzenden Räume, weil er hoffte, irgendwo ein Sauerstoffgerät, einen Rollstuhl oder beides zu finden. Leider Pech auf das ganzen Linie! Er war der letzte Arzt, der sich noch im Gebäude befand. Seine Praxis war die einzige zur Zeit benutzte. Alle anderen Türen waren verschlossen. Weder ein Sauerstoffgerät noch ein Transportmittel fand sich.

Er versuchte, einen Alarmknopf für die Feuerwehr zu aktivieren. Sicher würden dann bald Feuerwehrmänner auftauchen, die seine Patientin in die Notaufnahme bringen konnten und das auch tun würden! Aber ein kleines Hinweisschild am Alarmknopf informierte ihn darüber, daß das Alarmsystem wegen Reparaturarbeiten für zwei Stunden abgeschaltet würde. Perfektes Timing! Er versuchte zu erraten, in welchen Büros sich ein Rollstuhl oder ein Sauerstoffgerät befinden könnte, und bemühte sich dann, die entsprechenden Türen zu öffnen – wieder erfolglos. Sie gaben einfach nicht nach. Als typischer Junge aus New Jersey versuchte er es dann mit einer Kreditkarte. Es gelang ihm, die Tür eines Lagerraums zu öffnen, in dem er einen zusammenklappbaren Rollstuhl fand.

Er lief zurück in seine Praxis, wo die Patientin wartete. Sie warf ihren Oberkörper hin und her, betete und weinte vor Schmerz und Angst. Sie stöhnte immer wieder: »Ich will nicht sterben! Ich will nicht sterben!«, während der Mixologe sie in den Rollstuhl setzte und mit ihr so schnell wie möglich aus der Praxis fuhr und durch die Flure raste. Außerhalb des Gebäudes wäre der Weg kürzer gewesen, aber dann hätte er den Rollstuhl aufwärts fahren müssen, und außerdem gab es dort einige Terrassenstufen, die Rollstühle definitiv nicht überwinden könnten.

Beim Bau großer Kliniken entsteht in der Regel zunächst ein gut geplantes Zentralgebäude, das im Laufe der Jahre eher planlos ergänzt wird. Durch die Flure eines solchen Gebäudekomplexes zu navigieren kann ein ziemlich kafkaeskes Erlebnis sein. Viereinhalb Gebäudeblocks wären ein Bruchteil der Distanz gewesen, die er tatsächlich überwinden mußte, aber der kürzere Weg war mit einem Rollstuhl nicht befahrbar. Der Mixologe brüllte alle an, die ihm in den Weg kamen, und irgendwie gelang es ihm, seine im Rollstuhl sitzende Patientin durch ein Labyrinth von Aufzügen und Fluren zu lotsen, von denen einige von Besuchern blockiert und andere derart mit Gerätschaften verstellt waren, daß sie fast unpassierbar waren. Ungeachtet all dieser Hindernisse trieb der ununterbrochen klagende und immer verzweifeltere Refrain der Patientin »Ich will nicht sterben! Ich will nicht sterben!« ihn weiter.

Als der Mixologe mit seiner Patientin schließlich die Notaufnahme erreichte und er die Situation der Patientin erklärt hatte, brach er überhitzt und nach Luft japsend völlig erschöpft zusammen. Weil er so verschwitzt, zerzaust und aufgebracht war, hielt eine freundliche Krankenschwester, deren Dienst gerade begann, ihn für ein Unfallopfer. Sie brachte ihn zu einer Trage und versicherte ihm, es werde bald jemand kommen und sich um ihn kümmern.

Meine weitere Entwicklung und der Augenblick meiner Geburt, noch einmal

Lassen wir den Mixologen fürs Erste auf seiner Tragbare, damit er ein wenig zu Atem kommen und dann anfangen kann, die Fragen zu formulieren, die ihn im Laufe des nächsten Jahres beschäftigen werden: wie man am besten Traumatisierte behandelt, bei denen es zu gefährlich wäre, die traditionellen Abreaktionsverfahren anzuwenden. Wir brauchen jetzt keine Pause einzulegen, um uns zu vergegenwärtigen, wie der Ehemann der Patientin dem Mixologen vorwarf, er habe seine Frau fast umgebracht. Irgendwo in einem dissoziierten kognitiven Kanal seines Geistes, vor Beginn meiner eigenen Erinnerungen und für jede Form von Abruf, ob mit ehrlichen oder unehrlichen Mitteln, für alle Zeiten unerreichbar, kam meine eigene Odyssee ihrer Realisation näher.

An was aus meiner Entwicklungszeit, also der Zeit vor meiner Geburt, erinnert sich der Mixologe denn? An gar nichts! Er weiß nur noch, daß er ständig den Kopf gegen das Problem schlug und das Gefühl hatte, nirgendwohin zu kommen. Inzwischen taumelten einige seiner DIS-Patienten, die unter schweren körperlichen Krankheiten litten oder schon älter waren, unbeholfen auf ihr traumatisches Material zu, obwohl der Mixologe mit allen ihm zur Verfügung stehenden Mitteln zu verhindern versuchte, daß der Schmerz, der aus ihrer Vergangenheit stammte, sie überflutete. Das Beste, was er zu bieten hatte, waren im Grunde schadensbegrenzende Interventionen. Diese waren zwar nützlich, änderten aber nichts am Kern des klinischen Problems.

Beispielsweise entwickelte er Hypnosetechniken, die dazu dienten, die Fähigkeit, Abreaktionen zu beenden, zu fördern; außerdem Möglichkeiten zur Beeinflussung der emotionalen Intensität; und schließlich Methoden, die Alter-Persönlichkeiten, die in keiner unmittelbaren Beziehung zur Traumabehandlung standen, davor schützen sollten, in einen Affekt- bzw. Abreaktionssturm verwickelt zu werden (Kluft 1982, 1988a, 1989a, 1994, 2012a). Alle diese Dinge waren zweifellos nützlich und sind es auch weiterhin, aber im Grunde waren sie mit einer einzigen Ausnahme eigentlich entwickelt worden, um den Geist wieder in die Flasche und das Pferd wieder in den Stall zu befördern. Es handelt sich dabei ausschließlich um sekundäre oder tertiäre präventive Interventionen, die zwar durchaus ihren Wert haben, aber manchmal zu wenig zu spät bewirken, und die in der Regel erst benutzt werden, wenn schon ein gewisser Schaden entstanden ist. In Verbindung mit ihnen nutzte er immer flexibler die von Aaron T. Beck (1979) entwickelte Technik des Gedankenstopps, die deren Erfinder zur Unterbrechung autonomer Phantasien einsetzte.

Wenn seine Patienten sich in einer für sie schwierigen Situation befanden, konnte er sie immer wirksamer daraus befreien. Das einzige nach wie vor völlig Ungeklärte war die Frage, wie man an Traumata arbeiten konnte, ohne zu riskieren, daß die Situation dem Punkt, an dem sie außer Kontrolle hätten geraten können, so nahe kam, daß es für ihn nicht mehr akzeptabel gewesen wäre. Der Hippokratische Eid lautet: »Vor allem schade nicht!« Also nicht: »Los jetzt! Die Scherben können wir später aufsammeln!«

Im Stillen verglich der Mixologe die Situation zynisch mit der Reaktion von Polizeibeamten, denen er berichtet hatte, er fürchte, daß jemand ihn umbringen wolle. Der diensthabende Polizist hatte daraufhin geantwortet: »Wissen Sie, Doktor, solange kein Verbrechen geschehen ist, können wir nichts tun. Aber wenn tatsächlich so etwas passiert, können Sie sicher sein, daß wir die Sache untersuchen und den Täter fangen werden.

Der Mixologe fühlte sich wie ein Kind, das sein Resultat bei einer Prüfung von zunächst 20 auf 60 Punkte verbessert hat, aber eigentlich 70 Punkte hätte erreichen müssen, um die Prüfung zu bestehen. Trotz seiner gewaltigen Fortschritte war er immer noch in Gefahr, sein Ziel nicht zu erreichen.

Bei einem älteren, physisch kranken und ziemlich zwanghaften Patienten, den der Mixologe in seiner Praxis behandelte, wurde eine DIS diagnostiziert. Im Herbst

1978 begann dieser Mann, erste Bruchstücke seiner Erinnerungen an ein erlebtes Trauma mitzuteilen. Er konnte sich zwar immer noch nicht vollständig daran erinnern, was geschehen war, und die zugänglichen Erinnerungen waren noch nicht mit intensivem Affekt verbunden; doch der Mixologe spürte, daß am Horizont eine Gefahr auftauchte. Allmählich wurde immer klarer, daß er den anschwellenden Fluß traumatischer Erinnerungen und Gefühle seines Patienten nicht einzudämmen vermochte, und gleichzeitig uferte sein eigenes Unbehagen aus. »Nicht schon wieder!«, flehte er besorgt.

Am Novembermorgen meiner Geburt hatten der Mixologe und sein Patient ihre Sitzung begonnen, ohne daß etwas Besonderes vorgefallen war. Der Patient wollte das auftauchende Material mit Gewalt durchbrechen. Der Mixologe hingegen kämpfte, um eine Verzögerung herbeizuführen, weil er fürchtete, sein Patient könnte durch die starke Abreaktion, deren Auftreten er befürchtete, verletzt werden. Verstärkt wurde seine Besorgnis durch die häufig auftretenden Mini-Flashbacks von seinem Hindernislauf zur Notaufnahme, der weiter oben beschriebenen Situation.

Dann plötzlich spürte der Mixologe, daß die Flashbacks an Bedeutung verloren. Ohne jede Vorwarnung oder Ankündigung wurde er von lebhaften Erinnerungen an Szenen aus Philip Roths Buch *Portnoys Beschwerden* (2011, Erstauflage 1969) überfallen. Aber nicht die »guten Stellen« über »Äffchen« und ihre sexuelle Akrobatik. Nichts Erfreuliches dieser Art. Im Gegenteil. So sehr er sich auch bemühte, es gelang ihm nicht, seinen Geist von den Passagen abzuwenden, in denen Portnoys Vater mit aller Kraft gegen seine Verstopfung ankämpfte, dabei aber nur »ein einziges zorniges braunes Kügelchen ›hervorbrachte‹, wie man es vielleicht aus dem Rektum eines Kaninchens erwarten würde, aber nicht aus dem Hintern eines Mannes, der jetzt total verstopft in einen Zwölfstundentag aufzubrechen hat« (Roth, 1969/2011, S. 123).

Nun machte sich der Analytiker im Mixologen über seine Assoziationen her, weil er hoffte, daß sie ihm helfen würden, diese intrusive Präokkupation zu verstehen. Grundsätzlich neigte er nicht zu intuitiven Gedankensprüngen. Und intrusive Phänomene beunruhigten ihn außerdem. Bei der letzten Überflutung seines Geistes auf diese Art hatte ihn ein geschlagenes Jahr lang die Titelmelodie von *Small World* in *Walt Disney World* verfolgt, nachdem er mit seinen Kindern das *Magic Kingdom* besucht hatte. Nein! Er konnte einfach nicht zulassen, daß auf »It's a Small World After All« die unablässige Wiederholung von »kleine Kügelchen, wie man sie von einem Kaninchen erwarten würde« folgte. Dieser persönliche medizinische Notfall mußte auf der Stelle behoben werden!

Innerhalb weniger Minuten wurde dem Mixologen klar, daß sein Geist ihn darauf hinzuweisen versuchte, daß seine Patientin, die sowohl physisch krank als auch zwanghaft war, ihm von Unbewußtem zu Unbewußtem zu signalisieren versuchte, er müsse einen »verstopften« Ansatz verfolgen, um diese Behandlung erfolgreich abschließen zu können. Daraufhin wurde sein Geist klarer, und er schrieb mich in weniger als zwei Minuten an den linken Rand seiner Fallnotizen, in jeder Hinsicht vollständig, so wie ich heute bin. So wie Athene voll entwickelt aus dem Haupt des Zeus entsprungen sein soll! Die Geburt muß sich in beiden Fällen sehr positiv auf vorangegangene höllische Kopfschmerzen ausgewirkt haben.

Ich bin stolz auf meine »Großeltern«. John C. Nemiah bereitete den Mixologen darauf vor, Dissoziation zu erkennen. Henri Ellenberger rief bei ihm die mentale Einstellung und Offenheit hervor, ohne die es ihm nicht gelungen wäre, mich zu entwickeln. Und weil er das Glück hatte, zu Beginn seiner Ausbildungszeit Aaron T. Beck und Joseph Wolpe, die Schöpfer der modernen kognitiven Therapie und Verhaltenstherapie, kennenzulernen, verfügte er über Modelle für die abgestufte Konfrontation mit traumatischem Material sowie für die Unterbrechung aktivierter mentaler Inhalte, die ein Eigenleben zu entwickeln drohten. Dem Mixologen selbst gebührt das Verdienst, bestimmte hypnotische Techniken entwickelt zu haben, von denen man einige als meine Vorläufer ansehen kann, während andere zu meinen Komponenten oder Helfern zählen.

Mein Name basiert auf einem sprachlichen Zufall. Der Mixologe hat einmal eine Zeitlang viel Mühe darauf verwendet, die Kunst der Hypnose zu erlernen. Er las damals viel über dieses Thema. In Krogers Lehrbuch der Hypnose aus dem Jahre 1963 (aktuelle Auflage von Kroger & Yapko 2008) stieß er auf Vogts Fraktionierungstechnik. Vor der Entstehung der modernen Psychopharmakologie und bevor sich die meisten heute gängigen Psychotherapien zu komplexen therapeutischen Techniken entwickelt hatten, bemühten sich die Kliniker, Wirkung und Anwendungsbereich der wenigen damals verfügbaren Behandlungsmöglichkeiten zu maximieren.

Zu den verfügbaren Ressourcen zählte damals auch schon die Hypnose. Aber nicht jeder Patient erwies sich entweder als überhaupt hypnotisierbar oder als ausreichend hypnotisierbar, um einen nach damaligem Verständnis für den angestrebten Zweck optimalen tiefen Trancezustand zu erreichen. Deshalb experimentierte Vogt mit neuen Möglichkeiten, eine Trance zu vertiefen. Bei den bekanntesten von ihm entwickelten Techniken induzierte er eine Trance und versetzte die Patienten anschließend sofort wieder in den Wachzustand, und dies wiederholte er in schneller Folge etliche Male. Durch das häufige Wiederholen der Induktion und des Aufweckens in sehr kurzer Zeit wurden viele Patienten allmählich in eine immer tiefere Trance versetzt und waren deshalb gegenüber hypnotischen Interventionen aufgeschlossener.

Analog beginnt bei der Technik der Fraktionierten Abreaktion die Konfrontation mit traumatischem Material mit kurzen und unvollständigen Expositionen, deren Einfluß der Patient rasch wieder entzogen wird, so daß er sich erst ganz allmählich und während länger werdender Zeitspannen tiefer in das traumatische Material hineinbegibt, wobei der Therapeut die Steigerungen im Einvernehmen mit ihm vornimmt. Die Analogie zu Vogts Methode ist bestenfalls oberflächlich stimmig, und neuere Untersuchungen haben ergeben, daß Vogts Fraktionierung eben deshalb erfolgreich war, weil sie nicht so wirkte, wie sie es seiner Hypothese gemäß hätte tun sollen. Daß der Übungseffekt und die zunehmende Erfahrung im Eintritt in eine Trance die Determinanten des späteren Erreichens tieferer Trancezustände waren, ist eher unwahrscheinlich. Vermutlich waren Vogts Probanden zwischen den Trancen nie völlig dehypnotisiert, so daß jede Trance auf den Restwirkungen ihrer Vorgängerinnen aufbauen konnte (Kluft 2012b).

Dem Mixologen war dieser Zusammenhang noch nicht klar geworden, als er zur Bezeichnung seines neuen Behandlungsansatzes den Begriff »Fraktionierung« wählte. Wäre ihm klar gewesen, was tatsächlich geschah, hätte er wohl einen passenderen Begriff gewählt. Ironischerweise gelang es ihm Jahrzehnte später durch eigene Untersuchungen (Kluft 2012b, 2012c, 2012d), den wahrscheinlichen Wirkmechanismus in Vogts Ansatz zu skizzieren. Mir ist das alles ziemlich egal. Mir gefällt mein Name. Ich möchte an dieser Stelle nur zu bedenken geben, daß sich nach allem, was wir wissen, durchaus herausstellen könnte, daß Vogt schon alles wußte, was der Mixologe beschrieben hat – nur können wir das erst definitiv feststellen, wenn Vogts gesamtes literarisches Werk ins Englische übersetzt und publiziert worden ist.

Die häppchenweise Präsentation des traumatischen Materials zum Zweck seiner Verarbeitung ist von Wolpes systematischer Desensibilisierung (1973) inspiriert. Den Patienten mit einer Hierarchie von Expositionen zu konfrontieren und dabei allmählich die als unangenehm oder belastend empfundenen Aspekte zu verstärken, bot sich als Modell für die abgestufte Exposition und die Förderung der Bewältigung mit dem letztendlichen Ziel der Meisterung des Problems an. Zunächst wurde diese Technik hauptsächlich zur Behandlung bestimmter Phobien eingesetzt. Beispielsweise kann man bei der Desensibilisierung eines Patienten mit einer Schlangenphobie zunächst mit der Vorstellung oder einem realen Bild von einer kleinen Schlange, die gerade aus ihrem Ei schlüpft, arbeiten, gesehen vom anderen Ende des Raums aus. Später könnte man Bilder verwenden, die die Schlange als bedrohlicher, näher und größer erscheinen lassen, und schließlich könnte man sich auf die Vorstellung beziehen, daß der Patient die Schlange in Händen hält, oder, falls es um eine lebende Schlange geht, könnte er eine ungiftige Schlange festhalten.

Auch im Falle von Traumata kann man eine Hierarchie zunehmenden Entsetzens oder zunehmender Belastungsgrade entwickeln, und ebenso kann man bei einem Patienten vorgehen, der mehrere unterschiedliche Traumata erlitten hat oder bei dem bestimmte Traumata wiederholt aufgetreten sind. Doch anders als abgestufte Phobie-Trigger sind starke traumatische Erlebnisse naturgemäß immer gleich entsetzlich und deshalb auch unerträglich. Dieses überwältigende traumatische Erlebnis ist deren Essenz. Fast alle stark traumatischen Erlebnisse aktivieren die höchsten Identitätsstufen des Unbehagens. Außerdem ist es sehr problematisch, Traumata eine »Rangstufe« zuzuordnen, weil das bei Patienten leicht den Eindruck hervorrufen kann, nur das Schlimmstmögliche zähle.

Weil dies alles keine geeignete Grundlage zur Entwicklung einer sanfteren Methode zu sein schien, entschied sich der Mixologe für die konsequente Arbeit innerhalb bestimmter Traumata. Die Hierarchien, die er entwickelte, bewegten sich in den Grenzen eines bestimmten Traumas, basierten also nicht auf einer Rangordnung, die sämtliche Traumata einbezog. Er interessierte sich für zeitliche Verläufe, die Intensität des Leidens, körperlichen im Gegensatz zu emotionalem Schmerz und die Zahl der Alter-Persönlichkeiten, die bei einem bestimmten traumatischen Erlebnis eine Rolle spielten. Diese Faktoren sah er als die Elemente an, die man in eine Hierarchie einbeziehen konnte, um einen schrittweisen oder fraktionierten Behandlungsansatz zu entwickeln.

Doch wie konnte man verhindern, daß der Prozeß, sobald er durch was auch immer initiiert worden war, ein Eigenleben entwickelte und überwältigende Reaktionen provozierte, die zu einer Retraumatisierung führten? Zu diesem Zweck stellte der Mixologe sogleich eine Beziehung zwischen unkontrollierten Flashbacks und Revivifikationen einerseits und dem aus der kognitiven Therapie stammenden Konzept der autonomen Phantasien her und bediente sich der von Aaron T. Beck entwickelten Technik des Gedankenstopps (1979/1986), um die schädigenden Phänomene zu unterbrechen.

»Stopp« zu brüllen oder dieses Kommando in anderer Form laut und kräftig zu äußern, unterbricht die Fokussierung der Aufmerksamkeit des Patienten auf den ursprünglichen phobischen Reiz oder auf eine entsprechende Vorstellung. Dem Mixologen wurde rasch klar, daß eine so dramatische Unterbrechung so gut wie nie notwendig war, aber zunächst nutzte er Becks alte Technik.

Der Mixologe begann sofort, mit dem Mann, den er gerade behandelte, auf der Grundlage der beschriebenen Konzepte zu arbeiten. Er unterteilte das traumatische Szenario, das sich in das Bewußtsein des Patienten drängte, im Einvernehmen mit diesem in kurze Erzählungsabschnitte. Nachdem die Exposition mit einem dieser Segmente durchgeführt worden war, wurde der Prozeß unterbrochen, bevor mit der Arbeit am nächsten Segment begonnen wurde.

Der Mixologe hatte dem Patienten bereits die Dimmermetapher beigebracht, als er ihm geholfen hatte, nach einem Autounfall seine physischen Schmerzen zu bezwingen. Der Patient hatte also schon gelernt, die Intensität eines Erlebnisses zu verstärken und zu verringern, um mit seinen unangenehmen Empfindungen fertig zu werden. Sie diskutierten darüber, wie man diese Fertigkeit bei emotionalen Schmerzen verschiedener Art nutzen könnte.

Obwohl der Mixologe das von Braun entwickelte BASK-Modell (BASK = ***B**ehavior* [Verhalten], **A**ffekt, Empfinden [***S**ensation*], Wissen [***K**nowledge*]) noch nicht kannte, weil es erst Ende der 1970er Jahre entwickelt und in urheberrechtlich geschützter Form veröffentlicht und zudem noch wesentlich später, nämlich 1988, deutlich erweitert publiziert wurde (Braun 1988a, 1988b), war ihm aufgrund seiner Hypnoseausbildung bekannt, daß er die Wahrnehmung körperlichen oder emotionalen Leidens oder beider (zumindest theoretisch) blockieren konnte. Um seinen Patienten vor dem plötzlichen Durchbruch des Schmerzes vieler Anteile gleichzeitig zu schützen – er fürchtete die überwältigende Wirkung eines solchen Erlebnisses –, schlug er dem Klienten vor, alle Alter-Persönlichkeiten außer derjenigen, mit der aktuell gearbeitet wurde, entweder an einen sicheren Ort zu bringen oder in hypnotischen Schlaf zu versetzen (Kluft 1982, 1994, 2012b).

Der Mixologe und sein Patient entschlossen sich, eine 20 Sekunden lange Zeiteinheit der intrusiven Traumaerzählung mit 5 Prozent ihrer ursprünglichen affektiven Intensität zu untersuchen und dabei alle Alter-Persönlichkeiten außer derjenigen, mit der gearbeitet wurde, in hypnotischen Schlaf zu versetzen, so daß sie des Erlebnisses nicht bewußt waren und ihm gegenüber implizit eine Amnesie entwickelten. Bis zum Ende dieser Sitzung hatte der Patient die 20 Sekunden dauernde Sequenz mit 5, 10 und 15 Prozent ihrer vollen affektiven Intensität und in Gegenwart einer einzigen Alter-Persönlichkeit erlebt. Die Sitzung endete unproblematisch, und der Patient war mit dem Erreichten sehr zufrieden.

Material, das zwischen den Sitzungen ins Bewußtsein gelangte, wirkte nicht mehr so beunruhigend wie vorher, weil der Patient, ein intelligenter und einsichtiger Mann, schon einige wichtige kognitive und affektive Veränderungen vollzogen hatte, die das neu ins Bewußtsein Rückende als weniger überwältigend erscheinen ließen. Ihm war sofort klar, daß diese Vorgehensweise die Macht des Traumas über ihn gebrochen hatte. Nun lag es an ihm, seine Gegenwart und Zukunft von seiner traumatischen Vergangenheit zurückzuerobern. Außerdem konnte er fortan die Technik des Gedankenstopps nutzen, um im Alltag mit Flashbacks fertig zu werden. Seine Angst vor der Konfrontation mit traumatischem Material schwand, und weil die Wirkung der Angst deutlich geringer war, fiel es ihm auch leichter, mit dem Trauma selbst umzugehen.

Auch wenn es zunächst lange dauern mag, bis die Technik der Fraktionierten Abreaktion zu wirken beginnt, kommt sie doch schnell in Fahrt. Gewöhnlich findet rasch eine Generalisierung statt, die den weiteren Verlauf der Traumaverarbeitung beschleunigt. In etwas mehr als zwei Jahren bei wöchentlichen Therapiesitzungen gelang es diesem körperlich kranken älteren Menschen, seine Traumaarbeit abzuschließen und einen Zustand vollständiger Integration zu erreichen. In den folgenden 30 Jahren blieben bei ihm alle erreichten Integrationen erhalten, und er erfreute sich einer sehr guten Lebensqualität. Hin und wieder traf er noch mit dem Mixologen zusammen, um an einer verbliebenen traumatischen Erinnerung zu arbeiten, die neu im Bewußtsein aufgetaucht war. Im Rahmen dieser Arbeit wurde eine zuvor unbekannte Persönlichkeit entdeckt und integriert, die im Rahmen eines Nahtoderlebnisses in seiner Kindheit entstanden und nach 70-jährigem Schlaf in seinem Erwachsenenleben das erste Mal aktiviert worden war, als der Patient im Alter von über 80 Jahren an einer Lungenentzündung erkrankt war, die er fast nicht überlebt hätte. Der Mixologe lernte viel von diesem beeindruckenden Mann, dessen Leben er über 30 Jahre verfolgte, bis er Mitte 90 war. Weil er schließlich wegen stark verschlechterter Gesundheit in eine ziemlich weit entfernt liegende Einrichtung für betreutes Wohnen zog, war die Fortsetzung des persönlichen Kontakts nicht mehr möglich.

Ein völlig unerwarteter Vorteil, auf den ich Therapeuten manchmal aufmerksam mache, wurde erst ein oder zwei Jahre nach Beginn meiner aktiven klinischen Tätigkeit erkennbar. Eine Frau, die der Mixologe behandelte, hatte seit einiger Zeit den Verdacht gehabt, er benutze ihre Berichte über sexuelle Mißbrauchserlebnisse, um sich sexuell anzuregen. Doch als er davon Abstand nahm, ihr traumatisches Material mit Hilfe einer klassischen Abreaktion zu verarbeiten, und statt dessen meine Wenigkeit zu nutzen begann, wirkten die Kürze der zu verarbeitenden Episoden und die häufigen Unterbrechungen dieser Arbeit beruhigend auf sie. Sie erklärte: »Ich habe wirklich gedacht, ich würde Ihnen Ihre private Pornographie liefern. Aber wenn wir an dem Material so arbeiten wie jetzt, bin ich mir sicher, daß Sie nicht die geringste Möglichkeit haben, es für den eigenen Lustgewinn zu mißbrauchen. In Form dieser kurzen und zersplitterten Szenarien können diese Erlebnisse unmöglich sexuell erregend wirken.«

Obwohl bei meiner Entwicklung niemand diese positive Auswirkung antizipiert oder kommen gesehen hat, birgt meine besondere Eigenart doch das Potential, bei der Verarbeitung demütigender Erlebnisse die Last der Scham, mit der Traumatisierte zu kämpfen haben, zu verringern. Wenn die Traumaverarbeitung den Punkt der Kulmination vieler demütigender traumatischer Erlebnisse erreicht hat, ist der größte Teil der Macht der Traumata und der mit ihnen verbundenen Demütigungen bereits neutralisiert. Der Umgang mit etwas, von dem angenommen wurde, es sei das Schlimmste vom Schlimmsten, ist leichter geworden und nicht mehr so stark mit Katastrophenerwartungen belastet. Klingt das nicht irgendwie nach den Meditationen des Mixologen über die Corrida? Darauf können Sie wetten!

Als der Mixologe mich allmählich besser verstand, stellte er fest, daß manchmal selbst dann, wenn ich meine Arbeit getan hatte, eine reguläre Abreaktion erforderlich war, um zur Integration zu gelangen und die Verarbeitung abzuschließen. Doch diese »regulären Abreaktionen« fielen dann meist ziemlich harmlos aus. Die Traumata hatten nur noch (darf ich es wagen, es zu sagen?) einen Bruchteil ihrer früheren Stärke. Die psychotherapeutischen Äquivalente der Picadores und Banderilleros hatten gute Arbeit geleistet! Und wenn mehrere Anteile die Traumaverarbeitung miterlebten, brachte nach ihrer individuellen Arbeit oft eine gemeinsame Reprozessierung, die in der Regel sehr schnell vonstatten ging, die Verarbeitung des traumatischen Ereignisses zum Abschluß.

Weiterhin kam es nach der vollständigen Verarbeitung von drei oder vier Szenarien in der Regel zu Generalisierungen. Dem Mixologen fiel im Laufe der Zeit auf, daß Patienten, die überzeugt waren, gefahrlos an der Abreaktion arbeiten zu können, in ihrer Überzeugung, diese Arbeit ohne Schwierigkeiten in Angriff nehmen zu können, immer sicherer wurden. Ihre generelle Einstellung zur Therapie veränderte sich oft völlig. Viele hörten auf, ihr traumatisches Material zu vermeiden. Statt dessen wurde ihr Verhalten ihm gegenüber aggressiv, und sie zeigten eine starke Motivation, es zu überwinden und zu meistern.

Nun hatte mich der Mixologe ursprünglich für die Arbeit mit Patienten entwikkelt, deren körperliche Gesundheit beeinträchtigt war. (Erinnern Sie sich noch an seine wilde Jagd durch die Klinikgänge?) Öffentlich vorgestellt wurde ich deshalb auch erstmals in Form eines wissenschaftlichen Aufsatzes über die Behandlung älterer DIS-Patienten (Kluft 1988a). Doch mein Wirkungskreis wurde schon bald auf die Arbeit mit Menschen aller Altersklassen ausgeweitet, die wegen mangelnder Ichstärke besonders verletzlich waren. Häufig litten die Betreffenden unter Persönlichkeitsstörungen, affektiven Störungen und anderen komorbiden Psychopathologien.

Als nächstes wurde ich zur Behandlung von Patienten herangezogen, die große Schwierigkeiten hatten, häufig genug zu den erforderlichen Therapiesitzungen zu kommen. Standardverfahren der Traumaverarbeitung auf Patienten anzuwenden, die erst in einigen Wochen wieder zu einer Sitzung kommen konnten, war natürlich grundsätzlich problematisch. Patienten, die von weither gekommen waren, um eine Zeitlang besonders intensiv zu arbeiten, und die man anschließend wieder nach Hause geschickt hatte, hatten ebenfalls sehr spezifische Sorgen, was die Stabilität ihrer Situation und das Containment betraf, denen gegenüber ich mich als nützlich erweisen konnte. Andere, die oft selbst Psychiater oder Psychotherapeuten waren, hatten sich mehr oder weniger vergeblich bemüht, sich genug Zeit zu nehmen, um sich nach einer Therapiesitzung, die eher im Sinne einer klassischen Traumabehandlung durchgeführt worden war, wieder ihren beruflichen Aufgaben zuzuwenden. Ich konnte gute Dienste leisten, indem ich ihre Bemühungen unterstützte, die anstehende Arbeit zu erledigen, ohne ihre Fähigkeit, ihren eigenen beruflichen Verpflichtungen nachzukommen, zu beeinträchtigen.

Ich passe sehr gut zur allgemeinen Einstellung des Mixologen gegenüber der Traumaarbeit, die ungeachtet der im konkreten Fall genutzten Technik auf eine allmähliche Überwindung der Probleme zielt. Diese Einstellung spiegelt sich in seinem klinischen Grundsatz »Je langsamer du gehst, desto schneller bist du am Ziel.« Das bedeutet: Wenn das Vorgehen vom Streben nach Meisterung und Sicherheit statt von Hast und Inkaufnahme dramatischer Entwicklungen bestimmt ist, wird die Gefahr, in zeitaufwendige Krisen zu geraten und deshalb die Therapie unterbrechen zu müssen, deutlich geringer. Ansätze, wie ich einer bin, die auf den ersten Blick als Zeitverschwendung erscheinen mögen, sparen längerfristig betrachtet Zeit ein.

Eine neue Befürworterin adoptiert mich, und ich entwickle mich weiter!

Für jeden Lehrer ist es eine Freude, wenn ihm ein wirklich erstaunlich begabter Schüler begegnet. Dem Mixologen wurde aufgetragen, Catherine G. Fine, Ph. D., zu betreuen. Ihr Interesse an Dissoziation und Traumata wurde allmählich geweckt, und sie begann Mitte der 1980er Jahre, mit dem Mixologen zusammenzuarbeiten. Schon bald wurde sie zu einer wichtigen treibenden Kraft dieser Arbeit. Es wurde bereits erwähnt, daß Dr. Fine im Jahre 1985, als sie selbständig zu praktizieren begann und ihrer Arbeit eine eher kognitive als psychoanalytische Basis gab, eine

Variante von mir entwickelte, die derjenigen des Mixologen konzeptionell ähnelte, aber die Vermeidung von Klinikaufenthalten priorisierte. Bei der Planung ihres Behandlungsmodells nutzte Dr. Fine Bennett Brauns (1988a) BASK-Modell als wichtigstes Organisationsprinzip. Dr. Fines Modell wird in Anhang II *(Catherine G. Fine, Ph. D., und ihr BASK-Ansatz der Fraktionierung)* kurz zusammengefaßt.

Braun hatte das BASK-Modell Ende der 1970er Jahre entwickelt, um die Dissoziation besser beschreiben zu können. Als er Fines Arbeit kennenlernte, forderte er sie auf, während eines seiner Workshops vor die Kursteilnehmer zu treten und über ihren BASK-basierten Ansatz zu berichten. Einige Jahre später veröffentlichte Braun (1988b) eine eigene auf dem BASK-Modell basierende Theorie der Therapie und demonstrierte dabei korrekt die Bedeutung meines Freundes TAB für sein Modell, indem er Jack und Helen Watkins in gebührender Form erwähnte.

Wie ich von einer anderen Art von merkwürdigem Paar beeltert wurde

Nun entwickelten also zwei einander nahestehende, aber geistig sehr unabhängige Kollegen unterschiedliche Ansätze, um mir zur Entfaltung meines Potentials zu verhelfen, und beide machten mich bekannt. Je mehr, desto besser, könnte man da sagen. Aus meiner Sicht war die Situation großartig. Eine einzige Person hätte unmöglich die ganze Fülle, Tiefe und Flexibilität dessen, was ich zu bieten habe, begreifen können! Der Mixologe ist ganz offensichtlich nicht in der Lage, alle meine Möglichkeiten zu nutzen!

Die Unterschiede zwischen den beiden Ansätzen kurz zusammenzufassen, ohne das Wesentliche aus dem Blick zu verlieren, erfordert sehr starke Verallgemeinerungen. Ich werde im folgenden übermäßig stark vereinfachen müssen. Dr. Fines Vorstellungen werde ich in Anhang II ausführlicher beschreiben. Sie versuchte, das Alter-System zu kartieren und dann an einer Art von Persönlichkeitsclustern zu arbeiten (Persönlichkeiten, die hinsichtlich ihrer Probleme, Sorgen und oft auch Ursprünge ähnlich waren), wodurch die BASK-Elemente ihrer Erlebnisse auf dem Weg der Alter-Persönlichkeiten zur Integration in Einklang gebracht wurden. Wir können die Arbeitsweise von Dr. Fine »FAT (BB)« nennen: »die Technik der Fraktionierten Abreaktion, primär BASK-basiert«. Hingegen können wir die Arbeitsweise des Mixologen als »FAT (SB)« bezeichnen: »die Technik der Fraktionierten Abreaktion, primär Szenario-basiert«. Bitte jetzt nicht kichern!

Dr. Fines Arbeit (1991, 1993) spricht für sich selbst und ist schon vor Jahren publiziert worden. Ich werde mich im folgenden auf den weniger bekannten Ansatz des Mixologen konzentrieren, der irgendwie durch die Maschen gegangen ist und mit dem man, wenn er beschrieben wurde, in der Regel kurzen Prozeß gemacht hat. Sie werden später sehen, daß der Mixologe mich sowohl in meiner vollständigen Form als auch in einer partiellen, »Mini-Me« genannten Variante lehrte. Im Rahmen gemeinsamer Lehrerfahrungen bemühten sich Dr. Fine und der Mixologe gewöhnlich, den Kursteilnehmern beide Varianten zu vermitteln. Rückblickend betrachtet war das vielleicht ein wenig zu ambitioniert und wirkte gelegentlich auch verwirrend. Eine der beiden Varianten zu vermitteln hätte wohl ausgereicht.

Jedenfalls sprachen der Mixologe und Dr. Fine eines Tages Ende der 1980er darüber, wie ich in ihr entstehendes Behandlungsmodell der Taktischen Integration hineinpaßte, das sie für eine Publikation beschreiben sollte. [Anmerkung: Während der Begriff »Taktischer Integrationalismus« vom Mixologen erfunden worden war (Kluft 1988b), ist das Behandlungsmodell, das heute Fine zugeschrieben wird, einzig und allein von ihr entwickelt worden.] Der Mixologe war gerade dabei, seine Liste der Indikationen für meine Anwendung durchzugehen, als Dr. Fine hereinplatzte: »Physische Krankheit, Beeinträchtigung der mentalen Funktionsfähigkeit, logistische Probleme«, gab sie zu bedenken, »spielen diese Dinge nicht bei allen oder zumindest fast allen DIS-Patienten eine Rolle?« Der Mixologe kam nicht umhin, ihr zuzustimmen. Durch Dr. Fines Argumentation überzeugt, beförderte er mich in seinem Workshop-Curriculum aus meiner Spezialitätennische in den Kreis der Interventionen erster Ordnung.

Nebenbei gesagt, war Dr. Fine schon längst zu diesem Schluß gekommen. Und wie bereits erwähnt, war sie keine sklavische Nachahmerin ihres früheren Mentors. Vom ersten Moment ihrer Zusammenarbeit an (eigentlich sogar schon in der Zeit, als sie noch Studentin des Mixologen war), hatte sie immer ihren eigenen Kopf gehabt und war stets ihrer eigenen Wege gegangen. Dr. Fine orientierte sich nicht an der Art, wie der Mixologe seine Behandlungen durchführte. Sie versuchte von Anfang an, eine neuartige, auf ihre persönliche Arbeitsweise abgestimmte therapeutische Strategie zu entwickeln, mit deren Hilfe es möglich wäre, stationäre Behandlungen gänzlich zu vermeiden.

Hingegen griff der Mixologe, der bis in die 1990er Jahre in Kliniken gearbeitet hatte, im Rahmen seines Behandlungsansatzes gelegentlich auf die wohlerwogene Nutzung stationärer Behandlungen zurück. Insofern war es nicht verwunderlich, daß er und Dr. Fine trotz ihrer ständigen engen Zusammenarbeitet eigene, voneinander unabhängige Ansätze zur Strukturierung ihrer Traumatherapie entwikkelten und dabei jeweils etwas unterschiedliche Prioritäten setzten. Der Mixologe hatte die Gewohnheit, diese und andere Techniken *ad hoc* zu nutzen – je nachdem, welcher Bedarf sich in einer umfassenderen und prozeßorientierteren psychodynamischen Psychotherapie herauskristallisierte. Hingegen sah Dr. Fine, die von der kognitiven Therapie kam, die verfügbaren Techniken als Möglichkeit, die übergeordnete Behandlungsstrategie den angesteuerten Zielen näherzubringen. Sie setzte diese Mittel eher systematisch als *ad hoc* ein, um ganz konkrete Ziele zu erreichen, oft in einer bestimmten Reihenfolge und an bestimmten Punkten im Behandlungsverlauf.

Wenn Menschen Fliegen an der Wand sein und die beiden Kollegen, um die es hier geht, über längere Zeit dabei beobachten könnten, wie sie ihre Ansätze praktisch anwenden, würden sie wahrscheinlich sagen, der Mixologe sei ein strategischer Integrationalist, der oft zum taktischen Integrationalismus neige, und Dr. Fine sei eine taktische Integrationalistin mit starker Tendenz zum strategischen Integrationalismus. Beide trafen einander zunehmend in der Mitte. Dies entspricht der Beobachtung Brauns (berichtet in Kluft 1984a), daß sich in der Behandlung von DIS kompetente Kliniker aufgrund der klinischen Realitäten dieser Arbeit ungeachtet ihrer unterschiedlichen Ansichten über Theorien und Techniken gezwungen sehen, unter ähnlichen Umständen ähnliche Interventionen zu benutzen.

Weil Dr. Fine im Laufe der Entwicklung ihrer Ansätze dazu überging, dem Containment Priorität einzuräumen, war ich ihr im Rahmen ihrer täglichen Arbeit oft viel nützlicher als dem Mixologen. Sie nahm meine Dienste deutlich häufiger und regelmäßiger in Anspruch als er. Jahre später, als der Mixologe nicht mehr in einem institutionellen Rahmen arbeitete, und auch er der Vermeidung von Klinikaufenthalten Priorität einräumte, spielte ich auch für seine Arbeit eine viel wichtigere Rolle.

Meine Jugend – eine Zeit der Identitätskonfusion

Allmählich wurde die Situation hinsichtlich meiner Identität ein wenig verwirrend. Ende der 1980er brachte der Mixologe mich für eine Publikation zu Papier. 1988 wurde ich erstmals in einem Artikel vorgestellt, in dem verschiedene Techniken beschrieben wurden, die bei der Behandlung älterer DIS-Patienten von Nutzen sein konnten (Kluft 1988a). 1990(a) beschrieb er mich in Cory Hammonds *Handbook of Hypnotic Suggestions and Metaphors*, das auf der ganzen Welt liebevoll »Big Red«

genannt wird. Doch in der ersten über mich veröffentlichten Beschreibung wurde ich nur als eine Technik unter vielen dargestellt, und in der zweiten Publikation unterlag der Text einer strengen Beschränkung der Wortzahl. Aufgrund dieser Voraussetzungen waren beide Beschreibungen ziemlich unvollständig und unbefriedigend und wurden mir nicht gerecht. Tatsächlich entsprachen sie eher meinen partiellen, unvollständigen oder »Mini-Me«-Formen.

Außerdem schrieb der Mixologe ein langes, ausführliches Kapitel für einen Sammelband; darin ging es um Abreaktion im allgemeinen, aber meine Wenigkeit spielte darin eine Starrolle. Das war ein Volltreffer! Ich wurde dort sowohl in meinen vollständigsten Formen als auch in den partiellen Formen beschrieben, und das ist verdammt gut gelungen. Er ordnete mich korrekt in einem Spektrum unterschiedlicher Abreaktionsansätze ein. So weit, so gut, dachte ich. Ich war über seine Bemühungen sehr erfreut.

Doch die Publikation des Buches verzögerte sich immer wieder; sie wurde über ein Jahr mehrmals verschoben. Der Mixologe fühlte sich wie zwischen Hammer und Amboß gefangen. Sein wichtigster Artikel über mich war zur Publikation vorgelegt und offiziell »im Druck«. Es handelte sich um eine umfassende Monographie über Abreaktion, und gleichzeitig war dies mein offizielles Debüt, viel zu lang für einen Zeitschriftenartikel. Stolz auf dieses Manuskript und nie an seiner Veröffentlichung zweifelnd, akzeptierte er naiv, was sich als ein »Der Scheck ist schon unterwegs«-Szenario erweisen sollte – weshalb er nie auf den Gedanken kam, den Beitrag zurückzuziehen und eine maßgebende Beschreibung von mir für eine andere Publikation einzureichen. Als das Buchprojekt dann völlig abgeblasen wurde, war er schockiert und fühlte sich gedemütigt. Seine SB-Version von mir war fürs Erste gestrandet.

Nachdem sich der aufgewühlte Staub gelegt hatte, sah sich der Mixologe gezwungen einzusehen, daß seine definitive Beschreibung, ein sehr langes Buchkapitel, das speziell zur Darstellung bestimmter Themen im Einklang mit den übrigen Beiträgen zu einem bestimmten Buch gedacht gewesen war, in seiner konzipierten Form niemals veröffentlicht werden würde. Inzwischen hatte Dr. Fine ihre Arbeit mit der von ihr entwickelten BB-Version von mir schon in einem ausgezeichneten Artikel beschrieben (1991; siehe auch 1993). Durch die Darstellung ihres eigenen Behandlungssystems und ihres wichtigen und originären Ansatzes stellte sie mich in meiner BB- oder BASK-basierten Form vor. Weil sie sich darauf konzentrierte, mich im Kontext ihres eigenen Modells zu betrachten, arbeitete sie nicht mit dem vollständigen Modell des Mixologen und erläuterte auch nicht meine SB-Inkarnationen.

Aus meiner egoistischen Perspektive hatte ich an diesem Chaos viel Gefallen. Dr. Fine und der Mixologe gaben sich alle Mühe, mich bekannt zu machen. Ich hätte nichts dagegen gehabt, wären sie meinetwegen in Konkurrenz getreten. Es wäre mir sogar lieber gewesen, weil ich sie dann hätte antreiben können. Aber so war es nicht.

Beide waren nur extrem autonome Individuen, die einerseits Seite an Seite arbeiten und einander fast alles mitteilen konnten, aber trotzdem bezüglich der Durchführung ihrer Behandlung ihre ganz individuelle Sicht vertreten konnten. Ihr starker Individualismus hatte Vor- und Nachteile, und manchmal ergaben sich daraus auch witzige Entwicklungen.

Der Ausdruck ihrer ungewöhnlichen Mischung aus enger Zusammenarbeit und strikter Unabhängigkeit kulminierte im Herbst 1992. Sie lehrten gemeinsam im Rahmen eines Workshops und hatten es unmittelbar vor Beginn der Veranstaltung endlich geschafft, ihrem Verleger die Fahnenkorrekturen ihres gemeinsam herausgegebenen Buches *Clinical Perspectives on Multiple Personality Disorder* (Kluft & Fine 1993) zu schicken. Als der Mixologe das Kapitel über Integration geschrieben hatte (Kluft 1993b), hatte er geglaubt, er sei hinsichtlich der aktuellen Sicht seiner Kollegin auf dem neuesten Stand. Er war überzeugt, alle relevanten Ideen von Dr. Fine in alle von ihm stammenden Kapitel einbezogen zu haben, und er nahm an, daß sie dies umgekehrt ebenfalls getan hatte.

In der Morgensitzung jenes schicksalhaften Workshops lehrte der Mixologe über die Integration. Nachdem er einen Überblick über die fünf Möglichkeiten, Alter-Persönlichkeiten von DIS-Patienten auf dem Weg zur Vereinigung zu verfolgen, abgeschlossen hatte, warf Dr. Fine ein: »Komisch, so ist es bei meinen Patienten aber nicht! Ich mache in der Therapie etwas völlig anderes!«

Dr. Fine entwickelte immer wieder neue Möglichkeiten, die sie gewöhnlich nicht für veröffentlichungswürdig hielt (wahrscheinlich weil es ihr so leicht fiel, neue Ideen zu entwickeln). Sie hatte einen völlig neuartigen therapeutischen Ansatz entwickelt, der sich organisch aus den Prämissen ihres eigenen Behandlungsmodells ergab. Aber sie hatte das dem Mixologen gegenüber nie erwähnt. Also sah er sich gezwungen, den Verlag zu verständigen und aufzufordern, »die Druckpresse anzuhalten«, während er nochmals überarbeitete, was er für die endgültige Version seines Kapitels über Integration gehalten hatte.

Nach wie vor überraschen der Mixologe und Dr. Fine einander hin und wieder mit Dingen, die sie unabhängig voneinander entwickelt haben, wobei sie irrtümlich annehmen, der andere wisse schon darüber Bescheid, oder von denen sie fälschlich glauben, sie seien dem anderen unbekannt. Solche Augenblicke können sich als beglückend, erhellend, amüsant, beunruhigend oder auch alles Genannte zusammen erweisen. (Während der Revision des genannten Manuskripts beschrieb die eine Partei der anderen eine neue Technik, um dann festzustellen, daß diejenige, die zugehört hatte, ersterer gerade hatte berichten wollen, sie habe genau diese Technik entwickelt!)

In den Jahren, von denen hier soeben die Rede war, den frühen 1990ern, weckte ein neuer psychotherapeutischer Ansatz das Interesse aller Kliniker, die mit Traumatisierten arbeiteten. *Eye Movement Desensitization and Reprocessing* (EMDR) wurde in der wissenschaftlichen Literatur erstmals 1989 von Francine Shapiro, Ph. D., beschrieben. Die neue Methode war bald in aller Munde. Noch bevor 1995 Shapiros wegweisendes Buch veröffentlicht wurde, waren viele Kliniker auf der ganzen Welt auf EMDR neugierig geworden und bemühten sich um ein Training in dieser neuen Behandlungsmodalität. Immer mehr Therapeuten wurden zu enthusiastischen EMDR-Praktikern. Dr. Fine gehörte zur ersten Welle von Traumaexperten, die EMDR erlernten und in ihrer Praxis anwendeten. Der Mixologe nahm erst einige Jahre später an einer EMDR-Ausbildung teil.

Anfangs war EMDR primär eine Traumabehandlung, die auf das Symptomspektrum der Posttraumatischen Belastungsstörung (PTBS) zielte. Doch ihr Anwendungsbereich wurde schnell erweitert. Schon bald gab es Literatur über die Anwendung von EMDR in vielen unterschiedlichen Situationen und bei vielfältigen Problemen (siehe z. B. Luber 2009; Manfield 1998/2000).

Bezüglich dieser Periode in der EMDR-Geschichte für das Verständnis meiner Entstehungsgeschichte ist wichtig, daß Anfang der 1990er Jahre, als Kliniker anfingen, EMDR-Methoden auf Patienten anzuwenden, die wegen akuter Traumata behandelt wurden, viele etwas erlebten, das ich »merkwürdige Begegnungen der dissoziativen Art« nennen werde. Als sie die posttraumatischen Symptome von Opfern eines Autounfalls oder eines bewaffneten Raubüberfalls behandeln wollten, mußten sie feststellen, daß ihre Patienten zu dissoziieren anfingen und es bei ihnen zu einem lebhaften Wiedererleben bisher nicht erinnerter und nicht berichteter Kindheitstraumata kam und/oder daß Patienten während der EMDR-Arbeit plötzlich in einen anderen Persönlichkeitsanteil überwechselten. Diese neu auftauchenden Alter-Persönlichkeiten waren manchmal, aber nicht immer auf die aktuellen Umstände hin orientiert, und zuweilen traten sie erstmals zutage, während die Patienten ein Trauma wiedererlebten, das dem Therapeuten wie dem Patienten selbst bisher unbekannt gewesen war.

Diese Ereignisse wurden für die DIS-Forschung sehr wichtig. Rein zufällig hatte die EMDR-Arbeit klar demonstriert, daß eine DIS auftreten kann, ohne durch ein sozialpsychologisches oder suggestives Signal hervorgerufen worden zu sein (Kluft 1999).

Für die junge EMDR-Gemeinde warfen diese Vorfälle jedoch eine völlig andere Frage von großer Tragweite auf. Sie demonstrierten, daß sich im Laufe einer EMDR-Behandlung ohne jede Vorwarnung herausstellen konnte, daß bei Patienten bisher unbemerkte und nicht diagnostizierte Psychopathologien bestanden und somit die Gefahr unerwünschter Komplikationen und schädlicher Konsequenzen bestand.

Dr. Shapiro würdigte Bedeutung und Implikationen dieser Ereignisse. 1993 hatte Dr. Fine ihre Methode der DIS-Behandlung auf einer landesweiten EMDR-Konferenz vorgestellt. In ihrem Vortrag vor dieser Gruppe spielte ich eine wichtige Rolle. Als Dr. Shapiro 1994 ein Beratungsgremium gründete, das die Probleme untersuchen sollte, die dissoziative Störungen für EMDR-Praktiker mit sich bringen, berief sie auch Dr. Fine in diesen Expertenrat. Das Gremium erörterte einige übergeordnete Themen und wichtige Aspekte der Problematik und formulierte schließlich konkrete Empfehlungen. Aufgrund dessen wurde ein Screening auf dissoziative Störungen bei der Eingangsuntersuchung von Kandidaten für eine EMDR-Behandlung zur Pflicht gemacht und der EMDR-Ausbildung ein DIS-Modul hinzugefügt.

Durch Dr. Fine lernte ich vermehrt EMDR-Trainer und -Praktiker kennen. Es dauerte nicht lange, bis das Konzept der Fraktionierung im EMDR-Diskurs und in den Dialogen innerhalb dieser Gruppe auftauchte. Schon bald wurde ich als eine Technik bezeichnet (und beansprucht) und von Personen gelehrt, die meist nicht auf die Arbeit von Dr. Catherine Fine Bezug nahmen. Sie hatte mich in der EMDR-Gemeinschaft vorgestellt. Der Anteil des Mixologen an dieser Arbeit wurde von niemandem auch nur erwähnt. Etwas vereinfacht könnte man sagen: Im Handumdrehen war eine Gruppe von EMDR-Praktikern entstanden, die von Personen ausgebildet worden waren, die mich oder Aspekte von mir in Präsentationen und Publikationen benutzt hatten, ohne die in Fachzirkeln üblichen Quellenangaben zu machen; manchmal glaubten die Schüler sogar, ihre Lehrer hätten mich selbst entwickelt. Sie lehrten oder beschrieben mich oder Aspekte von mir, ohne in ihren Präsentationen und Publikationen darauf hinzuweisen, woher ihre Weisheiten stammten – so wie es im Wissenschaftsbetrieb grundsätzlich üblich ist und allgemein erwartet wird. Autoren und Vortragsredner sind gehalten, diejenigen, die bestimmte Techniken entwickelt oder bestimmte Phänomene erstmals beschrieben haben, in ihren Darstellungen entsprechender Thematik ausdrücklich zu erwähnen. Dies sollte sowohl in Literaturhinweisen als auch bei Zitaten im Text geschehen.

Aber genau das war im vorliegenden Fall nur sehr selten geschehen. Man reichte mich einfach in der einen oder anderen Form oder unter dem einen oder anderen Namen von einer Person zur nächsten weiter. Bei all diesem Durcheinander hatte ich das Gefühl, mir würde schwindelig, und ich befände mich in einem Zustand dysphorischer Identitätskonfusion. (Gemeint ist hier das DIC-Syndrom, das Catherine Fine im Juli 2012 identifiziert hat. Diejenigen, die es verursachen, werden »DICs« genannt.)

An manchen Tagen wachte ich auf und war mir nicht sicher, wer oder wo ich war. Manchmal erinnerte das, was als »ich« (FAT) bezeichnet wurde, nur sehr entfernt an mich, so wie ich selbst mich sah. Hätte man diese Techniken und mich in menschliche Form gebracht, hätte ich »mich selbst« nicht erkannt, wenn ich »mich selbst« auf der Straße getroffen hätte. Vor der Trunksucht haben mich nur meine fehlenden Finger, opponierbaren Daumen und das Fehlen einer Einlaßöffnung für Martinis in mein System bewahrt.

Im Laufe der Zeit gewöhnte sich der Mixologe daran, immer wieder darauf angesprochen zu werden, warum er eine EMDR-Technik als eine von ihm selbst entwickelte Methode bezeichnete. Er wurde es allmählich leid, in seinen Workshops ständig mit Teilnehmern konfrontiert zu werden, die weise nickten und dann erklärten: »Ach ja, das ist die Sowieso-Technik.« Noch übler erging es ihm, wenn er von gewissen sehr zornigen Kolleginnen, die sich als Feministinnen bezeichneten, bezichtigt wurde, für sich die Urheberschaft von Errungenschaften zu beanspruchen, die in Wahrheit Dr. Catherine Fine zustehe. Er erschien ihnen wie eines dieser chauvinistischen Schweine, die versuchten, eine intelligente Frau um ihre verdiente Anerkennung zu bringen.

Nun werde ich über etwas berichten, das mich sehr aufgebracht hat, wobei ich mir aber nicht völlig sicher bin, ob es dem Mixologen klar gewesen ist. Weil Dr. Fines Technik ganz und gar von ihr selbst entwickelt und in ein in sich kohärentes Therapiemodell eingepaßt worden war, das sich deutlich von seinem unterschied, deuteten die letztgenannten Vorwürfe ziemlich eindeutig darauf hin, daß diejenigen, die ihn beschuldigten, Fines Technik im Grunde gar nicht kannten und/oder daß ihr Groll nichts anderes als eine Ausgeburt des Geschlechterkampfes jener Zeit war.

Ich würde an dieser Stelle gern eine von zwei Anmerkungen machen. Ich wünschte mir, ich könnte sagen, der Mixologe sei mit derartigen Situationen unbeirrbar anständig, taktvoll und vorbildlich umsichtig umgegangen. Doch dies zu behaupten wäre eine Lüge. Und alternativ würde ich gerne sagen, der Mixologe habe in solchen Fällen kurzen Prozeß gemacht und sich für eine aggressive Konfrontation entschieden, um einem solchen Mißbrauch der Resultate seiner Bemühungen (d. h., meiner Wenigkeit!) resolut entgegenzutreten, und er habe die Übeltäter gehörig vermöbelt und anschließend auf eine schwarze Liste gesetzt. Aber auch das wäre gelogen.

Zu seiner Bestürzung mußte der Mixologe feststellen, daß nur sehr wenige seiner Kollegen auf seine Beschreibung der oben geschilderten Situation anders als mit einem bloßen Schulterzucken reagierten. Ebensowenig betroffen zeigten sie sich von Fällen, in denen seine Arbeit direkt abgekupfert worden war. Einmal hörte er einen Vortrag, in dem mehrere Projektionsfolien benutzt wurden, die mit denjenigen, die er in seinen Workshops verteilt hatte, identisch waren. Sie wurden völlig unverändert und natürlich ohne korrekte Quellenangabe verwendet – von jemandem, von dem der Mixologe wußte, daß er an einem seiner Workshops teilgenommen hatte.

Weil es ihm nicht gelang, Verständnis oder Unterstützung für seine Situation zu wecken, war er angesichts der Indifferenz, die andere der widerrechtlichen Nutzung seines geistigen Eigentums gegenüber erkennen ließen, zutiefst verletzt. Er merkte, daß einige seiner Kollegen auf seine Versicherungen so reagierten, als würde er damit Dr. Fine, seine engste Verbündete, kritisieren, und fühlte sich unsicher, wie er sich in den Augen seiner Kollegen adäquat verhalten könnte, oder ob er überhaupt auf irgendeine Weise aktiv werden sollte. Erst allmählich wurde ihm klar, daß das Kosten-Nutzen-Verhältnis einer Selbstverteidigung inakzeptabel wäre.

Und als er darüber nachdachte, ob er einige der Vorfälle den Ethikkommissionen verschiedener Berufsorganisationen vorlegen sollte, merkte er, daß er sich auch nicht sicher sein konnte, ob sich das als sinnvoll erweisen würde, denn Wesen und Walten von Ethikkommissionen in der realen Welt waren ihm wohlvertraut. Er kannte die Sümpfe, Konflikte, Hindernisse und Ängste vor kostspieligen Prozessen, welche die meisten Ethikkommissionen bis auf einige genau abgezirkelte Bereiche und die absolut ungeheuerlichsten Situationen völlig wehrlos machen.

Mit seinem Leid bezüglich der Frage, wie viele im Bereich der Hypnose entwikkelte Techniken sich Mitglieder der EMDR-Gemeinschaft ohne jeden Herkunftsnachweis angeeignet hatten, war der Mixologe keineswegs allein. David Spiegel, Experte für Traumabehandlungen und für Hypnose, hat diese bedauerliche Situation zum Ausdruck gebracht, indem er feststellte: »Das Problem ist: Was an EMDR gut ist, ist nicht neu, und was an EMDR neu ist, ist nicht gut!« In der Welt der Hypnose war diese Äußerung wohlbekannt. Auch wenn man der Meinung sein mag, sie sei gegenüber EMDR als therapeutischem Ansatz unfair, bringt sie doch sehr treffend die ungeheuerlichen Versäumnisse vieler Mitglieder der EMDR-Gemeinschaft zum Ausdruck und läßt das Ausmaß der Empörung erahnen, die viele, die mit Hypnose arbeiten, angesichts der geschilderten Verstöße gegen wichtige Grundregeln wissenschaftlicher Kommunikation und normaler Höflichkeit empfinden. Zahlreiche Hypnosetechniken wurden von Mitgliedern der EMDR-Gemeinschaft in die EMDR-Arbeit einbezogen, ohne daß deren Urheber korrekt genannt wurden, oder — sofern es sich tatsächlich um Parallelentwicklungen gehandelt haben sollte — ohne jeden Hinweis darauf, wer schon vorher etwas ähnliches oder ziemlich genau das Gleiche publiziert oder gelehrt hatte. Das wohlfeile Lippenbekenntnis in manchen EMDR-Publikationen, nach dem einige EMDR-Ansätze einzelne Elemente von »der Hypnose« herleiten, reicht als Anerkennung derjenigen, deren geistiges Eigentum unrechtmäßig genutzt wird, keinesfalls aus.

Diese Situation bestand bis in die neueste Zeit, nämlich bis Paulsen (2009) und einige andere (z. B. mehrere Verfasser von Beiträgen zu Luber [2009]) anfingen, die Arbeit von Jack und Helen Watkins, Catherine Fine, Claire Frederick, Maggie Phillips und des Mixologen sowie weiterer Autoren zu erwähnen. Doch erst 2012(a) hatte der Mixologe die Möglichkeit, in der aktuellen Fachliteratur klarzustellen, daß er und kein anderer meine Wenigkeit geschaffen hatte.

Ich bin ziemlich enttäuscht darüber, daß er so lange gebraucht hat, um sich wieder um mich zu kümmern. Er sagt, er habe zuviel Zeit für andere Publikationen und für Forschungsarbeiten aufwenden müssen, und er sei ganz sicher sehr produktiv gewesen. Ich vermute jedoch, daß er sich durch die Enttäuschung seiner naiven Hoffnung, einige Kollegen würden sich schon für ihn einsetzen und jene zur Rechenschaft ziehen, die weder Dr. Fine noch ihn zitiert hätten, davon abhalten lassen hat, selbst Schritte zu meiner Verteidigung zu unternehmen. Doch dies ist nie – weder rechtzeitig noch in überzeugender Stärke geschehen. Ich vermute, er hat nicht viel Interesse daran gehabt, sich in eine neue Schlacht zu stürzen, nachdem er jahrelange Auseinandersetzungen wegen der dissoziativen Störungen und der Recovered-Memory-Kontroverse hinter sich hatte, sich ein Jahrzehnt lang mit Möglichkeiten, Hypnoseausbildungen sicherer zu machen, beschäftigt und sich außerdem mit erbitterten und äußerst hartnäckigen Gegnern auseinandergesetzt hatte.

Doch da es mir hauptsächlich darum geht, mich für die Verbesserung der Sicherheit und Wirksamkeit von Traumabehandlungen generell und von DIS-Behandlungen im besonderen einzusetzen, muß ich selbst sehen, wie ich weiterkomme. Mir ist es ziemlich egal, ob der Mixologe es müde ist, ständig zu kämpfen. Dieser Faulpelz kann immerhin tippen! Offenbar hat er noch genug Energie, um mein Diktat zu Papier zu bringen. Anders als er habe ich keine Bedenken, ein akademisches Werk vorzulegen. Ich bin nicht daran interessiert, all jene zu konfrontieren, die sich meiner und einiger meiner Kumpels (anderer Techniken, die von anderen entwickelt wurden und von wieder anderen in das Werk abermals anderer einbezogen worden sind) bemächtigt haben, ohne dies in angemessener, wissenschaftlichen Gepflogenheiten entsprechender Form kenntlich zu machen. Sie sollten sich dessen, was sie getan haben, schämen. Falls und wenn der Mixologe es müde wird, seiner ursprünglichen Arbeit nachzugehen, weiß ich, daß er mehr als fähig ist, sich in wissenschaftlichen Auseinandersetzungen zu engagieren. Aber er hat diesen Tick mit dem Vorwärtsgehen. Er erklärt mir immer wieder, er hoffe, noch viele neue Beiträge entwickeln zu können, bevor er zurückschauen und sich um Unabgeschlossenes wie das weiter oben Erwähnte kümmern wolle. Dr. Fine scheint diese Dinge ganz ähnlich zu sehen. Ich persönlich will einfach aus dem ganzen Schlammassel raus und endlich tun, wozu man mich geschaffen hat. Ob Sie mich im Kontext von Dr. Fines Behandlungsansatz oder in meiner vollständigen oder »Mini-Me«-Version, die beide der Mixologe entwickelt hat, benutzen, ist mir im Grunde egal. Benutzen Sie mich einfach!

Wenn Sie also ab heute irgendwo auf den Begriff »Fraktionierung« stoßen und dieser in irgendeiner Form in der Literatur über Traumabehandlung benutzt worden ist und Dr. Fine und/oder der Mixologe in diesem Zusammenhang nicht genannt werden, sollten Sie sich darüber im klaren sein, daß ein Fall von Identitätsdiebstahl vorliegen könnte – daß jemand meine wahre Identität gestohlen hat. Vielleicht werden Sie mich dann, wenn Sie zwischen den Zeilen nachschauen, irgendwo heulen hören: »Hilf mir! Ich bin gekidnapped und neu verpackt worden. Ich bin das Opfer eines Identitätsdiebstahls! Aber vielleicht erkennst du ja, wer ich bin. Wenn ja, dann verständige bitte meine richtige Familie, und sag ihr, wo ich bin. Sag ihr, wer mich gefangen und wo man mich versteckt hält!«

Zur Information des Lesers sei gesagt: Die Technik der Fraktionierten Abreaktion, auch »FAT-Man« genannt, hält es für wichtig, an dieser Stelle darauf hinzuweisen, daß Catherine G. Fine, Ph. D. einen Entwurf der obigen Beschreibungen kennt. Sie hat diese Gelegenheit wahrgenommen, um einige Einzelheiten zu korrigieren, und der ursprüngliche Text wurde daraufhin im Sinne ihrer Kommentare modifiziert.

(TAB und mich verbindet im Moment ein bitterer schwarzer Humor. Wir haben uns in der Nähe der Sehnervenkreuzung des Mixologen herumgelümmelt und durch seine Augen gespäht, in der Hoffnung, etwas Unterhaltsames zu finden, das wir studieren könnten, ohne uns vor den Stichen und Blitzen seiner intensiver werdenden amygdaloiden Entladungen ducken zu müssen. Der Grund für seine verstärkte subkortikale Aktivität wurde uns bald klar, als wir die Ankündigung eines Workshops mit dem Titel »Langsam auf der Schleimspur Ihres Lebens zurückgleiten: Traumabehandlung im Schneckentempo« lasen. Potentielle Interessenten werden in dem Prospekt wie folgt angesprochen: »Nach Abschluß dieses Trainings wird den Teilnehmern eine völlig neuartige Zertifizierung in Gleittherapie angeboten. Nur 666 Dollar für diesen bahnbrechenden Workshop! Informationen über unsere 463 Trainingsstufen für Fortgeschrittene, beginnend mit ›angeberisch‹ bis hin zu ›aufgeblasener Großkotz‹, finden Sie auf unserer neuen superschicken interaktiven Website!«)

Nun habe ich genug über meine persönlichen Probleme und die verzweifelte Trägheit des Mixologen berichtet. Wir werden uns im folgenden der Frage zuwenden, wie Sie lernen können, mich zu nutzen, um Ihre praktische Arbeit zu verbessern. Ich habe vieles zu bieten. Weil ich ausdrücklich für besonders schwierige Fälle entwickelt wurde, werde ich nun mit der Beschreibung besonders schwieriger Fälle beginnen und dann gegen Ende meiner Bemühungen, wieder Anspruch auf mich selbst zu erheben, ein einfaches Beispiel folgen lassen. Danach wende ich mich meinen unvollständigen oder »Mini-Me«-Anwendungsformen zu. (Natürlich werde ich in allen Fallbeispielen in diesem Buch in meiner SB-Inkarnation, meiner szenariobasierten Form, vorgestellt werden. Wenn Sie etwas über meine BB-Formen herausfinden wollen, sollten Sie sich direkt an deren Urheberin wenden [Fine 1991, 1993]). Danach beschäftige ich mich mit verschiedenen Themen, die Ihnen helfen könnten, mich besser zu verstehen und zu nutzen.

5 Schutz vor dem Sturm: Der FAT-Man bei der Arbeit

Meine vollständige szenariobasierte Form

Erwachsene Lernende bevorzugen im allgemeinen Darstellungen in Form klinischer Fallbeschreibungen gegenüber abstrakten Erklärungen. Deshalb werde ich zunächst einige Fälle vorstellen und die jeweils relevanten Prinzipien und Ideen herausarbeiten.

Beispiel I – Alice

Viele Jahre vor der Allgegenwart der Handys fuhr Alice (ein Pseudonym) auf einer nur wenig befahrenen Landstraße, als der Motor ihres Autos plötzlich zu stottern anfing und der Wagen schließlich stehenblieb. Eine Stunde lang tauchte kein anderes Auto auf der Straße auf. Dann hielt ein mutmaßlich »guter Samariter« und bot ihr Hilfe an. Er forderte Alice auf, die Motorhaube zu öffnen, und nachdem er darunter geschaut hatte, erklärte er, er könne das Problem beheben, halte es aber aus Sicherheitsgründen für besser, das Fahrzeug zunächst von der Straße wegzubringen und es ein paar Meter in einen unbefestigten Weg hineinzurollen. Angeblich wollte er so vermeiden, daß es während der Reparaturarbeit von einem plötzlich näher kommenden anderen Fahrzeug erfaßt würde.

Bei Alice tauchten erste Sorgen auf. Sie spürte, daß sich bei ihr die Angst meldete, aber sie hielt die Vorsichtsmaßnahmen, die der Mann vorgeschlagen hatte, für absolut sinnvoll, und sie wußte, daß ihr im Grunde gar nichts anderes übrig blieb, als seiner Empfehlung zu folgen. Also steuerte sie ihr Auto von der Straße weg, und er schob es an den »sicheren Ort«. Dann parkte er sein eigenes Auto hinter dem von Alice. Beim Aussteigen wurde ihr blitzartig klar, daß man ihr Auto nun von der Straße aus nicht mehr sehen konnte.

Als Alice sich nach ihrem »Helfer« umdrehte, packte dieser sie mit einer Hand im Schritt und grabschte mit der anderen nach einer ihrer Brüste, die er so brutal quetschte, daß sie vor Schmerz aufschrie. Er drückte ihren Körper gegen das Auto, fixierte sie mit seinem Körpergewicht und steckte seine Zunge in ihren Mund. Als sie protestierte, schlug der »Helfer« sie brutal auf den Mund und warf sie zu Boden. Er hielt Alice mit einem Knie, das er auf ihre Brust setzte, am Boden fest, holte ein Messer hervor und stach es ihr in die Wange. Er drohte, er werde ihr Gesicht zerstören, sollte sie sich ihm widersetzen. Nach einem weiteren Schlag auf ihr Gesicht, durch den ihre Lippe aufplatzte, drohte er, Alice umzubringen, wenn sie weiter Widerstand fortsetzen würde.

Daraufhin beugte sie sich widerwillig seinen Forderungen. Zuerst mußte sie einen Striptease vorführen. Dann mußte sie seine Hose ausziehen, niederknien und ihn oral befriedigen. Danach zwang er sie, sich aktiv an sexuellen Handlungen zu beteiligen, wobei er sie vaginal und anal vergewaltigte und sie zwang, seinen Urin zu trinken. Schließlich mißhandelte der »Helfer« ihre Brüste, verschnürte ihren nackten Körper fest mit Packband, wobei er die Brüste und die Schamregion besonders grausam behandelte, und band sie dann so fest, daß sie sich in einer demütigenden und wehrlosen Haltung nicht mehr bewegen konnte. Anschließend fuhr er mit den Schlüsseln ihres Autos und ihren Kleidern und Schuhen davon.

Alice brauchte Stunden, um sich von dem Packband und den Seilen, mit denen sie gefesselt worden war, zu befreien. Ihre Befreiungsversuche trugen ihr schwere Hautverletzungen ein. Nun war sie ganz allein. Weit und breit war kein Mensch zu sehen. Sie war völlig nackt und blutete aus vielen großflächigen Hautabschürfungen an den Brüsten und im Genitalbereich. Als nach langer Zeit ein Auto vorüber kam, brachte sie nicht den Mut auf, sich bemerkbar zu machen, weil sie sich zu gedemütigt, verängstigt und verletzlich fühlte. Irgendwann brach sie ein paar Zweige von einem Baum ab, um notdürftig ihre Blöße zu bedecken, und ging dann einige Meilen, bis erneut ein Auto auftauchte. Nun winkte sie dem Fahrer, und dieser hielt auch tatsächlich an, nutzte ihre Notlage nicht aus und fuhr sie zu einer Farm in der Nähe. Der Farmer und seine Frau verständigten die Polizei. Eine Streife der Bundespolizei und eine Ambulanz fuhren vor, und Alice wurde in ein Krankenhaus gebracht, wo die Vergewaltigung untersucht und ihre Verletzungen behandelt wurden. Später erfuhr sie, daß sie sich eine Gonnorhöe zugezogen hatte.

Alice hatte ohnehin schon Inzest und Schlimmeres erlebt. Als Erwachsene war sie an ihrem Arbeitsplatz ständig widerwärtigen sexuellen Belästigungen ausgesetzt gewesen. Sie litt unter DIS. Die Vergewaltigung auf einer Landstraße wurde bei ihr dissoziiert und blieb für das Gedächtnis ihrer Gastgeberpersönlichkeit über zwei

Jahrzehnte unzugänglich. Später nahm Alice während eines Klinikaufenthalts wegen Depression an einer Kunsttherapie in einer Gruppe teil. Dort wurde über ein sehr verstörendes Bild einer anderen Teilnehmerin, Mia, gesprochen, die ebenfalls unter DIS litt.

Während Mia erklärte, was sie mit ihrem Bild auszudrücken versucht hatte, weinte sie. Sie war auf einer Straße in den Bergen unterwegs gewesen, als ihr Auto plötzlich stehenblieb. Die ersten Menschen, die das liegengebliebene Auto auf der Straße fanden, waren Mitglieder einer Motorradgang. Sie kidnappten Mia und quälten sie mit unbeschreiblichen Greueltaten (siehe Kluft 1994). Während des Gesprächs über das Bild wurde Alice sehr unruhig. Später am Tag verfiel sie abwechselnd in Zustände der Gefühllosigkeit und der Panik. Dann wurde sie von Flashbacks heimgesucht, und schließlich tauchten immer klarer werdende, aber weiterhin unvollständige Erinnerungen an das, was sie erlebt hatte, auf.

Waren Alices Erinnerungen das Resultat eines Ansteckungseffekts, oder waren bei ihr durch das Gespräch in der Gruppe authentische Erinnerungen aktiviert worden und ins Bewußtsein gelangt? Medizinische und polizeiliche Dokumente bestätigten, daß die Patientin vergewaltigt worden war, daß bei ihr Genitalverletzungen behandelt werden mußten, daß sie sich wegen der Wunde an ihrer Wange einer plastischen chirurgischen Operation hatte unterziehen müssen und daß sie wegen der Geschlechtskrankheit Antibiotika bekommen hatte. Außerdem bestätigen die Unterlagen Behandlungen an den Brüsten und im Genitalbereich wegen Hautverletzungen. Wie Sie später sehen werden, war auch Mias Geschichte gut dokumentiert.

Alice konnte dem Mixologen über das Vorgefallene nicht in Ich-Form berichten, weil dann eine starke Abreaktion ausgelöst worden wäre. Im Rahmen ihrer bisherigen Arbeit mit ihm hatte sie an anderen traumatischen Erlebnissen gearbeitet, und dabei hatte sie eher klassische und vollständige Abreaktionen erlebt und ertragen.

Aufgrund des Verlaufs der vorherigen gemeinsamen Arbeit versuchte der Mixologe zunächst, an Alices spontanen Abreaktionen zu arbeiten und diese einzugrenzen. Er nahm an, es werde ihm gelingen, kontrollierte klassische Abreaktionen planvoll, begrenzt und organisiert zu fördern, so wie er es im Rahmen seiner bisherigen Arbeit mit der Klientin getan hatte. Doch diese Bemühungen schlugen völlig fehl. Es gelang ihm nicht, Alice auf diese Weise zu helfen. Im Gegenteil: Sie wurde durch diese Bemühungen erneut traumatisiert. Der Mixologe trat den Rückzug an. Er entschuldigte sich, weil er Alice so starkes Unbehagen zugemutet hatte, und dann erklärte er ihr, was es mit der Technik der Fraktionierten Abreaktion auf sich hat. Alice war bereit, sich versuchsweise auf mich einzulassen.

Der Mixologe wollte die Gefahr einer schnellen Regression in starke Abreaktionen und Reenactments verringern. Deshalb rief er Anteile zur Hilfe, die die fraglichen Ereignisse miterlebt hatten, aber während der langen Traumatisierung das Gefühl gehabt hatten, nicht in Alices Körper zu sein. Sie fungierten für den Mixologen als Historiker. Sie rekonstruierten grob, wie die Ereignisse abgelaufen waren, über die der Mixologe mit Alice würde sprechen müssen, ohne daß sie selbst das Vorgefallene emotional wiedererleben würde. Dies ermöglichte die Unterteilung des traumatischen Szenarios in verdaulichere Portionen – ein wichtiger Aspekt szenariobasierter (SB) Fraktionierung.

Alice entschied sich, ihr traumatisches Erlebnis nicht im Sinne von Zeiteinheiten zu unterteilen, sondern sich bei der Aufteilung an ihrem Gefühl dafür zu orientieren, wie sich die Folge der narrativen Elemente am sinnvollsten unterteilen lasse. Sie begann mit dem Stottern des Motors bis zu dessen Stillstand, ging dann zu ihrer Besorgnis beim Warten neben dem Auto über und fokussierte nach einigen weiteren Zwischenschritten auf das Zunehmen ihrer Angst, als sie dem »Helfer« zu mißtrauen begann. Nach dem Erreichen dieses Punktes wurde die Zeitachse im Sinne des Erlebens bestimmter Demütigungen unterteilt, bis hin zu den unvorstellbar schmerzhaften Bemühungen der Patientin, sich von dem Paketband zu befreien, und dem Schmerz angesichts ihrer demütigenden Situation, nachdem ihr dies gelungen war.

Alice hatte schon einige Erfahrungen mit Hypnose, aber hypnotische Vorstellungsbilder zur Selbstregulation zu nutzen hatte sie noch nicht gelernt. Der Mixologe arbeitet gerne mit der Regelwiderstand- oder Dimmer-Metapher. Er bringt seinen Patienten bei, ihr Unbehagen mit Hilfe der Vorstellung eines solchen Reglers zu verstärken und zu verringern. Daß solche Vorstellungen in der Hypnose benutzt werden, ist nicht ungewöhnlich. Sie werden in den meisten Hypnoselehrbüchern beschrieben. Aber es ist oft schwierig, einem Traumaopfer zu suggerieren, daß es seinen Schmerz ebenso direkt verringern kann, wie sich verschiedene Arten von Schmerz in anderen klinischen Situationen verringern lassen. Leichter ist es, zunächst Suggestionen zu benutzen, die dem Erleben des traumatisierten Patienten entsprechen – sich also auf Dinge zu beziehen, die wahrscheinlich zuerst schlimmer und erst später besser werden – sofern das überhaupt jemals eintritt.

Neuartig am Beitrag des Mixologen zu dieser altehrwürdigen Technik war, daß er die pessimistische Einstellung der meisten Traumaopfer gegenüber der Möglichkeit, das vorausgesehene und tatsächlich erlebte Unbehagen beim Wiedererleben eines Traumas zu überwinden, nutzte, um auf die Linderung ihrer Schmerzen hinzuarbeiten (Kluft 2012a). Dies ist ein gutes Beispiel für Ericksons Konzept der Utilisation (Erickson, Rossi, E., & Rossi, S., 1976). Die meisten Traumatisierten erleben sich als hilflos, weil es ihnen nicht gelingt, ihren Schmerz abzuwehren, und weil ihre Situation dadurch noch unerträglicher wird. Sie sind mit unerträglichen Situationen, die sich von teuflisch schlecht zu infernalisch steigern, bestens vertraut. Es ist viel leichter, ihnen eine Technik zur Beeinflussung unangenehmer Empfindungen beizubringen, indem man ihnen hilft, ihr Unbehagen zunächst zu verstärken, bevor man sie lehrt, es zu lindern. Die meisten von ihnen sind fest davon überzeugt und/oder fürchten tief innerlich, daß ihre Situation noch schlimmer werden kann und auch werden wird, und sie zweifeln daran, daß auch das Gegenteil möglich ist.

Beispielsweise war Alice völlig klar, daß ihre traumatischen Erlebnisse meist im Laufe der Zeit schlimmer wurden. Dies war angesichts des weiter oben beschriebenen Szenarios zu erwarten. Deshalb brachte der Mixologe ihr bei, sich eine Szene vorzustellen, die einen Teil der schrecklichen Dinge, die sie erlebt hatte, umfaßte, und außerdem einen Regelwiderstand oder Dimmer zu visualisieren, mit dem sie das Unbehagen, das sie während ihres Erlebnisses empfunden hatte, so verstärken konnte, wie es ihr tatsächlich vorgekommen war. Die volle Stärke wurde dann als 100 Prozent definiert, und einer Situation ohne jeden Schmerz wurde der Wert 0 Prozent zugeschrieben. Schon wenn sie sich nur einen Teil von dem, woran sie sich erinnerte, vorstellte, stieg ihr Unbehagen sehr schnell auf die ursprünglichen 100 Prozent. Nachdem sie dies geschafft hatte, brachte er ihr bei, ihr Unbehagen auf 101 Prozent zu erhöhen. Das fiel ihr ziemlich leicht. Problematisch war für sie eher, nicht zu übersteuern. Als nächstes lernte Alice, ihr Unbehagen wieder auf die ursprunglichen 100 Prozent zu senken. Sie stellte fest, daß sie das ohne Probleme konnte. Ebenso schnell lernte sie, den Wert auf 102 Prozent usw. bis auf 110 Prozent zu erhöhen und ihn anschließend wieder auf 100 Prozent zu senken. Natürlich sind diese Prozentwerte nichts weiter als subjektive Einschätzungen. Sinn und Zweck dieses gesamten Prozesses ist aber nicht ein mathematisch genaues Ergebnis, sondern es geht darum, etwas für die Überwindung des Problems zu tun.

Lesern, die mit Hypnose im allgemeinen und insbesondere mit Ericksonscher Hypnose vertraut sind, wird klar sein, daß der Mixologe das Symptom durch das beschriebene Vorgehen »eingefangen« hatte. Er brachte Alice bei, den Schmerz zu verstärken und zu verringern. Indem er bei der Arbeit mit Alice den Gipfel ihres Unbehagens als Ausgangspunkt wählte, umging er sowohl ihren Pessimismus jeder Möglichkeit einer Veränderung gegenüber als auch ihren Widerstand, der durch das Scheitern vorangegangener Bemühungen, sich selbst zu beruhigen, entstanden war.

Allerdings mußten noch zwei andere Dinge geschehen, damit Alice die Dimmer-Intervention vollständig meistern konnte. *Erstens* mußte sie lernen, ihren Schmerz unter das Niveau zu senken, von dem sie angenommen hatte, sie werde es in Verbindung mit traumatischen Vorstellungsbildern erleben. Und *zweitens* mußte sie diese Technik zu einem zuverlässigen und stabilen Coping-Werkzeug machen.

Der Mixologe forderte Alice auf, das Unbehagen auf ein neues, noch entsetzlicheres Niveau anzuheben, es dann wieder auf 100 Prozent zu senken und es schließlich auf 90 Prozent zu reduzieren. Durch das Anheben und Absenken der Belastungsstärke, die Alice ansteuern sollte, vergrößerte der Mixologe allmählich den Bereich, innerhalb dessen Alice ihr Unbehagen verstärken und verringern konnte.

Nach einigen Übungssitzungen gelang es Alice, ihr Unbehagen auf annähernd null zu senken, und später lernte sie auch, sehr starke Veränderungen ihres Unbehagens herbeizuführen, beispielsweise von 100 Prozent auf Minimalniveau und umgekehrt. Parallel dazu brachte der Mixologe einigen wenigen Anteilen von ihr bei, ihr Unbehagen zu verstärken und zu verringern. So wurde die Patientin, ohne daß ihre wahrgenommene Unfähigkeit, sich gegen das, was ihr zugestoßen war, zur Wehr zu setzen – eine Überzeugung, an der bei ihr nicht zu rütteln war –, nie der Art von direkter Konfrontation ausgesetzt, die sie reflexartig mit der Behauptung abgewehrt hatte, sie werde sich niemals selbst schützen können. Fast ohne daß sie selbst es merkte und ohne daß viel Aufhebens darum gemacht wurde, lernte sie, etwas zu tun, wovon sie selbst glaubte, sie sei dazu niemals in der Lage. Hat der Mixologe ihr zu diesem Erfolg gratuliert? Die meisten Menschen hätten das wohl getan; er aber tat es nicht. Eine Schwalbe macht noch keinen Sommer. Er ging auf das, was geschehen war, nicht ein, bis es Alice selbst klar wurde. Und als das eingetreten war, hatte sie sich die neue Errungenschaft wirklich zu eigen gemacht. Nachdem die Patientin dies erreicht und selbst anerkannt hatte, konnte sie das Lob des Mixologen nicht mehr als verlogen abtun, als hohle Worte, die sie nur trösten und beruhigen sollten, als zwar in bester Absicht gesprochene, aber irreführend und nicht vertrauenswürdige Äußerungen.

Manche Patienten meistern die Dimmertechnik in wenigen Minuten. Alice, die in ihrem Leben in ununterbrochener Folge Desaster erlebt hatte, brauchte dafür einige Sitzungen. Anders als der erste Patient des Mixologen, der sofort begriff, welches Potential der Ansatz, der ihm nahegebracht wurde, barg, und der diese Chance daraufhin sofort nutzte, war Alice ohne umfangreichere Vorbereitung nicht in der Lage, diesen Weg einzuschlagen. Ob dies eine Folge der durch das Fehlschlagen einer klassischen Abreaktion entstandenen inneren Unruhe war oder ob Alice besser hätte vorbereitet werden müssen, wird wohl für immer Gegenstand von Spekulationen bleiben. Nach Ansicht des Mixologen kamen beide genannten Faktoren als Ursachen in Frage.

Der Mixologe stellte weitere Untersuchungen über die Erzählung an. Er interessierte sich nicht mehr nur für die Ereignisse an sich, sondern stellte so weit wie möglich fest, welche Alter-Persönlichkeiten von welchen Teilen des langen Überfalls betroffen waren. So fand er heraus, daß abgesehen von den normalerweise bei der Patientin aktiven Teilpersönlichkeiten, unter denen viele darauf spezialisiert waren, die Traumawirkung zu ertragen und einzugrenzen, noch viele zusätzliche Anteile entstanden waren, deren Aufgabe es war, bestimmte Aspekte dieses konkreten traumatischen Ereignisses einzukapseln. Während einige DIS-Patienten ein System mit einer relativ kleinen Zahl von Anteilen entwickeln und unter diesen diejenigen, die darauf spezialisiert sind, Traumata erträglich zu machen, zu eben diesem Zweck wiederholt mobilisiert werden, entwickeln andere Patienten ihre Grundkonfigurationen weiter, indem sie *ad hoc* viele zusätzliche Alter-Persönlichkeiten erschaffen (Kluft 1988e, 1991b), die mit bestimmten Vorfällen oder Aspekten besonders unangenehmer Ereignisse verbunden sind. Alice gehörte zu der zweiten Gruppe, die an anderer Stelle ausführlicher beschrieben wird (Kluft 1988e). Mehr als 15 Anteile, von denen die meisten während ihres größten Traumas entstanden waren, bemühten sich um Containment und Verkapselung dieses unfaßbaren Erlebnisses von Vergewaltigung, Folter und Terror.

Dem Mixologen gelang es, mit allen Anteilen zu vereinbaren, daß mit ihnen nacheinander die erlebten Traumata verarbeitet würden; es würde also jeweils ein Anteil behandelt werden, während alle anderen vor der eigentlichen Abreaktionsarbeit geschützt blieben. In der Regel wurden die übrigen Anteile zu diesem Zweck an einem sicheren Ort in hypnotischen Schlaf versetzt. Manchmal arbeiteten kleine Gruppen von Anteilen zusammen, oder ein besonders verletzlicher Anteil wurde in Verbindung mit einem mächtigen Beschützeranteil behandelt. Derartige Maßnahmen entsprechen Dr. Fines Technik des temporären Verschmelzens (1991, 1993, 2012), unterscheiden sich aber andererseits auch deutlich von ihr.

Der Mixologe versucht im allgemeinen nicht, die Genesung zu beschleunigen, indem er andere Anteile bei der Arbeit an einem Traumaaspekt zuhören und von dem, was sie miterleben, lernen, sich damit identifizieren oder sie gleichzeitig abreagieren läßt. Solche Maßnahmen werden erst eingeleitet, wenn die Arbeit am Trauma schon ziemlich weit fortgeschritten ist. Allerdings nutzt er gelegentlich Dr. Fines Technik, mit Clustern ähnlicher Anteile (solchen mit ähnlichen Sorgen/Gefühlen/Erfahrungen) zu arbeiten. Er hält sich grundsätzlich an die Maxime »Je langsamer du gehst, desto schneller bist du am Ziel«. Seine Methode, Zeit zu sparen, besteht darin, die bei der Traumaarbeit so häufig vorkommenden Krisen und Feuersbrünste zu minimieren, die den Widerstand ebenso verstärken, wie sie die

Gefahr bergen, den Patienten von der Traumaarbeit oder sogar generell von der Therapie wegzutreiben.

Er baut in meine Struktur drei langsam wirkende, primär sicherheitsorientierte Aspekte ein, die seine Behandlungen zwar verlangsamten, aber dafür sicherer machten: 1) Dosierungskontrolle, 2) Erhaltung der Funktionsfähigkeit und 3) Vermeidung des Kaskadierens.

Sie sehen, ich wurde geschaffen, um Traumaopfern Schutz vor dem Sturm zu bieten. Das bedeutet: Ich bin dazu bestimmt, die Gefahr einer Retraumatisierung von Patienten durch die Traumabehandlung zu verringern. Alle Bemühungen, die Kraft des Sturms zu zähmen, bevor er sich austobt, sind Bestandteil dieser Strategie und ein Teil von mir. Die Beachtung der drei genannten Aspekte veranschaulicht exemplarisch meine Methode. Ich versuche, die Konfrontation mit Schmerz in Grenzen zu halten, den Patienten auf den Füßen zu halten und alles abzuwenden, was seine ohnehin schwierige Situation zusätzlich erschweren könnte.

Die Arbeit des Mixologen mit Alice veranschaulicht die Anwendung dieser Konzepte in der Realität. Die Berichte über bestimmte Aspekte ihrer Behandlung werden im Kontext der Erläuterung und Veranschaulichung ihrer klinischen Anwendung dargestellt.

Während relativ klar sein dürfte, worum es bei der Dosierungskontrolle geht, und dies im vorliegenden Buch ja auch wiederholt veranschaulicht wird, erfordern die Erhaltung der Funktionsfähigkeit und die Vermeidung des Kaskadierens eine eingehendere Erklärung.

Dosierungskontrolle

Die Dosierungskontrolle ist meine wichtigste Direktive (ich habe mehrere!)! Ich wurde entwickelt, um eine sorgfältige Titrierung (Dosierung) der Traumaexposition zu ermöglichen. Wenn man die Traumaarbeit nicht sorgfältig dosiert, weiß man nicht, wieviel Chaos unbeabsichtigt im gesamten System widerhallt, und dadurch werden die wichtigsten positiven Auswirkungen meiner Nutzung zunichte gemacht. Allerdings muß der Fairness halber klargestellt werden, daß die im Rahmen meines Behandlungsmodells stattfindenden Bemühungen, das System vor dem Zusammenbruch zu bewahren, keineswegs narrensicher sind. Es ist möglich, sie zu sabotieren, aber sicherlich sind sie wirksamer, als wenn man gar nichts tut, und nach allem, was der Mixologe mit ihnen erlebt hat (was zugegebenermaßen atypisch sein mag, weil er in diesen Dingen sehr erfahren ist), sind sie extrem effektiv. Die Dosierungskontrolle ist die erste und wichtigste Komponente des Ausübens von Kontrolle im Interesse der Sicherheit, und sie bildet eine wichtige Grundlage für die Erhaltung der Funktionsfähigkeit und die Vermeidung des Kaskadierens.

Im Rahmen seiner Arbeit mit Alice versuchte der Mixologe, Dosierungskontrolle im Hinblick auf die Dimensionen der Fraktionierung zu erreichen (z. B. durch Unterteilung des Zeitvektors in kleinste Einheiten, Benutzung der Dimmertechnik und Bemühungen, andere Anteile von der Arbeit mit dem zu einem bestimmten Zeitpunkt aktiv arbeitenden Anteil abzuschirmen), damit die aktuelle Traumaarbeit keine Reaktionen in anderen Teilen des Alter-Systems hervorrufen kann. Dieser Aspekt der hier beschriebenen Interventionen führt ganz natürlich zu den beiden anderen.

Erhaltung der Funktionsfähigkeit

Der zweite wichtige Aspekt der Traumaarbeit ist die Erhaltung der Funktionsfähigkeit. Nichts unterminiert die Möglichkeiten eines Patienten, Schmerzen verursachendes Material erfolgreich zu verarbeiten, wirksamer, als die Überwältigung des Patienten bei seinen Bemühungen um die Verarbeitung von Unbehagen oder Dissoziation und Dekompensation. Können Patienten nicht mehr tun, was sie tun müssen, um ein einigermaßen organisiertes Leben führen zu können, und verfallen sie in so tiefe Verzweiflung, daß anderen ihre mißliche Lage auffällt, sind sie wahrscheinlich nicht mehr fähig oder motiviert, die Traumaarbeit fortzusetzen. Dies ist für alle Versionen von mir wichtig, und am besten gelangt es als eine der primären Stärken und Tugenden von Dr. Fines Art, mich in der Therapie zu nutzen (1991, 1993, 2012), zum Ausdruck.

Nun werden Sie vielleicht sagen: »Augenblick mal, ich bin ein recht guter Therapeut. Meine Patienten sind am Ende einer Sitzung oft ziemlich geschafft und brauchen dann eine Weile, um wieder zu sich zu kommen! Was ist dagegen einzuwenden?«

Darauf gibt es zwei Antworten. Wenn Sie alles in Ihrer Macht Stehende getan haben, um für das Containment des Behandlungsprozesses zu sorgen, und Sie haben trotzdem weiterhin keinerlei Kontrolle über Schmerz und Leiden des Patienten, dann ist das zwar eine bedauerliche Situation, aber ansonsten ist nichts dagegen einzuwenden. Haben Sie hingegen keine Methoden entwickelt, um Containment und die damit verbundene Kontrolle zu erreichen, ist die Situation nicht nur bedauerlich, sondern definitiv suboptimal.

Zu denjenigen, die keine entsprechenden Methoden entwickelt haben, würde ich zunächst sagen: »Das mag ja so sein. Aber ehe Sie sich mit einem solchen Resümee zufrieden geben, sollten wir uns Ihre Selbsteinschätzung noch einmal genauer anschauen. Haben Sie an einer Möglichkeit gearbeitet, am Ende einer Sitzung eine Stabilisierung zu erreichen, oder nehmen Sie schlicht und einfach an, daß sich die Situation ohnehin im Laufe der Zeit und ohne besondere Einflußnahme Ihrerseits beruhigen wird? Gehören Sie zu denjenigen, die naiv glauben, irgendein mystischer und mächtiger positiver Anteil oder eine Kraft oder eine hypothetische Wesenheit oder Energie werde Ihre Patienten davor schützen, daß die Situation zu stark außer Kontrolle gerät, und diese Wesenheit werde sie auch daran hindern, sich selbst schwer zu schädigen oder ihr Leben zu beenden?«

»Am besten arbeiten Sie so, als ob Sie sich nicht darauf verlassen könnten, einen *Deus ex machina*, einen Seelenführer, eine höhere Macht, einen inneren Selbst-Helfer oder einen erstklassigen Relief-Pitcher zu finden, der vom intrapsychischen oder transpersonalen Bull-pen kommt, und verlassen sich auf Wissen, Fertigkeiten, Schweiß und unablässiges Bemühen.«

Der Mixologe rät seinen religiös und spirituell orientierten Patienten, wie der Teufel zu arbeiten, als gäbe es keinen Gott und als wäre keine Hilfe zu erwarten, und so zu beten, als könnte ihnen im Augenblick ihrer Not keine menschliche Bemühung oder Macht helfen. Zweifellos hat er nicht als erster den Eindruck gewonnen, daß der Herr oft gerade denen hilft, die sich selbst helfen.

Als nächstes würde ich sagen, daß Traumaarbeit natürlich grundsätzlich beunruhigend wirkt. Aber wenn adäquate therapeutische Interventionen durchgeführt werden und eine Pufferzeit vor der Rückkehr des Patienten aus der Traumaarbeit ins Alltagsleben festgelegt wird, können die meisten Patienten Traumaarbeit und Alltagsleben relativ gut in Einklang bringen, auch wenn sie hin und wieder einige der für den restlichen Tag geplanten Aktivitäten ausfallen lassen müssen – was übrigens in der Praxis des Mixologen nur sehr selten passiert. Ich erleichtere es seinen Patienten, seine Praxis in stabiler geistiger Verfassung zu verlassen.

Der Mixologe behandelt viele Therapeuten, die schwere Traumata erlitten haben, und er wendet erhebliche Mühe auf, um für jeden adäquate Pufferstrategien zu entwickeln. Einige können schon nach zwei Stunden arbeitsfähig in die eigene Praxis zurückkehren. Andere tun gut daran, von ihnen selbst geleitete Therapiesitzungen erst für einen Zeitpunkt später am Tag anzusetzen, weil sie nach der Traumaarbeit mehrere Stunden nicht in in der Lage sind, in Höchstform therapeutisch zu arbeiten.

Eine Zeitlang führte der Mixologe mit einer Kollegin freitagsnachmittags klassische Abreaktionsarbeit durch, weil die Kollegin das ganze Wochenende brauchte, um sich davon zu erholen. Sie konnte zu jener Zeit nichts anderes tun, als ihrer eigenen Arbeit als Therapeutin nachzugehen und ihre Behandlung fortzusetzen. Wäre sie nicht zu mir übergewechselt, wäre ihr Leben während der gesamten Zeit ihrer Traumabehandlung stark beeinträchtigt worden. Meine Wenigkeit ermöglichte es ihr, am späten Nachmittag wieder selbst Therapiesitzungen zu leiten und ihr Leben ein wenig mehr zu genießen.

Ohne mich, den FAT-Man, Ihren freundlichen Nachbarn, wären die meisten dieser Kollegen des Mixologen und auch andere wesentlich länger in einem Zustand inneren Aufruhrs und der Dysfunktion geblieben. Und da immer mehr Menschen davon überzeugt sind, daß ich ihnen helfen kann, läßt ihr Bedürfnis nach einer Erholungszeit oder Pufferzeit allmählich nach und verschwindet schließlich. Zumindest sagen das die Patienten des Mixologen. Er selbst ist in dieser Hinsicht sehr konservativ, weshalb er von solchen schnellen Erholungen meist erst erfährt, wenn ein Patient die zur Abpufferung gedachten Vorsichtsmaßnahmen von sich aus aufgibt und ihm dies mitteilt. Trotz solcher Berichte läßt er sich nicht davon abbringen, eine minimale Pufferzeit von zwei Stunden zu empfehlen.

Okay. Was sollte man zuerst tun, um die Wahrscheinlichkeit einer Dysfunktion zu verringern? Einige Aspekte dieser Interventionen sind grundlegende Bestandteile des SB-Ansatzes, aber andere diesen Aspekt betreffende Erkenntnisse entspringen der allgemeinen Erfahrung.

Bei der Verarbeitung von traumatischem Material ist es im Sinne einer inhärenten Logik naheliegend, mit dem Anfang einer Traumaszene zu beginnen. Im Sinne einer linearen Erzählung zu arbeiten verringert auch die Wahrscheinlichkeit, daß man während der Behandlung plötzlich auf neue Alter-Persönlichkeiten stößt, die unbemerkt schon durch das Vorangegangene mobilisiert worden sind und die den Therapeuten und den Patienten mit unvorhergesehenen, unerwünschten und möglicherweise dramatischen Komplikationen konfrontieren.

Konkreter ausgedrückt: Wenn wir mit der Arbeit am Anfang der traumatischen Situation beginnen, gelingt es uns wahrscheinlich herauszufinden, wie das Traumaszenario entstanden ist, und wir treffen wahrscheinlich nach und nach sowohl auf bisher unbekannte Alter-Persönlichkeiten und auf all die während des Traumas entstandenen. Mit ein wenig Glück finden wir Beweise für die Existenz solcher Teile, bevor sie und der mit ihnen verbundene Schmerz in der Behandlung zu wirken beginnen. Starten wir mit unserer Arbeit hingegen irgendwo mitten im Geschehen, können wir unversehens eine Situation reaktivieren, in der bereits eine Anzahl vorher unbekannter und während der Traumatisierung neu entstandener Alter-Persönlichkeiten bereits mobilisiert wurde. Manchmal stellt sich dann heraus, daß die

Situation, mit der wir es zu tun haben, nicht so beschaffen ist, daß wir uns einem traumatischen Ereignis langsam und umsichtig nähern können, sondern wir stellen fest, daß wir plötzlich einen oder sogar mehrere Tiger beim Schwanz gepackt halten und daß wir uns mit einer chaotischen Situation auseinandersetzen müssen, die den Patienten überwältigen und für unsere eigene therapeutische Kompetenz und unsere Ressourcen eine gewaltige Prüfung sein kann. Beispielsweise können wir auf Alter-Persönlichkeiten stoßen, die sich vor dieser Situation in der Behandlung nicht bemerkbar gemacht haben und die den Therapeuten nicht akzeptieren. Manchmal mißverstehen sie die Therapiesituation sogar als gefährlich und sehen den Therapeuten irrigerweise als Täter.

Es kann auch vorkommen, daß der Versuch, im Sinne des linearen chronologischen Ablaufs zu arbeiten, so wünschenswert dies grundsätzlich sein mag, uns dazu zwingt, die Therapie mit einer oder mehreren jener Teilpersönlichkeiten zu beginnen, die am stärksten zum Vermeiden neigen, entsetzt sind und die Exekutivkontrolle innehaben. Dies kommt besonders häufig beim von mir so genannten »Vom Regen in die Traufe«-Szenario vor. Dies sind Fälle, in denen der Patient vor einer traumatischen Situation (oder einer, die, wie er fürchtet, in Kürze eintreten wird) flieht und sofort in eine andere gerät. Beginnt die Erzählung, an der gearbeitet werden soll, damit, daß sich der Patient in einem verängstigten Zustand befindet, ist es oft schwierig oder sogar unmöglich, eine echte Fraktionierung vorzunehmen. Der Mixologe berät sich dann mit den Alter-Persönlichkeiten, die für die Thematik, an der gearbeitet werden soll, eine Rolle spielen. Er versucht, unter diesen eine zu finden, die relativ stabil, nicht besonders stark mit den übelsten Aspekten der Situation verbunden und außerdem bereit ist, als Wegweiser zu fungieren, indem sie den Anfang macht. Auch wenn diese Arbeit nicht in chronologischer Reihenfolge vonstatten geht, kann ein solches Vorgehen sicherer sein. Bleibt auch dies erfolglos, ist es in der Regel ratsam, die Arbeit am betreffenden Traumaszenario zu vertagen und sich einem anderen zuzuwenden. Möglicherweise sind die mit diesem anderen Szenario assoziierten Alter-Persönlichkeiten eher bereit zur Mitarbeit, und die aus dem ersten beruhigen sich, wenn sie die Bemühungen letzterer verfolgen. Ist jedoch eine mit dem Ziel-Szenario assoziierte besser vorbereitete Alter-Persönlichkeit bereit zu arbeiten, kann dieser weniger furchtsame Anteil die übrigen für das bevorzugte Zieltrauma wichtigen Anteile dazu animieren, sich an der Arbeit zu beteiligen und sich durch Nachahmung und Identifikation statt durch Überzeugung beruhigen zu lassen, weil letzteres als Nötigung durch eine ihre Macht mißbrauchende Autoritätsperson verstanden werden kann. Erleben die furchtsameren Alter-Persönlichkeiten bei denjenigen, die ihre Arbeit schon getan haben, daß sie sich wesentlich besser fühlen, kann sich das positiv auf die Bereitschaft ersterer auswirken, sich entweder direkt oder zusammen mit einer schützenden Alter-Persönlichkeit oder in Kooperation mit dieser auf die Arbeit einzulassen.

Die folgende Geschichte ist eine Perle aus dem Erfahrungsschatz des Mixologen. Er hat Hinweise darauf, daß Alter-Persönlichkeiten, die nach erfolgreichem Abschluß ihrer Arbeit die Integration erreichen, nicht in der Lage sind, die Nachricht zu verbreiten, daß die Behandlung sie von ihrer Last befreit und bewirkt hat, daß sie sich besser fühlen. Damit könnte ein wichtiges Argument für die Vorzüge des Kooperierens mit der Behandlung hinfällig sein. Passiert so etwas mehr als zweimal in direkter Folge, versucht der Mixologe zu suggerieren, daß eine Integration erst eintreten wird, nachdem die betroffenen Anteile über ihre Erlebnisse in der Behandlung und über deren positive Wirkung berichtet haben. Allerdings sind solche Suggestionen in manchen Alter-Systemen, und insbesondere in jenen mit vielen Alter-Persönlichkeiten, die größtenteils mit bestimmten Traumata verbunden sind und nur wenige (wenn überhaupt irgendwelche) andere Sorgen haben, völlig vergeblich, was bedeutet, daß die Botschaft auf andere Weise übermittelt werden muß. Sie ist deshalb äußerst wichtig, weil sie die Auffassung verstärkt, daß man die Integration nicht zu fürchten braucht und daß man die Traumaarbeit stabil bewältigen und dabei handlungsfähig bleiben kann.

Nach Ansicht des Mixologen besteht eine der nützlichsten Methoden darin, die Alter-Persönlichkeiten um eine subjektive Einschätzung der Last, die sie tragen, zu bitten. Nach einer erfolgten Integration werden die weiterhin nicht integrierten gefragt, ob sie das Gefühl haben, daß das Gewicht und die Anspannung, die auf ihnen lasten, geringer geworden sind. Die Besinnung auf diesen groben Indikator wirkt auf Patienten oft sehr beruhigend, und er kann sich als klinisch erstaunlich nützlich erweisen, insbesondere wenn er mit den übrigen subjektiven Einschätzungen des Patienten bezüglich seiner aktuellen Notlage nicht im Einklang steht. Leider wirkt sich die Verringerung der Dissoziation auch auf deren Funktion als Abwehrstruktur aus. Das kann zur Folge haben, daß Patienten Schmerzen stärker empfinden und daß ihnen mehr Schmerzhaftes zu Bewußtsein kommt. Ungeachtet dessen kann gleichzeitig das Druckgefühl abnehmen, das offenbar in einer stärkeren Beziehung zur noch verbleibenden Arbeit steht. Die Reduzierung des Drucks ihrerseits trägt zur Entstehung eines Gefühls der Stabilität und des Erfolgs trotz Unbehagen und Leiden bei.

Auch wenn es nur wenigen klar zu sein scheint, können sich Patienten, je mehr Leid ihnen bewußt und je schwächer ihre dissoziative Abwehr geworden ist, um so elender fühlen, auch wenn sie in ihrer Behandlung stetig Fortschritte machen.

Der Mixologe lehrt: »Die eigene Situation zu verbessern und sich besser zu fühlen sind zwei völlig verschiedene Dinge.« Grundsätzlich gilt über lange Zeit, daß sich Patienten besser fühlen, je weniger sie wissen, und daß sie um so lautstärker verkünden, daß es ihnen schlechter geht, je mehr sie wissen. Sie unterhalten den Therapeuten dann mit ausführlichen Berichten darüber, inwiefern er und die Therapie dafür verantwortlich sind, daß sie sich schrecklicher als je zuvor fühlen. Erst wenn die Therapie schon weit fortgeschritten ist, fühlen sich die meisten Patienten auch während ihrer Arbeit in der Therapie besser. Dies macht es noch wichtiger, ihnen klarzumachen, daß Fortschritte trotz ihres Schmerzes möglich sind und daß das Gefühl der Verringerung des Drucks in dieser Hinsicht von Nutzen ist.

Doch nun zurück zu Alice: Es wurde bereits erklärt, daß wir die Erzählung in Segmente aufteilen. Wir lassen die Alter-Persönlichkeiten und ihren jeweiligen Anteil an der Erzählung identifizieren. Wir sind gut darauf vorbereitet, die Arbeit mit ihnen zu planen. Und wir haben die Möglichkeit, Unbehagen mit Hilfe eines bewährten Verfahrens zu dosieren, das wir im vorliegenden Fall anwenden können. Es bleibt nur noch eine Entscheidung zu treffen, die meine Wenigkeit betrifft. Wäre es nützlich, das traumatische Erlebnis aufzuteilen, um seine Wirkung noch weiter zu verringern?

Tatsächlich haben wir genau das in gewisser Form schon in einem Vorbereitungsschritt getan. Die Dimensionen von Brauns BASK-Modell der Dissoziation (1988a, b) sind Verhalten *(**B**ehavior)*, **A**ffekt, Empfinden *(**S**ensation)* und Wissen *(**K**nowledge)*. Als der Mixologe und Alice die narrative Sequenz des zu verarbeitenden Materials herauszufinden versuchten, mischten sich außer Wissen auch andere Dimensionen ein und drohten, verfrühte, unerwünschte und möglicherweise chaotische spontane Abreaktionen zu initiieren. Daraufhin entfernte sich der Mixologe von den Anteilen, die affektiv zu stark engagiert waren, um ihre Geschichte erzählen zu können, ohne sie gleichzeitig zu reinszenieren. Statt dessen bat er Anteile, die das Geschehen beobachtet hatten, um Berichte. Während er sich also um das Wissen *(**K**nowledge)* kümmerte, wich er den BAS-Dimensionen so zügig wie möglich aus.

Als der Zeitpunkt der eigentlichen Traumaverarbeitung nahte, mußte er mit Alice und ihren Alter-Persönlichkeiten klären, ob es sinnvoll wäre, ihre physischen Empfindungen und affektiven Reaktionen durch hypnotische Interventionen abzutrennen und sie später separat zu behandeln. Nachdem er mit Alice über verschiedene Vorfälle gesprochen hatte, beschlossen sie gemeinsam, diese Intervention auf einige, also nicht alle diese Ereignisse anzuwenden. Beispielsweise hielt Alice es nicht für nötig, Affekte und Empfindungen generell abzutrennen, aber sie war dankbar, daß sie dies bezogen auf das Erlebnis der analen Vergewaltigung, auf den

Zwang, Urin zu schlucken, auf die brutale Mißhandlung ihrer Brüste und auf das Abziehen des Klebebandes von Brüsten und Genitalien tun konnte. Der Mixologe half ihr, sich auf diese Episoden vorzubereiten, indem er zur Tranceratifizierung eine Handschuhanästhesie durchführte. Alice lernte, eine Handanästhesie zu initiieren und die Anästhesie dorthin wandern zu lassen, wo sie sie brauchte, und zu erreichen, daß sie sich schnell im ganzen Körper ausbreitete.

Wo also sollen wir beginnen? Zu »*Wie* beginnen wir?« und »*Wie* enden wir?« kommen wir in späteren Kapiteln. Der Mixologe und Alice fingen an, in der zeitlichen Reihenfolge an der Narration zu arbeiten, wobei sie sich jeweils sehr kurze Segmente vornahmen und diese bei fünf Prozent der Intensität des Unbehagens im Augenblick der Traumatisierung reprozessierten, und dies auch jeweils nur mit einer Alter-Persönlichkeit, die sich an der Oberfläche des Bewußtseins befunden hatte, als Alices Auto stehen geblieben war. Unter diesen Voraussetzungen führten sie pro Sitzung vier Expositionen durch. Sie hätten wesentlich mehr schaffen können, aber Alice hatte noch viele andere Probleme – in ihrem Leben und in der Behandlung –, an denen gearbeitet werden mußte.

Beispielsweise fing Alice mit der Rekonstruktion der Erinnerung, um die es hier geht, an, als sie wegen Depression und eines Suizidversuchs stationär behandelt wurde, nachdem ein früherer Freund von ihr gestorben und beerdigt worden war. Ja, sie hatte um ihn getrauert, aber nach dem Begräbnis hatte Alices älteste Tochter ihr gestanden, daß dieser Mann sie als Kind verführt und ständig mißbraucht hatte, bis sie mit 16 Jahren von zu Hause weggelaufen war. Alice war darüber so bestürzt gewesen, daß sie versucht hatte, ihr Leben durch eine Medikamentenüberdosis zu beenden. Vor der Einlieferung in die Psychiatrie hatte sie einige Tage auf einer Intensivstation verbracht. Die Notwendigkeit, mit der reaktivierten Erinnerung an die hier beschriebene Vergewaltigung fertig zu werden, war bei ihr zu der ohnehin starken aktuellen emotionalen Belastung hinzugekommen.

Nun kommt ein ziemlich unverfrorener Werbespot für mich, die Technik der Fraktionierten Abreaktion. Weil ich generell so gut hinter mir aufräume, bin ich ideal geeignet für Fälle, in denen die Arbeit an einem Trauma sich bei einem Menschen, der ohnehin schon in Schwierigkeiten ist, nicht vermeiden läßt. Natürlich weiß ich, daß man Traumaarbeit unter solchen Umständen am besten verschiebt; doch in bestimmten Fällen ist dies entweder falsch oder unmöglich (Kluft 1997a).

Letzteres trifft in zwei ungewöhnlichen Situationen zu, nämlich 1) wenn an intrusivem traumatischem Material gearbeitet werden muß, um den Patienten zu stabilisieren; oder 2) wenn das Wohl eines Kindes auf dem Spiel stehen könnte, falls es durch eine Traumareinszenierung geschädigt wird. Im letzteren Fall kann es wichtiger sein, die aktive Dynamik sofort zu dekontaminieren, als den Patienten optimal zu stabilisieren.

Alice erhielt zu jener mittlerweile fast schon mythischen Zeit angemessener Kostenübernahme durch Krankenversicherungen im Rahmen einer stationären Behandlung fünfmal wöchentlich eine Therapiesitzung. Es gelang ihr schnell, durch diese Arbeit am ersten Segment mit allen involvierten Alter-Persönlichkeiten bis zu einer Belastungsstärke von 100 Prozent zu kommen. Als die Arbeit auf die brutaleren Erlebnisse zusteuerte, wurden die Expositionen von einer Überschau über das gesamte Segment auf wenige Sekunden des Erlebnisses reduziert; die zeitliche Fraktionierung wurde also radikaler durchgeführt. Bei dieser Arbeit wurden verschiedene Strategien eingesetzt. In einigen Fällen bewegte sich Alices Therapie durch allmählich größer werdende Zeitabschnitte des Segments mit einem sehr niedrigen Prozentanteil des ursprünglichen Unbehagens, und anschließend wurde bei immer höheren Prozentwerten des Unbehagen erneut am gleichen Segment gearbeitet. In anderen Fällen wurde an einem einzigen kleinen zeitlichen Abschnitt mit allmählich steigender Belastung gearbeitet, bevor sich die Arbeit dem nächsten kurzen Segment zuwendete. In wieder anderen Fällen wurde an einem Segment gearbeitet, und es wurden auf jeder Belastungsstufe mehr und mehr Alter-Persönlichkeiten in die Arbeit einbezogen. Alice und der Mixologe handelten jeden Schritt neu aus, statt stillschweigend anzunehmen, daß die Verfahrensweise bei früheren Segmenten auch bei später folgenden angewandt werden sollte.

Im weiteren Verlauf der Behandlung verarbeitete Alice immer stärkeres Unbehagen mit zunehmender Leichtigkeit, Schnelligkeit und Resilienz. Beispielsweise erforderte die Verarbeitung der Szenen, in denen sie gezwungen worden war, Urin zu trinken und die Mißhandlung ihrer Brüste und ihrer Genitalien zu ertragen, weniger Zeit und Mühe, als sie zuvor gebraucht hatte, um mit zeitlich früheren und weitaus weniger traumatischen Segmenten fertig zu werden. Sie entwickelte bei ihrer Arbeit immer größere Sicherheit und Kompetenz. Schließlich gingen wir sämtliche zeitlichen Segmente noch einmal bei voller Stärke des Unbehagens durch und beschlossen die Arbeit mit einer konventionellen Abreaktion, die deutlich schwächer war und weniger zerstörerisch wirkte als die klassischen Abreaktionen in der Vergangenheit. Auf diese Weise wurden alle durch die Vergewaltigung entstandenen Alter-Persönlichkeiten integriert.

Wären die Therapiesitzungen mit Alice ausschließlich auf die Traumaarbeit verwendet worden – was im vorliegenden Fall nicht nur unklug, sondern wohl auch gar nicht möglich gewesen wäre –, hätten eventuell weniger Sitzungen ausgereicht. Doch daß ein solcher Versuch, die Behandlung zu beschleunigen, erfolgreich verlaufen wäre, ist eher unwahrscheinlich. In jedem Fall wäre dies gefährlich gewesen und hätte Alice destabilisieren können. Ihr hätte dann die Zeit gefehlt, nach einer Phase der Traumaarbeit wieder ins Gleichgewicht zu kommen. Wahrscheinlich hätte ein so aggressives und unermüdliches Beharren auf der Traumaarbeit bei ihr zu einer Dekompensation geführt.

Tatsächlich wurde auch nach Beginn der Traumaarbeit die meiste Zeit darauf verwendet, die Nachwirkungen der Offenbarungen von Alices Tochter zu verarbeiten. Zwar wurde auch die Arbeit an Alices Trauma fortgesetzt, aber nur sehr langsam; dies ließ sich nicht vermeiden, weil die Erinnerung an das Trauma so intensiv und intrusiv war, daß man ohne ein gewisses Maß an Arbeit daran nicht an den akuten Problemen hätte arbeiten können.

Als Alice sich ein wenig gestärkt und ermutigt fühlte, gestand sie, daß sie über bestimmte andere Erlebnisse bisher nicht gesprochen hatte, weil sie fürchtete, sich diese dann eingestehen und sie wiedererleben zu müssen. Doch die Arbeit an diesen anderen Themen verlief unproblematisch, und Alice konnte die Klinik danach bald wieder verlassen und die Therapie ambulant fortsetzen. Die Meisterschaft und Selbstwirksamkeit, die Alice erreichte, nachdem sie Expertin in dieser Art zu arbeiten geworden war, wirkte sich für sie sehr vorteilhaft aus, weil sie dadurch stabilisiert wurde und sehr schnell Fortschritte machte. Alice erreichte den Zustand der vollständigen Integration, nachdem ich, der FAT-Man – die Technik der Fraktionierten Abreaktion – ihr vorgestellt worden war, in weniger als acht Monaten. Ein langsamer Anfang, um eine solide Grundlage zu schaffen, und dann mit erstaunlicher Geschwindigkeit weitergehen – das ist typisch für mich!

Mittlerweile dürfte klar sein, daß ich, weil ich Patienten meiner Natur entsprechend von der Passivität zur Aktivität und von der Hilflosigkeit zur Selbstwirksamkeit geleite, wenn die Betreffenden sich darauf einlassen, mich zu erleben, einen sehr positiven Impuls und eine kontraphobische und auf Meisterung zielende Haltung bei ihnen hervorrufe. Dies hilft sowohl Frau Dr. Fine als auch dem Mixologen, inmitten ihrer Traumaarbeit mit dem Aufbau der Ichstärke fortzufahren.

Wahrscheinlich werden Sie sich fragen: »Wie sieht es denn heute aus, in einer Zeit, in der die hominiden Versionen von Dagobert Duck das Sagen haben? Hätte man so auch ambulant arbeiten können?« Bevor ich dies beantworte, möchte ich daran erinnern, daß der Mixologe gute Gründe hatte, sehr alte Fallbeispiele zu benutzen. Die Arbeit mit Alice liegt schon fast ein Vierteljahrhundert zurück. Aber davon abgesehen ist die Antwort ein eingeschränktes Ja. Der Mixologe liegt mir ständig in den Ohren, ich solle Sie daran erinnern, daß Dr. Fines BASK-basiertes (BB-)Modell der Fraktionierung speziell mit dem Ziel entwickelt wurde, Menschen wie Alice funktionsfähig zu erhalten und zu verhindern, daß sie erneut in eine Klinik aufgenommen werden müssen. Der Mixologe selbst hat zwar wegen der Arbeit an Abreaktionen seit über 15 Jahren keinen Patienten mehr zur stationären Behandlung eingewiesen, aber er glaubt auch nicht, daß man Alices anfänglichen Klinikaufenthalt wegen eines Selbstmordversuchs mit fast tödlichem Ausgang hätte verhindern können. Man vergesse nicht, daß die stärksten und dringendsten Behandlungserfordernisse bei Alice nichts mit einer Abreaktion zu tun hatten. Vielmehr ging es dabei um Themen, die infolge der sexuellen Ausbeutung ihrer Tochter akut geworden waren.

Hätte ein kompetenter und erfahrener Therapeut zur Verfügung gestanden, der intensive ambulante Arbeit hätte leisten können, aber wahrscheinlich von keinem Kostenträger angemessen honoriert worden wäre, hätte man Alice nach einem sehr kurzen Klinikaufenthalt ambulant weiterbehandeln können. Die Arbeit mit ihr hätte dann nach anfänglich täglichem Kontakt zunächst zu dreimaligen und später zu zweimaligen wöchentlichen Sitzungen ausgedünnt werden können. Manchmal sind in Krisensituationen eine oder mehr kurze stationäre Behandlungen nützlich, aber in Anbetracht der Wahrscheinlichkeit, daß solche Einweisungen die laufende ambulante Behandlung nicht nur nicht unterstützen, sondern sie sogar eher behindern, sollte man sie, sofern dies möglich und die aktuelle Situation sicher genug ist, vermeiden. Während der letzten beiden Monate reichten für die verbleibende Abreaktionsarbeit an diesem Thema einmal wöchentliche Sitzungen von 45 Minuten Dauer. Finden Sie nicht auch, daß ich verdammt gute Containment-Arbeit geleistet habe?

Vermeidung des Kaskadierens

Es ist schon eine Weile her, seit wir uns hier erstmals mit den Vorsichtsmaßnahmen beschäftigt haben, die der Mixologe im Falle meines Einsatzes durchführt. Deshalb werden wir diese Maßnahmen nun noch einmal kurz rekapitulieren. Die erste ist die *Dosierungskontrolle*. Die zweite ist die *Erhaltung der Funktionsfähigkeit*. Und die dritte besteht in der *Vermeidung des Kaskadierens*, womit das »Triggern multipler Abreaktionen« (oft in vielen verschiedenen Alter-Persönlichkeiten) gleichzeitig oder in schneller zeitlicher Folge gemeint ist. Kaskadieren hat auf manche Patienten eine so überwältigende Wirkung, daß es zu einer starken Dekompensation kommt. Zwar ist die Gefahr, daß dies passiert, deutlich geringer, wenn Sie mich, den freundlichen FAT-Man von nebenan, in Anspruch nehmen, als wenn Sie auf die Dienste eines meiner plumperen Vorgänger zurückgreifen, aber auch dann kann es durchaus passieren. Deshalb ist es auch wichtig, die übrigen Alter-Persönlichkeiten von der aktuellen Arbeit abzupuffern, wenn man die Wahrscheinlichkeit solcher Vorkommnisse verringern will. Einige Aspekte dieser Thematik wurden bereits unter anderen Überschriften erläutert.

Damit eine solche Kettenreaktion möglichst selten eintritt, zieht der Mixologe es im Falle der Existenz einer Gruppe von Alter-Persönlichkeiten, die sich mit den gleichen Problemen und Erlebnissen befassen, vor, mit den einzelnen Anteilen nacheinander zu arbeiten. Anschließend arbeitet er noch einmal mit verschiedenen Kombinationen derjenigen, die einander am nächsten stehen, an den Sorgen und Erlebnissen der ganzen Gruppe, und schließlich wiederholt er die Prozedur ein letztes Mal mit allen Alter-Persönlichkeiten der betreffenden Gruppe zusammen – falls sie während der vorherigen Arbeit noch nicht reintegriert wurden. Dr. Fine arbeitet manchmal ebenso, oder sie läßt eine oder mehrere Alter-Persönlichkeiten einen besonders verletzlichen und jungen Anteil unterstützen, und hin und wieder faßt sie eine kleine Gruppe dieser Art zusammen, um mit ihren Mitgliedern kleine Schritte gemeinsam zu vollziehen (Fine 1993).

Unglückliche und unerwünschte kaskadierende Ereignisse, die überwältigend wirken, kommen bei sachgemäßer Anwendung der Technik der Fraktionierten Abreaktion sehr selten vor, sind aber nicht völlig auszuschließen. In diesen seltenen Fällen ist es wichtig herauszufinden, wie sie zustande gekommen sind. Mein nächstes Beispiel veranschaulicht ein entsprechendes Worst-case-Szenario.

Vorher jedoch werde ich noch einige Prämissen vorstellen, die alle offensichtlich nicht zutreffen, denn ich will etwas demonstrieren, das auf einer tieferen Ebene wahr ist. Ja, ich habe soeben meine Lizenz für Poesie erneuert! Willkommen im Reich der metaphorischen Mathematik.

Erinnern wir uns daran, daß Alice die Verarbeitung ihres traumatischen Materials nicht ertragen konnte, solange es im Sinne jener Art von unmodifizierter klassischer Abreaktion durchgeführt wurde, die ihr in der Vergangenheit geholfen hatte. Alices Horrorerlebnis hatte vom Stehenbleiben ihres Autos bis zu ihrer Entlassung aus der Notaufnahme zwölf Stunden gedauert. Nehmen wir einmal an, ihr zentrales Trauma habe sich über fünf Stunden erstreckt, beginnend mit dem ersten Angriff bis zur Fahrt in die Notaufnahme. Lassen wir hier einmal die durch die Untersuchung und Behandlung in der Klinik und das Verhör der Polizei verursachte Retraumatisierung außer Acht. Gehen wir nun von der (völlig ungesicherten) Annahme aus, daß alle Zeitsegmente ähnlicher Länge während der traumatischsten Zeitspanne hinsichtlich des Leidens, das mit ihnen verbunden war, gleichwertig waren, würde die erste Exposition von einer Minute Dauer – die im übrigen wesentlich länger als die meisten anderen war – 1/300 (= 0,3 Prozent) der Dauer des gesamten Leidens der Patientin beinhalten. Mit Hilfe der Dimmertechnik wurde die erste Exposition auf fünf Prozent des in der ursprünglichen Situation tatsächlich empfundenen Unbehagens begrenzt. Natürlich ist diese Feststellung eher metaphorisch zu verstehen, also kaum als objektive Tatsachenfeststellung. Die Arbeit mit einer der sechs neuen Alter-Persönlichkeiten, also mit einer von mehr als zwanzig, die etwas mit dem Erleben der Vergewaltigung zu tun hatten, könnte man metaphorischer und ohne jeden Anspruch auf objektive Wahrheit als Einbeziehung von fünf Prozent der involvierten Anteile repräsentieren. Während dieses Teils der Behandlung unterblieb eine Trennung zwischen Affekt und Empfindung.

Dies alles bedeutet, daß in einem vagen und zugegebenermaßen metaphorischen Sinne die erste Exposition im Rahmen dieses Modells für .003% x .05% x .05% oder einen Prozentbruchteil der hypothetischen traumabedingten Belastung steht. Auch wenn dieser Wert völlig ungenau und als mathematische Demonstration absurd ist, glaube ich, daß die Berechnung treffend veranschaulicht, worum es mir hier geht. Ich verringere die traumabedingte Belastung des Patienten so drastisch, daß die Behandlung praktisch mit einem garantierten Erfolg beginnt. Die dadurch entstehende Atmosphäre ist von Optimismus und dem Gefühl, die Probleme meistern zu können, geprägt, was zu der vorherigen, von Pessimismus, Machtlosigkeit und Entsetzen geprägten Stimmung in krassem Gegensatz steht. Alice war unter der Last ihres Bemühens, ein Trauma durch eine hundertprozentige Abreaktion zu überwinden, zusammengebrochen; doch sie kam sanft und stetig erfolgreich weiter, als wir mit kleinsten Zeitabschnitten zu arbeiten begannen, die vielen Kollegen vermutlich als so lächerlich erschienen wären, daß sie eine solche Art, an das Problem heranzugehen, für Zeitverschwendung gehalten hätten. Doch diese Methode bewährte sich. Ich freue mich sehr, bei ihrer Genesung eine Rolle gespielt zu haben. Nach Abschluß dieser metaphorischen Reflexionen werden wir uns der Beschreibung einer ziemlich üblen Katastrophe zuwenden, dem schlimmsten Abreaktionsdesaster, das der Mixologe jemals erlebt hat. Es geht dabei um das Kaskadieren.

Beispiel 2 – Mia

Obwohl die Anwendung der Technik der Fraktionierten Abreaktion in ihrer vollständigen Form den Patienten davor schützen soll, von seinen Emotionen überwältigt zu werden und eine Dekompensation zu riskieren, und so sehr ich es hasse, meine eigenen Grenzen (zum Glück sind es wenige) eingestehen zu müssen, diktiert die höhere Macht von Murphys Gesetz, daß sich das unerwartete Losbrechen einer uneingeschränkten Katastrophe nie völlig ausschließen läßt. Trotz aller Kenntnisse des Therapeuten und ungeachtet seiner intensivsten Bemühungen um Sicherheit und Wohlergehen seiner Patienten kommt es manchmal zu katastrophalen Entwicklungen. Geben wir dem folgenden Szenario den Titel »Keine gute Tat bleibt ungestraft«.

Ich erwähnte bereits, daß Alices lange dissoziiertes entsetzliches Erlebnis ihr wieder bewußt geworden war, als sie Mia, eine andere Patientin, von einem eigenen, ähnlichen Erlebnis berichten hörte. Mias Auto war in einer ländlichen Gegend in den Bergen stehen geblieben. Ihre »Retter« waren, wie sich herausstellte, Mitglieder einer Motorradgang. Sie brachten Mia in ein Waldgebiet am Ende einer Holzabfuhrstraße, wo ihnen eine alte verlassene Ranch als Versammlungsort diente, an dem sie ihre Zechgelage veranstalteten. Nachdem Mia schon entsetzliche Grausamkeiten über sich hatte ergehen lassen, näherten sich die Ereignisse ihrem furchtbaren Abschluß. Mia wurde brutal verstümmelt, und zum Schluß wurde ihr die Kehle durchgeschnitten. Man ließ sie zum Sterben zurück, mit Seilen und Motorradketten an einen Baum gefesselt.

Die Motorradrocker brachen in der Abenddämmerung auf. Soweit Mia sich erinnern konnte, hatten sie sie für tot gehalten. Doch wie durch ein Wunder tauchte kurz nach Anbruch der Dunkelheit ein junges Paar auf, das einen abgelegenen Ort für ein Rendezvous suchte. Erstaunt hatten die beiden glitzernde Reflexionen vom Stamm eines großen Baumes bemerkt, und ihnen war sofort klar gewesen, daß der Widerschein von einer unbeschichteten Metallkette stammen mußte. Als sie näherkamen, fiel das Licht der Autoscheinwerfer auf Mias mit Seilen und Ketten an den Baum gefesselten geschundenen Körper. Sie konnten Mia zwar nicht befreien, holten aber so rasch wie möglich Hilfe herbei. Die lokale Polizei und die Feuerwehr waren erstaunlich schnell zur Stelle. Durch ihre sachkundigen Maßnahmen gelang es ihnen, Mia bis zum Eintreffen eines Rettungshubschraubers am Leben zu halten. Mia wurde in eine Universitätsklinik geflogen, wo es gelang, ihr Leben zu retten.

Während neun Monaten in verschiedenen chirurgischen Kliniken mußte Mia viele Operationen durchstehen, unter anderem umfassende plastische Operationen, die ihren grausam zugerichteten Körper wiederherstellen sollten. Während dieser neun Monate blieb Mia völlig stumm, abgesehen von markerschütternden Schreien, die sie ausstieß, wenn sie Flashbacks und Albträume erlebte. Trotz vieler Versuche gelang es nicht, sie zu erreichen, nicht einmal mit Hilfe von Amytal-Interviews. Zwei Jahre vergingen, bis Mia sich wieder auf eine Weise äußern konnte, die zumindest entfernt an normales Sprechen erinnerte.

In den folgenden zwanzig Jahren hielt sich die Patientin fast ebensolange in Kliniken wie außerhalb von ihnen auf. So kam sie zum Mixologen mit seinem Programm für dissoziative Störungen, nachdem sie fünf Jahre in einer angesehenen psychiatrischen Klinik in einem anderen Teil der USA verbracht hatte. Das Team, das sie dort behandelt hatte, hatte sich schließlich eingestanden, daß es ihr nicht helfen konnte. Als letzte Chance vor ihrer Überstellung in eine psychiatrische Einrichtung des Staates bewilligte Mias Versicherung eine Behandlung in der Abteilung für dissoziative Störungen am *Institute of Pennsylvania Hospital.* (Diese Abteilung existiert mittlerweile nicht mehr. Sie bestand von 1989 bis 1997 und hatte ausgezeichnetes Personal.)

Der Mixologe brauchte mehrere Monate, um zu Mia eine Beziehung aufzubauen. Es erwies sich als schwierig, mit ihr die erste Phase der Traumabehandlung abzuschließen, die Phase der Sicherheit (Herman 1992/1998). Alice wurde in das gleiche Institut aufgenommen, als Mia schon eine Weile dort war, und sie wurde schon wieder entlassen, als Mia noch nicht stabil genug war, um mit ihrer eigenen Traumaarbeit auch nur zu beginnen. Einige Vorgehensweisen, die sich bei Mia als nützlich erwiesen, wurden (unter anderem Pseudonym) in einer anderen Publikation erörtert und demonstriert (Kluft 1994).

Mias Horrorerlebnis mit der Motorradgang hatte fast fünf entsetzliche Tage lang gedauert. Was damals geschah, ist so albtraumhaft, daß man es kaum beschreiben kann. Ich werde hier nur über einen einzigen Aspekt der Folter, die Mia erlebte, berichten – eine Szene, die beweist, daß selbst ich trotz all meiner Berufserfahrung vor Murphys Gesetz kapitulieren muß. Am letzten Tag ihrer Leidenszeit beschlossen Mias Peiniger, ihr obszöne Wörter in die Haut zu ritzen, sie auf eine gräßliche Weise zu verstümmeln, die ich hier nicht beschreiben werde, und sie völlig zu vernichten. Durch jede entsetzliche Greueltat und Erniedrigung entstanden eine oder mehrere neue Alter-Persönlichkeiten. So manifestierten sich im Laufe der fünf Tage insgesamt mehr als 60 neue Wesenheiten, und während dieser ganzen Zeit wurde Mia ständig, Tag und Nacht, gepeinigt und gedemütigt.

Die Patientin wollte sich mit diesem Aspekt ihres Leidenswegs zuerst befassen. Der Mixologe forschte nach anderen möglichen Ausgangspunkten, mußte aber feststellen, daß Mia hartnäckig auf ihrem Wunsch beharrte. Daraufhin weigerte er sich einfach, mit dieser Arbeit fortzufahren. Statt dessen konzentrierte er sich auf die Entwicklung eines für sie erträglichen Ansatzes für den Umgang mit ihrer unglaublichen Last an Mißhandlungen. Nachdem sie gemeinsam an einigen zwar ebenfalls schrecklichen, aber nicht vergleichbar unsäglichen Dingen gearbeitet hatten (diese Arbeit wird in einem späteren Kapitel ausführlicher beschrieben), kamen der Mixologe und Mia überein, sich den entsetzlichsten Szenen zu nähern. Mit meiner Hilfe nahm er Fraktionierungen hinsichtlich aller Dimensionen vor und half Mia, die Erlebnisse der ersten sechs Teilpersönlichkeiten durchzuarbeiten, die in jener schrecklichen Zeit entstanden waren. Die gräßlichen Einzelheiten sind für unsere Thematik nicht wichtig.

Bei seinen Bemühungen benutzte der Mixologe EMDR statt Hypnose, um alle fraktionierten Elemente zu verarbeiten, und mit Hypnose führte er dann die Restabilisierung durch. (Einen systematischen Ansatz für solche Fälle beschreibt das »*Wreathing Protocol*« von Fine & Berkowitz [2001].) Mia war gesundheitlich geschwächt und stark hypnotisierbar. Dem Mixologen war bekannt, daß vorangegangene absichtliche und zufällige Abreaktionen, zu denen es in anderen Zusammenhängen gekommen war, die Patientin monatelang in regredierte und katatonische Zustände versetzt hatten.

Er hoffte, durch die Nutzung von EMDR in sehr kurzen Sets verhindern zu können, daß Mia in eine so tiefe Trance abglitte, daß sie während der Arbeit am Dort und Damals den Kontakt zum Hier und Jetzt verliere. Bei der Verarbeitung von Ereignissen aus der Vergangenheit, die rekapituliert und wiedererlebt werden, ist es für Patienten sehr wichtig, in der Gegenwart verwurzelt zu bleiben. Gelingt dies nicht, können sie so vollständig von der Vergangenheit verschlungen werden, daß sie ihre Gegenwartsorientierung, ihre Stärken als Erwachsene sowie ihre reifere Identität und ihre entsprechenden Perspektiven völlig verlieren. Manchmal fühlen sie sich dann erneut traumatisiert, statt daß sie das Gefühl haben, daß ihnen geholfen wird.

Anfangs entwickelte sich die Situation sehr erfreulich. Jede Alter-Persönlichkeit, die ihre Arbeit zum Abschluß brachte, fühlte sich ungeheuer frei, nachdem sie sich so viele Jahre in Schmerz und Scham gefangen gefühlt hatte. Alle Anteile freuten sich, einfach nur zu leben, und sie teilten ihr neu gefundenes Glück begeistert den Mitpatienten in der Klinik und ihren Kollegen im System der Alter-Persönlichkeiten mit. Unter dem Einfluß dieser erleichterten und dankbaren Anteile ging Mia lächelnd umher.

Erinnern Sie sich noch an den Spruch, nach dem keine gute Tat ungestraft bleibt? Viele von Mias Alter-Persönlichkeiten hatten gegen Abreaktionsarbeit gekämpft und gegen das Konzept der Integration lautstark protestiert. Nun waren die meisten begierig darauf, sich auch so zu fühlen wie die schon behandelten. Sie wurden ungeduldig. An einem Wochenende trafen sich einige insgeheim in Mias Geist und entwickelten gemeinsam einen Plan. Sie hatten sich überlegt: Wenn fünf Alter-Persönlichkeiten schon ohne irgendwelche größeren Probleme entsetzliche Erlebnisse abreagiert hatten und sich seither viel besser fühlten, warum sollten sie dann nicht alle zusammen die nächste Gelegenheit beim Schopfe ergreifen, statt eine kleine Ewigkeit zu warten, um endlich auch selbst an die Reihe zu kommen und die ersehnte Linderung zu erleben?

Weil der Mixologe eine solche Drucksituation vorausgesehen hatte, hatte er ihnen erklärt, daß es einige gute Gründe dafür gebe, sich an dieses Experiment nicht heranzuwagen. Sie alle waren vor den drohenden Gefahren in düsteren Einzelheiten gewarnt worden. Um die Anteile vor der Umsetzung irgendeiner Maßnahme umfassend zu informieren, war über viele angrenzende Themen gesprochen worden. Doch Mias Alter-Persönlichkeiten war es im Laufe des schicksalhaften Wochenendes irgendwie gelungen, sich einzureden, sie könnten alle Vorsichtsmaßnahmen getrost außer Acht lassen. Sie fanden und erfanden Gründe, die rechtfertigten, daß sie die Warnungen des Mixologen in den Wind schlugen, und sie rationalisierten so ihren unbezwingbaren Drang, einen Kopfsprung zu wagen.

Als dann der Montag kam, machte sich der Mixologe, wie er meinte, daran, die siebte an dem Trauma beteiligte Alter-Persönlichkeit zu behandeln. Die Folge war, daß Mia augenblicklich in einen chaotischen, desorientierten und völlig entsetzten Zustand regredierte. Sie krümmte sich auf dem Boden in einer Fötushaltung und reagierte auf keine der Bemühungen des Mixologen, zu ihr in Kontakt zu treten. Seine Versuche, Mia zu reorientieren und sie in das Hier und Jetzt zurückzubringen, blieben erfolglos. Jedes Gefühl für einen Unterschied zwischen Damals und Heute war ihr abhanden gekommen. Mia schien in eine völlig eigene Welt eingetaucht zu sein, hilflos in einer Hölle der Folter und Mißhandlung jenseits jeder Vorstellung treibend. Die wenigen Worte, die sie murmelte, waren unzusammenhängend, wirr und unverständlich.

Innerhalb von Sekunden wurde eine freudig erregte, positive und motivierte Patienten, die für ihre Mitpatienten die Möglichkeit der Genesung verkörperte, in eine regredierte und unerreichbare Kreatur verwandelt, akut psychotisch und unfähig zur Kommunikation welcher Art auch immer. Schließlich mußte Mia gefesselt, zwangsernährt und für den Rest der Woche stark sediert werden.

Zwei Wochen nach dieser plötzlichen Dekompensation war Mia endlich in der Lage und bereit, dem Mixologen über das Geschehene zu berichten. Mehr als 70 weitere Alter-Persönlichkeiten, die auf die sechs bereits behandelten eifersüchtig gewesen waren, weil es ihnen schon besser ging, hatten versucht, ihren eigenen Schmerz zusammen mit der siebten Alter-Persönlichkeit, die der Mixologe als einzige zu behandeln glaubte, zu verarbeiten. Die EMDR-Verarbeitung hatte – was keineswegs dieser Technik anzulasten ist – eine Flutwelle der Pein und des Entsetzens ausgelöst. Erst nach über einem Monat gelang es, Mia wieder völlig zu stabilisieren.

Glücklicherweise war die Patientin eine sehr intelligente Frau, die mit ihrem gesamten System von Alter-Persönlichkeiten intensiv über ihr entsetzliches Erlebnis nachdachte. Während der restlichen Therapiesitzungen war ihre Teilnahme am Geschehen und ihre Kooperation vorbildlich. Nach ihrer Entlassung wurde sie ambulant weiterbetreut, und sie wurde mit diesem Wechsel gut fertig. Weil sie die Möglichkeiten, die ich ihr eröffnete, gut nutzte, gelangte sie in weniger als einem Jahr zur abschließenden Integration.

Beispiel 3 – Sandra

In den Beispielen 1 und 2 geht es um ziemlich komplexe Situationen. Ich wurde geboren und bin aufgewachsen, um mit ihnen fertig zu werden. Aber in einfacheren Fällen bin ich genauso nützlich. Warum habe ich dann nicht zuerst ein leichtes Beispiel beschrieben? *Erstens* weil das nicht der Grund meiner Existenz ist. Ich wurde für die schweren Brocken geschaffen. *Zweitens* hätten meine Leser sich, wenn ich mit einem leichten Fall begonnen hätte, aus gutem Grund gefragt, ob es wirklich der Mühe wert ist, eine so komplexe und differenzierte Technik wie mich zu erlernen. Man könnte es für unverhältnismäßig hohen Aufwand halten, meine Anwendung in Erwägung zu ziehen, wenn einem andere, einfacher zu handhabende Methoden als ausreichend erscheinen – und dies vielleicht auch sind. Und wenn Ihnen *drittens* meine Fähigkeiten als trivial erschienen wären, hätten Sie vielleicht nicht mehr weitergelesen, was es mit mir auf sich hat, und das wäre für Sie wie für Ihre Patienten ein bedauerlicher Verlust gewesen.

Bei der Behandlung von DIS geht es häufig um die Verarbeitung von Erinnerungen an inzestuösen Mißbrauch. Die achtjährige Sandra geht zu Bett und liegt unruhig unter der Bettdecke, weil sie unsicher ist, was die Nacht für sie mit sich bringen wird. Sie hört Schritte auf der Treppe. Wer ist das? In welche Richtung bewegen sich die Geräusche? Wird dies eine Nacht des Schreckens sein, den sie unbehelligt durchsteht? Oder wird ihr Entsetzen darin gipfeln, daß ihr Vater sie zum Inzest zwingen wird? Wird es eine Nacht werden, in der sie nichts hört, das darauf hindeutet, daß ihre Mutter oder ihre Geschwister wissen, was im Gange ist? Oder wird das Entsetzen, das der Mißbrauch bei ihr hervorruft, noch durch ihr Bewußtsein verstärkt werden, verraten worden zu sein?

Schließlich ist Sandra sicher, daß die Schritte auf ihr Zimmer zukommen. Sie kennt ihren Rhythmus nur zu gut; es sind die Schritte ihres Vaters. Die Tür zu ihrem Zimmer öffnet sich, und ihr Vater tritt ein. Dann dreht er sich um und blickt über seine Schulter zurück. Sandra hört ihn sagen: »Ich sage nur Sandra kurz gute Nacht. Ich bin gleich bei dir, Monika.« Er betritt das Zimmer, zieht ein letztes Mal an seiner Zigarette, und während er sich ihrem Bett nähert, nimmt Sandra den bekannten Tabakgeruch wahr. …

Ein solches Szenario läßt sich leicht in eine lineare Erzählung umwandeln. Jeder Teil davon, der verarbeitet wird, verringert die zerstörerische Kraft der restlichen, noch unverarbeiteten Teile. Den Augenblicken der tiefsten und eindeutigsten Ausbeutung geht starke Erwartungsangst und Besorgnis voraus. Hat Sandra diesen Aspekt ihres Leidens schon verarbeitet, kann die Wirkung der Schläge, die sie noch treffen werden, dadurch nicht mehr verstärkt werden. Studien über die Geschehnisse am Landekopf von Anzio im Zweiten Weltkrieg (Beecher 1946, 1955) haben gezeigt, daß ein großes Problem hinsichtlich des Morphinkonsums verwundeter Soldaten und Zivilisten darin bestand, daß Erwartungsangst und Hilflosigkeit offenbar die Schmerzwahrnehmung verstärken, wodurch auch das Bedürfnis nach dem lindernden Mittel drängender wird. Wenn eine vollständige Abreaktion einsetzt, während die eskalierende Angst, die schweren traumatischen Erlebnissen häufig vorangeht, weiter aktiv ist, wirken die einsetzenden traumatischen Erlebnisse aufgrund der ihnen vorangegangenen Erwartungsangst umso verheerender. Aber nicht, wenn ich eingesetzt werde! Mir ist es eine Freude, die verstärkenden Kräfte außer Gefecht zu setzen, bevor ich mich den zentralen Elementen zuwende. *Tercio de varas? Tercio de banderilleros? Si!*

Ich werde davon absehen, hier auch die übrigen Dimensionen von Sandras Behandlung mit Hilfe der Technik der Fraktionierten Abreaktion zu beschreiben. Sie wurden durchgeführt, aber ich übergehe sie in dieser Darstellung, um eine gute Überleitung zu den nächsten Themen dieses Buches zu schaffen. Wäre die Fraktionierung auf diese eine Dimension beschränkt geblieben, hätte man Sandras Behandlung den »Mini-Me«-Versionen der Fraktionierung zurechnen können, die wir im folgenden untersuchen werden. Bei deren Anwendung werden nur eine oder zwei Dimensionen der Fraktionierung genutzt.

Um auf das bereits vorher angeschnittene Thema zurückzukommen: Warum sollte es sinnvoll sein, mich in einer relativ unkomplizierten Situation wie der zuletzt geschilderten anzuwenden? Nun ja, manchmal ist dies vielleicht wirklich übertrieben. Aber bedenken Sie bitte auch, was Sie für Ihre Investition bekommen. Ich weiß nicht, ob das grundsätzlich gilt, aber wenn Sie sich daran erinnern, wie der erste FAT-Patient des Mixologen (der Mann in den 60ern) sowie Alice und Mia von ihrem Erlebnis mit mir profitierten, sollten Sie aus Fairneß anerkennen, daß ich denjenigen, die meine Hilfe annehmen, sehr große Dienste erweisen kann. Der erste Patient berichtete, er fürchte sich nicht mehr vor der Arbeit an seinem Trauma, und konnte schon bald bekunden, dieses habe keine Macht mehr über ihn. Er war nun fest entschlossen, seine Traumata mit allen verfügbaren Mitteln zu bekämpfen; er nutzte die Gedankenstopp-Technik, um Flashbacks zu unterbrechen, und er merkte, daß die mit seinem Trauma verbundene Angst rasch abnahm. Alice berichtete von einer Verstärkung ihres Gefühls der Kompetenz und ihrer Selbstwirksamkeit, und sie entwickelte gegenüber Konfrontationen mit ihren traumatischen Erlebnissen und ihren Problemen statt der bisher bevorzugten Vermeidungstendenz eine kontraphobische Haltung. Mia erging es ähnlich, und es gelang ihr zum ersten Mal seit ihrer Vergewaltigung, sich wieder darüber zu freuen, daß sie lebte, und diese Freude zu genießen. Alle drei Patienten schafften es, ihr stärker werdendes Gefühl, mit Problemen fertig zu werden, auf andere Lebensbereiche zu übertragen.

Eine Abreaktion beinhaltet wesentlich mehr als die Befreiung von Emotionen. Ich habe wichtige Veränderungen des Denkens und Verhaltens ermöglicht, ganz gleich, ob diese Aspekte konkret thematisiert wurden oder nicht, Veränderungen, die generalisiert werden konnten und sich dann förderlich auf die weitere Entwicklung auswirkten.

Wenn Sie mich in meiner vollständigen Form kennen, haben Sie in vielen Fällen einen Ansatz und ein Modell zur Hand, auf das Sie bei Bedarf zurückgreifen können, so daß Sie bestimmte Aspekte von mir selektiv und wirkungsvoll nutzen können. Damit nähern wir uns natürlich der Frage, welche Rolle die psychotherapeutische Nutzung meiner unvollständigeren Formen spielt, dessen, was ich gerne »FAT-Man Lite« oder »Mini-Me«-Anwendungen nenne.

6 Der »FAT-Man Lite« oder die »Mini-Me«-Techniken

Bevor ich beginne, die therapeutische Anwendung meiner einzelnen Elemente oder von Kombinationen derselben zu beschreiben, die nicht meine vollständige Form umfassen, halte ich eine Einführung für angebracht. So nützlich ich in meiner vollständigen Form auch bin, muß ich doch ganz offen zugeben, daß der wohl wichtigste Beitrag, den ich leisten kann, darin besteht, daß ich Klinikern alle verfügbaren Möglichkeiten erschließe, einfach weil sie wissen, daß ich existiere.

Ich nehme an, daß der Mixologe eigentlich aus diesem Grund in dem schon erwähnten Gespräch mit Dr. Fine ein Aha-Erlebnis hatte, das ihn dazu brachte, rasch ihre Idee zu akzeptieren, daß meine Prinzipien es verdienten, umfassender angewendet zu werden, als er selbst es ursprünglich für sinnvoll gehalten hatte. Rückblickend vermute ich, dem Mixologen wurde schon bald klar, daß ich zwar in meiner vollen Pracht ein seltener Vogel sein mochte, mich aber ungeachtet dessen in vielerlei Hinsicht subtil in seine Arbeit eingeschlichen hatte und ihm zunehmend in Form meiner später so genannten »Mini-Me«-Versionen half. Er setzte immer häufiger bestimmte Aspekte von mir ein, wobei ihm oft selbst nicht klar war, was er tat und er es amüsiert und überrascht erst später merkte, etwa wie jemand, der irgendwann erschrocken feststellt, daß er schon sein ganzes Leben lang Prosa gesprochen hat.

Aufgrund der merkwürdigen Geschichte meiner Präsentation in der Fachliteratur haben die meisten, die von mir gehört haben, den Eindruck gewonnen, es gebe nur die besagten Mini-Me-Versionen von mir. Schließlich wurde meine szenariobasierte vollständige Form erst im Jahre 2012(a) in gedruckter Form vorgestellt, obwohl meine abgekürzten Varianten zu diesem Zeitpunkt bereits einige Male in Aufsätzen beschrieben worden waren (1988a, 1990a, 1996) und Darstellungen von Dr. Fines Version meiner Anwendung ebenfalls schon länger existierten (1991, 1993).

Wenn ich über die Nutzung meiner Komponenten spreche – ob jeweils separat oder in Kombinationen, also nicht über mein vollständiges Instrumentarium –, sollte ich dann sagen, daß ich mich vom Sumo-Ringer zum Liliputaner-Ringer oder zum Ninja verwandle? Das würde sich zwar nett anhören, wäre aber irreführend. Zutreffender wäre die Aussage, daß es manchmal ausreicht, einige meiner Bestandteile zu einem weniger komplexen Paket zusammenzuschnüren und für den Umgang mit Abreaktionen zu nutzen. Die unvollständige Beschreibung von Sandras Behandlung könnte man als eine Art Kompromiß zwischen der vollständigen Anwendung der Technik der Fraktionierten Abreaktion und ihrer teilweisen Anwendung verstehen. Weil am Beispiel Sandras nur über die Fraktionierung des zeitlichen Verlaufs der traumatischen Geschehnisse berichtet wurde, obwohl bei ihr tatsächlich fast alle Dimensionen dieser Technik zur Anwendung kamen, entsteht der Eindruck, es handle sich hier um eine partielle Anwendung – was beabsichtigt war, weil es auf dieses Kapitel vorbereiten sollte.

Obwohl es mir lieb wäre, häufiger in vollständiger Form genutzt zu werden, muß ich akzeptieren, daß dies manchmal zuviel des Guten wäre. In vollständiger Form sollte man mich nur nutzen, wenn wirklich große Not herrscht.

Jedenfalls nenne ich die Nutzung einzelner Aspekte meiner vollständigen Form in einer Therapie nun »Mini-Me«-Anwendungen, ein Name, den ich der in sich widersprüchlichen Bezeichnung »FAT-Man Lite« vorziehe. Tut mir leid, aber jedesmal wenn ich an diesen wunderbaren kleinen Schuft aus Michael Myers *Austin-Powers*-Filmen von Ende der 1990er denke, muß ich kichern. Michael Myers *Austin Powers* und Dr. Evil, Verne Troyers *Mini-Me*, und Seth Greens *Scott Evil* gefallen mir sehr. Und natürlich habe ich auch eine besondere Vorliebe für eine weitere Gestalt aus einem dieser Filme. Na, für wen wohl? Richtig, für *Fat Bastard*! Auch er wurde von Michael Myers dargestellt. Nein, Fat Bastard und ich sind nicht miteinander verwandt. Aber so etwas kann jedem passieren!

Beispielfall 1 – Noch einmal zurück zu Mia

Wenn wir uns nun mit den partiellen oder Mini-Me-Ausdrucksformen von mir beschäftigen wollen, müssen wir ein traumatisches Ereignis heraussuchen, das zwar entsetzlich ist, bei dem es aber nicht zu Folter, Verstümmelung des Opfers oder einer anderen Form von besonders üblem Sadismus gekommen ist, weil dann alles, was ich zu bieten habe, genutzt werden müßte.

Wir werden uns noch einmal Mias vielen schmerzlichen Erlebnissen und deren erfolgreicher Behandlung zuwenden. Da vermutlich viele anzweifeln werden, daß

Mias schreckliche Geschichte auf Tatsachen basiert, muß an dieser Stelle klargestellt werden, daß praktisch alle wichtigen Elemente sich anhand von Dokumenten nachweisen lassen. Der Mixologe hat sich durch gewaltige Berge staubtrockener medizinischer und juristischer Dokumente gequält, und beim Lesen der Protokolle von Gesprächen mit den Geschwistern und der Mutter der Patientin wurde er mit einer so desillusionierten, kalten und derealisierten Sicht von Mias Leidensweg konfrontiert, daß diese unpersönlichen Berichte bei ihm stärkere Übertragungsreaktionen hervorriefen, als er sie während seiner konkreten Arbeit mit Mia jemals hatte. Mia hatte so widerwärtige und haarsträubend grausame Mißhandlungen erlebt, daß deren Schilderung vielleicht sogar den Marquis de Sade dazu gebracht hätte, sich in die Büsche zu schlagen und sich zu übergeben.

Mia mußte aber außerdem noch viele andere, alltäglichere entsetzliche Erlebnisse verarbeiten. Ich erwähnte bereits weiter oben, daß der Mixologe darauf bestand, an einigen dieser Dinge vorrangig zu arbeiten, um eine zuverlässige therapeutische Allianz zu begründen und die Zusammenarbeit mit Mia zu erproben, bevor sie sich gemeinsam den besonders grauenhaften Erlebnissen der Patientin zuwenden würden.

Mias Vater, der in seinen Perversionen ebenso leidenschaftlich wie in seiner Religiosität fundamentalistisch war, hatte beispielsweise die Gewohnheit gehabt, alle seine Kinder jede Woche an einem Abend in einer Reihe antreten zu lassen, wobei seine Frau neben ihm sitzen mußte, um die Sündenbekenntnisse der Kinder mitanzuhören und sich anschließend anzuschauen, wie er sich bemühte, ihre Seelen zu retten, indem er ihnen den Teufel durch Prügel auszutreiben versuchte. Er schlug Mia und ihre vielen Geschwister also »zu ihrem eigenen Besten« vor aller Augen und im Beisein der Mutter, wobei er während seiner Prügelorgie gelegentlich auch eines der Mädchen belästigte.

Dies ist eine Erinnerung von der Art, die man einfach nicht glauben mag. Es ist schwer, sich vorzustellen, daß zehn Geschwister in einer Reihe stehen und schweigend darauf warten, von der Hand ihres Vaters geschlagen und gedemütigt zu werden. Ich habe jedoch mit fast allen von ihnen und auch mit der Mutter darüber gesprochen, und die Berichte aller Geschwister stimmten praktisch überein. In einer familientherapeutischen Sitzung berichteten sie, Mia habe meist wie betäubt gewirkt, wenn der Vater die Geschwister antreten ließ, um sie der Reihe nach zu schlagen, als hätte sie das Geschehen weder begreifen noch in Erinnerung behalten können.

Während Mia zuhörte, verstummte sie. Sie wirkte, als befinde sie sich in einem katatonischen Zustand. Eine ihrer Schwestern sagte: »Das hat sie damals auch gemacht.« Die anderen bestätigten dies. Mias Mutter versuchte zunächst zu verharmlosen, was geschehen war, aber als ihre Kinder sie eines nach dem anderen auf ihr Leugnen ansprachen, kamen ihr schließlich die Tränen, und sie bestätigte sämtliche Anschuldigungen der Geschwister. Sie äußerte sich, als sei es ihr völlig unmöglich gewesen, auch nur auf den Gedanken zu kommen, daß sie sich ihrem brutalen Ehemann hätte widersetzen, ihn anzeigen oder ihm gar Einhalt gebieten können. Die anwesenden Kinder zeigten sich ihrer handlungsunfähigen Mutter gegenüber tolerant und versuchten, sie zu unterstützen. Auch sie waren überzeugt, daß es völlig unmöglich gewesen wäre, sich gegen ihren Vater zur Wehr zu setzen. Der Mixologe gelangte zu der Überzeugung, daß die Mutter und alle Geschwister außer Mias ältestem Bruder das verkörperten, was Seligman (Maier & Seligman 1976) »erlernte Hilflosigkeit« genannt hat. Nur der älteste Sohn war nicht an der Situation zerbrochen, hatte aber für seine Auflehnung einen hohen Preis zahlen müssen.

Wochen später, als Mia bereit war, diese Erlebnisse zu verarbeiten, bat der Mixologe sie, nachdem er ihr erklärt hatte, was er zu tun beabsichtigte, sich zu vergegenwärtigen, wie es für sie gewesen war, als ihr Vater ihren ältesten Bruder geschlagen hatte, den diese Züchtigung immer zuerst traf. Die zeitliche Dimension dieser Situation wurde fraktioniert. Mia benötigte umfassendere Hilfe als die bloße Aufforderung, die Augen zu schließen, um sich in ihre Familie zurückversetzen zu können und sich dort entsetzt zusammenzukauern, während ihr Vater ihren auf dem Boden liegenden ältesten Bruder verprügelte. Erst als Mia angesichts dieser Vorstellung schon sehr aufgebracht war, forderte der Mixologe sie auf: »Stopp! Lassen Sie die Vorstellung von dieser Szene verblassen. Bitte, öffnen Sie nun die Augen, und lassen Sie uns über das, was Sie gerade erlebt haben, reden.« Mia schüttelte den Kopf, öffnete langsam die Augen und erdete sich wieder. Dann sprach sie mit dem Mixologen darüber, was sie gesehen und gefühlt hatte. Anschließend versetzte sie sich erneut in die gleiche Szene, und diesmal konnte sie diese ein wenig länger aufrechterhalten, bevor sie die Visualisation unterbrach. Während einer dritten Reinszenierung öffnete Mia spontan die Augen und erklärte: »Vater wollte Brad zerbrechen. Er war unser Held, der einzige, der jemals versucht hat, uns zu schützen.« Sie weinte um ihren Bruder und um das, was er erlitten hatte.

Bis der Mixologe anfing, diese Mini-Me-Technik zu nutzen, wenn Mia, geplant oder spontan, mit einer Abreaktion begonnen hatte, hatte sie rasch die Fähigkeit zum dualen Erleben – einerseits des Hier und Jetzt und andererseits und gleichzeitig des Damals und Dort – verloren, und sie zu reorientieren war jedesmal ein gewaltiger Aufwand gewesen. In früheren Behandlungssituationen war sie tagelang in ihren Flashbacks verharrt.

Aber selbst mit Hilfe dieser Light-Version meiner Methode konnte die Patientin würdigen, daß eine Traumabehandlung nicht zwangsläufig retraumatisierend wirken und eine Regression hervorrufen muß. Als sie sich aus der Revivifikation ihrer Vergangenheit befreite, erklärte, wie sehr sie ihren Bruder bewundert habe, und ihr Mitgefühl angesichts seines Leidens zum Ausdruck brachte, durchbrach sie damit ein Muster, das sie ihr ganzes bisheriges Leben lang gequält hatte: daß sie im Augenblick der Reaktivierung einer schmerzhaften Erinnerung zum völlig passiven Opfer wurde. Weil sie den Prozeß des Wiedererlebens bisher nicht hatte unterbrechen können, war sie gezwungen gewesen, ihn zu ertragen. Als der Mixologe ihre Versunkenheit in Erinnerungen unterbrach und dadurch auch ihren zuvor unaufhaltbaren Flashbacks/Revivifikationen/autonomen Phantasien Einhalt gebot, durchbrach er dadurch auch ihr Gefühl der eigenen Hilflosigkeit. In weniger als 15 Minuten gelang es Mia – durch bewußte Bemühung, Nachahmung oder Identifikation –, die Technik des Mixologen als neue Coping-Strategie in ihr Verhalten zu integrieren. (Dies war eine der vorbereitenden Arbeiten, die vor Beginn der Behandlung ihrer entsetzlichen Vergewaltigung durch eine ganze Gruppe erledigt werden mußte.)

Weitere Reflexionen über die Nutzung meiner Komponenten, verbunden mit einigen Anmerkungen zur Kognition

Schon wenn Therapeuten mich in meiner wahren und vollständigen Form einfach nur kennen, hilft ihnen dies oft, Interventionen zu entwickeln, die geschickt ausgewählte Aspekte meines Instrumentariums nutzen. Wenn ein Therapeut weiß, daß er bei Bedarf immer mehr Aspekte von mir in seine Arbeit einbeziehen kann, ist es ihm möglich, angemessene Reaktionen auf eine bestimmte klinische Situation in optimal zweckdienlicher Folge zu orchestrieren.

Eine meiner Lieblings-Mini-Me-Anwendungen besteht in der Arbeit an Problemen, die mit der K-Dimension (***K**nowledge*/Wissen) von Brauns BASK-Modell zusammenhängen. In vielen Fällen ist es erforderlich, sich mit fehlerhaften Kognitionen und Wahrnehmungen auseinanderzusetzen. Eng verwandt mit Leugnen, mit Jennifer Freyds (1998) Konzept des Traumas durch Verrat und Klufts (Jaah – seine!) Beschreibung der Reviktimisierung fördernden Herabwürdigung und Verzerrungen der Kognition (1989b, 1990c) ist das Problem des »Nicht-Kapierens« *(not-getting)*, weil »Kapieren« schrecklich traumatisch wäre. Besonders plastisch im Sinne dessen, was mich hier interessiert, beschreibt der britische Psychoanalytiker und Schriftsteller Adam Phillips (2012) dieses Phänomen. Der Mixologe hat während der Überarbeitung meines Manuskripts sein neuestes Buch, *Missing Out*, gelesen. Es wäre ein Versäumnis, die Weisheit von Adam Phillips hier zu benutzen, ohne ihre Quelle zu nennen. Natürlich war mir sofort klar, daß Adam Phillips ein Autor nach meinem Geschmack war, als ich sah, daß er seinem Buch ein Zitat von Marianne Moore (in Phillips 2012, S. VII) vorangestellt hatte: »Unterlassungen sind keine Versehen.« Sehr prägnant! Zwar zielt Marianne Moore mit dem, was sie ausdrückt, nicht auf die Art von Sorgen, die mich umtreiben, aber unter den gegebenen Umständen muß ich ihre Worte einfach lieben!

Der Mixologe hat sich oft darüber gewundert, wie wenig man das Konzept des Leugnens in Zusammenhang mit Dissoziation erschlossen und untersucht hat. Ganz unabhängig davon, welcher Denkschule man sich zugehörig fühlt, ist die Herabwürdigung der Kognition bei komplexen chronischen Traumata ein faszinierendes Thema und eine hartnäckige klinische Herausforderung. Bessel van der Kolk kommt in seinem Buch *Psychological Trauma* (1987) darauf zu sprechen, Dr. Fine (1988b) hat sich ebenfalls dazu geäußert, und der Mixologe ist im Rahmen seiner Ausführungen über das »*Sitting-duck*-Syndrom« darauf eingegangen (Kluft 1989b, 1990c). Shengold (1989) und Summit (1983) beschäftigen sich sehr verständig mit dieser Thematik, und die Beiträge dieser und vieler anderer werden in neueren Schriften über Inzest (siehe z. B. Courtois 2010) zusammengefaßt. Doch geht es in diesen Untersuchungen meist hauptsächlich um Verleugnung und defensive Fehlwahrnehmung einer unerwünschten Realität. Der »Nicht-Kapieren«-Aspekt wird dabei zwar implizit angesprochen, aber oft nicht ausreichend hervorgehoben. Der Mixologe hat inzwischen einige vorbereitende Schritte in Richtung einer Entschlüsselung dieser komplexen Phänomene unternommen (Kluft 1989b, 1990c).

An dieser Stelle möchte ich mich darüber äußern, wie man Menschen mit meiner Hilfe beibringen kann, die Addition von 1 + 1 zu ertragen und damit zu einer plausiblen Antwort, beispielsweise 2, zu gelangen. Viele DIS-Patienten belasten sich selbst immer wieder – durch die Aktivitäten von Alter-Persönlichkeiten, die auf Mißbrauchstätern beruhen – mit jener Art von *Gas-Lighting* (Ableugnung des Offensichtlichen), unter der sie als Kinder gelitten haben, und sie erhalten weiterhin die traumabasierten Denk- und Handlungsmuster aufrecht (oder reinszenieren sie), die von den weiter oben genannten Autoren und von Freyd (1998) in vielfältigen Formen beschrieben wurden.

Wenn Sie sich mit dieser speziellen Mini-Me-Anwendung eingehender befassen, werden Sie auf viele Ideen stoßen, die den Einfluß von Aaron T. Beck und der kognitiven Therapie (Beck 1979/1986) spiegeln. Sowohl der Mixologe als auch Dr. Fine befanden sich während ihrer Ausbildung im Umfeld dieses überragenden Lehrers und Mentors. Der Mixologe hatte in seiner Facharztausbildung an der *University of Pennsylvania* das Glück, als *Senior Clinic Resident* Dr. Beck assistieren zu dürfen, indem er einige organisatorische Arbeiten für dessen Kurse für Ärzte in der Facharztausbildung und Postgraduierte übernahm. Dadurch konnte er Beck Woche für Woche bei der Vorstellung seiner Ideen und seines Behandlungsmodells an realen Patienten zuschauen. Dr. Fine arbeitete mit Beck viele Jahre zusammen und fungierte an seinem *Center for Cognitive Therapy* als Supervisorin.

Und da Interventionen im Sinne des K-Elements der BASK-Struktur praktisch beinhalten, daß man sich mit einer auf komplexe Weise überdeterminierten Wissensphobie auseinandersetzen muß, sind beide Genannten (Kluft und Fine) Joseph Wolpes (1973) *Systematischer Desensibilisierung* verpflichtet und müssen Ursprünge und Struktur ihrer eigenen Errungenschaften teilweise auf diese Technik zurückführen. Einige der späteren Modifikationen des Mixologen wurden von Onno van der Harts Konzept der Struktur dissoziativer Störungen als einer Folge phobischer Reaktionen beeinflußt, die er vor deren Publikation in Gesprächen mit van der Hart kennenlernte. Van der Harts brillante Darstellungen der phobischen Infrastrukturen der dissoziativen Psychopathologie sind eine wichtige (und nach Auffassung des Mixologen allgemein zu wenig berücksichtigte) Grundlage für die strukturelle Theorie der Dissoziation (van der Hart, Nijenhuis & Steele 2006/2008). Interventionen im Sinne des K-Elements setzen den Patienten allmählich umfassender werdenden und schließlich vollständigen und deshalb beunruhigenden Stufen des Gewahrseins aus.

Mini-Me-Anwendungen, die auf den K-Aspekt des BASK-Modells zielen, müssen der kognitiven Therapie und der Verhaltenstherapie zwangsläufig ähneln, und sie sind Beck und Wolpe dauerhaft zu Dank verpflichtet, auch wenn andere Aspekte der Technik der Fraktionierten Abreaktion stärker von anderen Ansätzen beeinflußt und inspiriert sind.

Beispielfall 2 – Würde die echte Sharon bitte so freundlich sein, aufzustehen?

Sharon hatte ein Problem, das zwar nicht selten vorkommt, sich aber oft nur schwer überwinden läßt. Sie glaubte, sowohl ihr Intellekt als auch ihre äußere Erscheinung seien wenig markant, uninteressant oder schlimmer. Ihre Familie hatte alles daran gesetzt, sie so zu indoktrinieren, daß sie sich diese negative Selbstsicht zu eigen gemacht hatte. Der Mixologe, der die zweifelhaften, vermeintlich positiven Auswirkungen der Realitätsableugnung und Gehirnwäsche, denen Sharon ständig ausgesetzt war, nicht erlebt hatte, sah die Patientin in einem etwas anderen Licht. Er empfand sie als angenehme, geistreiche und nachdenkliche Person, die jedes Konzept, das er ihr erläuterte, rasch begriff, so komplex oder abstrakt es auch sein mochte. Auch war ihm klar, daß Sharon eine sehr attraktive Frau war.

Doch wenn es im Laufe einer Therapiesitzung um Sharons äußere Erscheinung oder ihren Intellekt ging, wurde sie auf der Stelle nervös und »dumm wie Brot«. Der lebhafte und wache Eindruck, den sie sonst erweckte, war dann plötzlich verschwunden, und sie wirkte tatsächlich dumm und plump. Wenn diese Verwandlung eintrat, begriff Sharon absolut nicht, was da vor sich ging. Oft bat sie dann ziemlich verzweifelt um immer wieder neue Erklärungen zu ein und demselben Thema. Manchmal nickte sie, um zu signalisieren, daß sie eine Erläuterung des Mixologen verstanden hätte, doch durch ihr anschließendes Verhalten wurde schnell klar, daß sie in Wirklichkeit nach wie vor gar nichts kapierte.

Sharon tat ihre attraktive äußere Erscheinung mit der Bemerkung ab, sie sei »an einem guten Tag bestenfalls durchschnittlich«. Stellte jemand diese Selbsteinschätzung in irgendeiner Form in Frage, versicherte Sharon dem Mixologen, wer auch immer ihr Komplimente gemacht oder ihr Äußeres gutgeheißen habe, versuche nur zu erreichen, daß eine graue Maus sich besser fühle.

Der Mixologe lehrt, daß jedes Gespräch mit Patientinnen über Themen, die ihr Aussehen berühren, sehr schnell sehr problematisch werden kann, insbesondere wenn ein männlicher Therapeut die Behandlung durchführt. Einerseits ist es im Sinne der Therapie kaum von Nutzen zuzulassen, daß die Stärken von Patienten (und dazu zählt auch eine angenehme äußere Erscheinung) entwertet und verunglimpft werden. Andererseits ist es aber auch gefährlich, wenn man versucht, mit einem Patienten, der sehr geübt darin ist, sich herabzusetzen, und der sich selbst verabscheut, über dessen starke Seiten zu reden. Alle Bemühungen, solchen Menschen zu helfen, sich mit Aspekten ihrer äußeren Erscheinung auseinanderzusetzen, können als Verführungsversuch, manipulatives Schönreden oder Schmeichelei verstanden werden; außerdem kann sich der Patient dadurch in seiner Sicht bestätigt fühlen, daß der Therapeut seine Situation ohnehin nicht versteht, und – was vielleicht am schlimmsten ist – er kann die Komplimente als Anlaß für weitere Selbstbeschuldigungen nutzen und damit untermauern, daß der erlittene sexuelle Mißbrauch »eigene Schuld« gewesen sei – verursacht durch die eigene Attraktivität. Vielen sexuell belästigten oder mißhandelten Frauen wird beschieden, sie hätten es ja »darauf angelegt« – sie hätten diejenigen, die sie mißbraucht hätten, verführt oder animiert oder die Täter durch die Art, wie sie sich dargestellt hätten, erst dazu gebracht, »es zu tun«. Manchmal werden Frauen in solchen Situationen auch zu einer unfreiwilligen sexuellen Reaktion stimuliert, was die Täter dann zum Anlaß nehmen, sie wegen dieser Reaktion zu verspotten und eventuell anschließend auch noch durch Unterstellungen zu demütigen wie: »Siehst du, es gefällt dir! Nun schau sich einer diese kleine Schlampe an! Sie kann gar nicht genug davon bekommen!« Konditionierte Erregung erzeugt ähnliche Gefühle der Demütigung und selbstverachtende Äußerungen und Verhaltensweisen.

Grundsätzlich sollten solche Themen in einer Therapie sehr spät angesprochen werden, nämlich erst, wenn die Patientin bereit ist, sich mit ihnen und mit den damit verbundenen Übertragungsproblemen auseinanderzusetzen. Doch Therapeuten werden immer wieder damit konfrontiert, daß eine Patientin beispielsweise glaubt, sie habe ihre beruflichen Probleme selbst verschuldet, weil sie so viele Defizite habe und über eine so geringe Intelligenz verfüge, obwohl dem Therapeuten klar ist, daß sie alles, was sie in Angriff nimmt, so gut macht, daß die Menschen in ihrer Umgebung ihre Kompetenz als bedrohlich empfinden. Was kann ein Therapeut in solch einem Fall tun?

Man kann sich auch fragen, wie es einer Frau ergeht, die praktisch täglich von Männern angesprochen wird, wahrscheinlich weil sie so attraktiv ist. Oft fühlen sich Frauen in solchen Situationen verunsichert, weil sie »wissen«, daß sie nicht liebenswert sind, und weil sie Annäherungsversuche regelmäßig als Beweise dafür deuten, daß allen klar ist, wie schlecht sie sind, und sie deshalb als die schmutzigen und sexbesessenen Herumtreiberinnen ansehen, die sie wirklich sind. »Jeder sieht doch sofort, daß ich nur eine Schlampe bin«, wiederholte Sharon immer wieder in überzeugtem Ton. Was der Mixologe von ihr zu hören bekam, war ihm geläufig, weil er es jeden Tag und oft sogar an ein und demselben Tag von verschiedenen Patientinnen in ähnlicher Form hörte.

Schauen wir uns nun an, wie es etwa ein Jahr später um Sharon stand – wie sie sich ausdrückte, nachdem ich ihr (in meinem kognitiv-behavioralen Modus) auf die Sprünge geholfen hatte:

> »Ich bin so wütend, daß ich mich kaum zusammenreißen kann! Mir ist jetzt klar, warum man mir diesen Unsinn eingetrichtert hat, und ich weiß auch, daß es mir in meiner Familie zu überleben geholfen hat, dies alles zu glauben. Aber wenn ich mir bewußt mache, wie ich wirklich aussehe, und wenn ich wage, mich ein wenig attraktiv zu kleiden, und ich mir dann ein Buch über ein Thema vorneh-

me, von dem ich immer glaubte, ich sei zu beschränkt, um es zu verstehen, und ich es durchblättere und feststelle, daß mich das, was darin steht, fasziniert, dann merke ich, was für ein Leben ich hätte führen können, und ich würde sie am liebsten alle umbringen. Können Sie mir helfen, meine Wut loszuwerden?«

»Nein«, hörte ich den Mixologen antworten. »Schauen wir doch einmal, wie Sie Ihre Wut empfinden, wenn Ihnen wirklich klar geworden ist, was sie Ihnen zu übermitteln versucht. Wenn Sie sich eine Wut ausreden, die zu empfinden absolut verständlich ist, ist auch das wieder eine Wiederholung der Realitätsleugnung, die Sie aus Ihrer Familie so gut kennen.«

Wie habe ich Sharon geholfen, von hier nach dort zu kommen? Das ging so. Sharon konnte sich weder ihr Gesicht noch ihren Körper vorstellen. Außerdem vergaß (oder »derealisierte«) sie, daß sie kompetent denken konnte, so daß sie sich selbst dann, wenn sie etwas Wichtiges wahrgenommen oder erkannt hatte, nicht über die Existenz ihrer eigenen intellektuellen Fähigkeiten im klaren war. Wenn sie sich selbst zu sehen oder etwas zu durchdenken versuchte – oder wenn sie sich dies auch nur als zukünftiges Geschehen vorstellte –, hatte dies bei ihr unvorstellbares Leiden zur Folge.

Diese Probleme waren so schwer faßbar und so brisant, daß alle Bemühungen des Mixologen, irgendwelche Alter-Persönlichkeiten dazu zu bewegen, entweder zur Seite zu treten oder mit wohldosierter Arbeit an ihren Ängsten zu kooperieren, der Erfolg versagt blieb. Sie schienen alle Alter-Persönlichkeiten von Sharon innerhalb von Sekundenbruchteilen in einen Zustand starken Leidens versetzen zu können. Die Affekt-/Empfindungsdimension der Fraktionierung war im hier geschilderten Fall nicht relevant. Obwohl Sharon viele Aspekte von mir für die Arbeit an anderen problematischen Bereichen nutzen konnte, war es ihr nicht möglich, in dieser Hinsicht Teile von mir oder mich insgesamt zu nutzen, so wie ich normalerweise zu helfen vermag.

Deshalb stand dem Mixologen nur eine »Mini-Me«-Technik zur Verfügung – nicht, weil er es so gewollt hätte, sondern weil die Situation es erzwang –, und das Mini-Me, das ihm blieb, war in starkem Maße kognitiv-behavioral. Er brachte Sharon die Dimmertechnik bei und griff zu diesem Zweck auf »erträglichere Traumata« zurück (z. B. darauf, daß sie von ihren Eltern geschlagen worden war).

Er organisierte mehrere Sequenzen von Fraktionierungen. Seine ersten Versuche, Sharon zu irgendeiner Form des Visualisierens zu bewegen, führten zu verheerenden Mißerfolgen. Obwohl sie danach wieder davon überzeugt war, daß ihr einfach niemand helfen könne, blieb der Mixologe hartnäckig und bat sie, zehn

Körperregionen in der Rangordnung zunehmender Inakzeptabilität aufzulisten. Dies ermöglichte ihr, Körperbereiche zu umgehen, die sie direkt mit sexuellen Implikationen assoziiert oder von denen sie erwartet hätte, daß sie sexuelle Themen aufwerfen oder implizieren würden. Dieses indirekte Vorgehen bot ihr zahlreiche Möglichkeiten, sich ihren den Körper betreffenden Problemen zu nähern.

Außerdem stellte der Mixologe eine Reihe von Witzen zusammen, um Sharon Gelegenheit zu geben, zu »kapieren«, worum es dabei jeweils ging. Weiterhin hoffte er, bei beiden beschriebenen Vorgehensweisen von einer *reductio ad absurdum* zu profitieren. Er setzte darauf, daß Sharon angesichts der Absurdität der Situation irgendwann zu lachen anfangen und dieses Lachen bei ihr die Gegenkonditionierung unterstützen würde.

Um nicht den Eindruck zu erwecken, der Mixologe könne selbst eine große Zahl von Witzen erfinden, möchte ich Ihnen hiermit versichern, daß er das definitiv nicht konnte. Aber er sah sich mit Erfolg im Internet um, hielt Ausschau nach miteinander verwandten Witzen und stellte selbst solche Gruppen zusammen, so daß Sharon, falls sie mit dem ersten Witz Probleme hatte, den nächsten Witz der gleichen Art wahrscheinlich verstehen würde und dann durch die simple Tatsache, daß sie zu lachen anfing, mit ihrer zunehmenden Kompetenz im Verstehen von Witzen konfrontiert würde. Dies schützte den Mixologen davor, sich mit ihrem Widerstand gegen die Aufforderung, an der Verbesserung ihrer Wahrnehmungsfähigkeit zu arbeiten, auseinandersetzen zu müssen. Durch ihr Lachen sah sie sich zu einer Konfrontation gezwungen, der sie sich nicht verweigern konnte, weil sie selbst sie herbeigeführt hatte.

Der Mixologe forderte Sharon auf, visuell ein Bild vom ersten Körperteil, an dem gearbeitet werden sollte, zu erforschen. Ob Sie es glauben werden oder nicht, es waren die Kniekehlen! Das versetzte sie in ziemliche Aufregung. Die Behandlung begann mit einer fünf Sekunden dauernden Exposition bei zehn Prozent ihres vollen Belastungsniveaus. Es erforderte zwar die Zeit einer ganzen Sitzung, sich mit diesem Bereich zu befassen und ihn zu desensibilisieren, aber dies war ein Anfang. Der Mixologe fürchtete, falls sie anschließend an einem anderen Körperteil in der Nähe der Knie arbeiten würde, könnte dies zu einem Übergreifen auf ihre Beine und damit in die Nähe weitaus problematischerer Bereiche führen; doch als nächstes arbeitete sie an ihren Ohrläppchen und danach an ihren Handgelenken. Bald berichtete sie, sie habe ihr Gesicht nie klar im Spiegel sehen können, aber nun sehe sie ihre Ohrläppchen und ihre Handgelenke, wenn sie sich die Zähne putze und das Haar kämme. (Sie mußte sich ganz eindeutig sehen können, denn ihr Haar und ihr Make-up wirkten immer sehr gepflegt. Aber diese Fähigkeit war dissoziiert, und es gelang nie, sie mit einer ihrer Alter-Persönlichkeiten in Verbindung zu bringen. Möglicherweise lag eine sequentielle Amnesie vor, durch welche die Fähigkeit unmittelbar nach ihrer Nutzung ausgeblendet wurde.)

Nachdem der Mixologe dieses Ergebnis erreicht hatte, bat er Sharon, sich ihre täglichen Begegnungen mit Menschen zu vergegenwärtigen, die ihr Komplimente wegen ihres Äußeren machten. Er notierte, was Sharon über die Äußerungen jener Menschen berichtete. Dann fing er an, K-Komponenten zusammenzutragen. Sie berichtete über einen Vorfall und darüber, was bei diesem Anlaß gesagt worden war, und der Mixologe kommentierte: »Schon merkwürdig, daß er gesagt hat, Sie hätten ein wunderbares Lächeln. Der letzte hat doch gesagt … Na was hat er denn gesagt?« Daraufhin »erinnerte« Sharon den Mixologen widerwillig an die betreffende Äußerung, und dieser fuhr fort: »Stellen Sie sich das einmal vor! Denken Sie über diese beiden Dinge eine Minute lang nach.« Wenn die Minute vorüber war, pflegte er zu fragen: »Ich glaube, er hat die Sache mit der Schlampe übersehen. Was meinen Sie, wie das passieren konnte?«

Einige Wochen später forderte der Mixologe die Patientin auf, sich erneut zwei Bemerkungen in Erinnerung zu rufen, woraufhin er die Arbeit mit ihnen fortsetzte. Als Sharon sich wieder in der Lage sah, weitere Körperteile zu visualisieren, ohne Angstgefühle zu entwickeln, kommentierte der Mixologe: »Der Kerl hat also Ohrläppchen, Kniekehlen, Handgelenke und zwei Vorderzähne vorübergehen sehen, und er hat sich positiv geäußert, ohne daß die Ohrläppchen, Kniekehlen und Vorderzähne Ihnen zu verstehen gegeben haben, daß Sie eine Schlampe sind. Richtig?« Langsam und offensichtlich unter Qualen antwortete Sharon: »Ich weiß nicht mehr, was ich denken soll. Ich bin völlig verwirrt.« Sie fing nun an, von einer wunderschönen Frau zu träumen, die den Männern auffiel und die sie anlächelten. Sie fragte: »Wer ist diese Frau?« Der Mixologe antwortete: »Was weiß ich!«

Kurz darauf rief Sharon in Panik an. Sie hatte zum ersten Mal in ihrem Leben als Erwachsene ihr Spiegelbild in einem Ladenfenster gesehen und sich darin wiedererkannt. Sie war darüber gleichzeitig entsetzt und hocherfreut. Nun forderte der Mixologe sie auf, sich Situationen vorzustellen, in denen sie attraktiv wirkte. Dies versetzte sie in starke Panik. Mit Hilfe von zeitlicher Fraktionierung und der Dimmertechnik gelang es ihr allmählich, sich zu vergegenwärtigen, daß die schöne Frau, die sie in ihrer Vorstellung gesehen hatte, in Wahrheit sie selbst war, und ihr dämmerte, daß körperliche Attraktivität nicht gleichzeitig bedeutete, daß sie eine Schlampe war.

»Sie haben die Auffassung verinnerlicht, daß Schönheit ein Merkmal einer Schlampe ist, weil alle Männer, mit denen Sie als kleines Kind zu tun hatten, Ihnen gesagt haben, Sie seien sehr hübsch, und weil sie Sie dann ausgenutzt haben.« Sharon setzte zum Widerspruch an, aber dann meldete sich ihre neu entwickelte Fähigkeit, ihre Intelligenz zu nutzen, zu Wort: »Aber … das haben sie doch nur gesagt, um mir einzureden, daß sie mich mochten, bevor sie mit mir machten, was sie wollten.« Der Mixologe forderte sie auf: »Verfolgen Sie diesen Gedanken einmal weiter.« Sie antwortete: »Das kann ich nicht.«

Sharon brauchte Hilfe, um zu erkennen, daß die Männer, mit denen sie auf diese Weise gesprochen hatte, zu ihr kamen, um mit einem kleinen Mädchen sexuell zu verkehren, und daß sie für diesen Kontakt schon bezahlt hatten. Nichts, was Sharon selbst war oder getan hatte, hatte zur Entstehung dieser Situation beigetragen oder sie in die Situation gebracht. Ein Mann, der einem Zuhälter Geld bezahlt, um mit einer Minderjährigen oder sogar einem Kind sexuell zu verkehren, hat schon entschieden, was er tun wird, bevor etwas, das das Kind sein oder getan haben könnte, diese Entscheidung auf irgendeine Weise hätte beeinflussen können. Sharon erinnerte sich nun daran, daß viele der anderen Mädchen, die ebenso wie sie ausgebeutet worden waren, nicht besonders hübsch gewesen seien. Gutes Aussehen war der Grund für Preisunterschiede zwischen den verfügbaren Mädchen gewesen, aber ganz sicher war nicht allein Schönheit der Grund für die Ausbeutung durch die Freier gewesen.

Schon bald danach konnte Sharon ihr gutes Aussehen ausschließlich als eine ihrer positiven Qualitäten sehen. Ihr Aussehen war nun nicht mehr, was sie »das rote Abzeichen des Schlampentums« genannt hatte. Als es dann auch noch gelang, ihre beeindruckenden intellektuellen Fähigkeiten permanent verfügbar zu machen, wurde ihre Therapie dadurch so beschleunigt, daß es zu einer äußerst zufriedenstellenden Integration und zu einem entsprechenden Abschluß kam. Danach begann sie ein Universitätsstudium und beendete es erfolgreich, und schließlich heiratete sie einen höflichen und erfolgreichen Mann, und beide gründeten eine eigene Familie.

Natürlich bin ich nur ein Teil des Instrumentariums an Techniken, die der Mixologe in diesem Beispielfall nutzte, und bei dieser Art, mich zu nutzen, handelt es sich im Wesentlichen um eine durch Hypnose unterstützte kognitiv-behaviorale Behandlung. Aber ich freue mich über die Rolle, die ich bei alldem spielen konnte, und über Sharons Erfolge.

7 Pacing in der Traumaarbeit
Ein allgemeiner Überblick

Im nächsten Kapitel werde ich mich mit meiner Flexibilität beschäftigen – mit meiner Fähigkeit, mich im Laufe einer Therapie an verschiedene Arten von Situationen anzupassen. Allerdings möchte ich vorher ein paar allgemeine Dinge über Pacing in der Traumaarbeit sagen, unabhängig davon, welche Rolle ich dabei spiele.

Dieses Buch ist nicht als umfassendes Lehrbuch der Psychotherapie konzipiert. Leser, die es so verstehen, könnten auf die völlig irrige Idee kommen, bei der Behandlung Traumatisierter stehe die Traumaverarbeitung im Mittelpunkt. Vorrangig ist jedoch der mitfühlende, fürsorgliche Umgang mit traumatisierten Menschen. Sir William Osler (2012) sagte, der weise Arzt behandle des Patienten, nicht die Krankheit. Eine ausschließlich auf Traumaverarbeitung zielende Behandlung kann das Wohl des Patienten mit Füßen treten und ihn retraumatisieren, statt ihn zu heilen.

Ich werde zunächst einige allgemeine Erwägungen beschreiben und mich dann einigen spezifischen und extremen Situationen zuwenden.

Allgemeine Erwägungen in Zusammenhang mit Pacing

Die meisten allgemeinen Aspekte des Pacings in der Traumaarbeit lassen sich sehr leicht beschreiben. Abgesehen von seltenen Ausnahmefällen sollte man intensive Traumaarbeit nicht über längere Zeit in einer ununterbrochenen Folge von Sitzungen durchführen. Natürlich ist es manchmal erforderlich, während mehrerer Sitzungen in Folge an einem Trauma zu arbeiten, um dessen Verarbeitung abzuschließen oder zumindest einen bestimmten Teil der Arbeit zu beenden. Aber nachdem dies gelungen ist, sollte man sich nicht sofort einem neuen Aspekt der Traumaarbeit zuwenden. Patienten brauchen Zeit, um wieder zur Ruhe zu kommen und nach einer Phase intensiver Arbeit an einem Trauma ihr inneres Gleichgewicht wiederzufinden. Therapeut und Patient müssen oft mit den verschiedenen Mitgliedern des Systems der Alter-Persönlichkeiten darüber reflektieren, was die bereits geleistete Arbeit für sie bedeutet und welche Implikationen für und Auswirkungen auf verschiedene Beziehungen sie hat. Sich die Bedeutung eines traumatischen Ereignisses vollständig bewußt zu machen ist auch unter günstigen Umständen oft ein ziemlicher Schock für das gesamte System, und die Auseinandersetzung mit den entsprechenden Auswirkungen kann den Patienten erschöpfen und verletzlich machen – eine Situation, die kaum sicher und stabil genug ist, um die Traumaarbeit unverzüglich fortzusetzen. Der Patient braucht nicht immer mehr, mehr, mehr *(more, more, more)*. Was er braucht, ist Moratorium, Moratorium, Moratorium.

Eine Ausnahme zu diesem allgemeinen Rat kann eine Situation sein, in der sich das traumatische Geschehen nicht unterbinden läßt, obwohl die Therapie anderen Problemen Vorrang einräumen muß. Dies wird im folgenden veranschaulicht und später noch einmal bei der Vorstellung von Ruths Fall. Unter Umständen wie den in den Beispielen geschilderten ist es vorteilhaft, mich als zumindest partiellen Notbehelf zu nutzen, wenn das traumatische Material stark und machtvoll fließt, oder in jeder Sitzung nur ein paar kurze fraktionierte Expositionen durchzuführen, damit der innere Druck nicht so stark wird, daß das Trauma sich mit voller Kraft Bahn brechen kann. Wenn sich das Durchbrechen von traumatischem Material nicht vermeiden läßt, so macht die Verringerung seines Flusses zu einem Rinnsal oder Bächlein das Leiden des Patienten zumindest erträglicher, als wenn man seine Ausweitung zu einer reißenden Flut zuläßt. Dies wurde im weiter oben beschriebenen Fall von Alice erörtert.

Da Traumata bei der Arbeit mit DIS-Patienten fast immer in der Nähe lauern, versucht der Mixologe seine bewußten Bemühungen um konzentrierte Traumaarbeit auf maximal 40 Prozent der Sitzungen, die ein Patient erhält, zu beschränken. Er läßt sich darauf ein, diesen Wert auf 60 Prozent zu erhöhen, wenn der Fluß stetig, aber nicht besonders stark ist. Und er ist nur dann damit einverstanden, die Traumaarbeit für kurze Zeitspannen in aufeinanderfolgenden Sitzungen auszuführen, wenn die Verarbeitung eines bestimmten traumatischen Szenarios ihrem Abschluß zustrebt und durch dieses Szenario keine weiteren traumatischen Szenarien aktiviert werden.

Zwar sind Ausnahmen zu jedem allgemeinen Rat unvermeidlich, doch besteht zwischen Vorsicht und Sicherheit immer eine enge Verbindung. Stellt ein Therapeut fest, daß er es für unvermeidlich hält, ununterbrochen an der Auflösung von Traumata zu arbeiten, bei jeder sich bietenden Gelegenheit und bei einem Patienten nach dem anderen, sollte er bei einem Kollegen oder Supervisor Rat suchen. Der Mixologe hat mit seinen über 40 Jahren Erfahrung in der Behandlung von DIS derartige Situationen nicht oft erlebt.

Ein kluger Pferdetrainer läßt einen Vollblüter nach einem anstrengenden Rennen ausruhen; er gönnt dem Pferd nach der außergewöhnlichen Anstrengung eine ziemlich lange Verschnaufpause, auch wenn es den Eindruck erweckt, munter und tatendurstig zu sein. Therapeuten können vom gesunden Menschenverstand profitieren, den sie in anderen Bereichen und bei anderen Bemühungen entwickelt haben. Viele Therapeuten werden erstaunlich penibel und pochen auf *Political Correctness*, wenn Vergleiche aus anderen Bereichen auf den der Therapie angewendet werden, und sie protestieren in solchen Fällen oft, weil sie diese für ihren Patienten gegenüber entwürdigend halten. Dem ist entgegenzuhalten, daß solche Vergleiche in erster Linie dazu dienen, dem Therapeuten zu einem besseren Verständnis zu verhelfen, und daß in Fällen, in denen ein Therapeut seine Patienten mit derartigen Vergleichen behelligt und damit ein extrem schlechtes Urteilsvermögen erkennen läßt, er selbst zweifellos derjenige ist, der sich unsensibel verhält. Metaphern, Vergleiche und Analogien zu wörtlich zu nehmen und ihretwegen überzureagieren ist eine beklagenswerte Denkstörung, die für Menschen charakteristisch ist, denen es wichtiger ist, ihre Vorstellungen umzusetzen, als sich an ihrem gesunden Menschenverstand zu orientieren.

Wenn nicht eindeutig klar ist, ob ein Patient in einer Traumatherapie bereit ist, den nächsten Schritt zu gehen, sollte dieser nächste Schritt unterbleiben. Überlassen Sie die Entscheidung über solche Fragen nicht dem dissoziativen Patienten. Viele Therapeuten, denen völlig klar ist, daß ihre DIS-/NNBDS-Patienten unter Menschen, die ihre Stärke und Autorität mißbraucht haben, gelitten haben, geben sich große Mühe, den Betroffenen keinerlei Forderungen oder Einschränkungen aufzuerlegen. Sie setzen alles daran, die Autonomie und Wahlfreiheit ihrer Patienten zu schützen.

Allerdings kann das Verhalten von DIS-/NNBDS-Patienten in der Übertragung einen starken Wunsch erkennen lassen, sich gefällig zu zeigen, sowie eine Furcht vor Zurückweisung oder Bestrafung, weil sie sich den Forderungen einer Autoritätsperson wie dem Therapeuten nicht beugen wollen. Möglicherweise nutzen sie ihren »freien Willen«, um dem Therapeuten besser zu Gefallen sein und das Risiko einer Zurückweisung verringern zu können. Sie wissen, daß die Traumaarbeit ein Teil der Behandlung ist, und viele von ihnen setzen alles daran, um »gute Patienten« zu sein und zu tun, was ein Therapeut nach ihrer Meinung von einem »guten Patienten » erwartet.

Angesichts dieser und anderer, verwandter Erwägungen läßt sich oft nur schwer feststellen, inwieweit der Augenschein einer bewußten freien Entscheidung dem entspricht, was der Patient tatsächlich bevorzugt. Die Gefahr, daß sich masochistische und verhängnisvolle Entscheidungen als Resultate einer besonders guten therapeutischen Allianz tarnen, sollte nicht unterschätzt werden.

Immer wieder muß der Therapeut die Initiative ergreifen, um Handlungsweisen zu fördern, die für die Sicherheit und Stabilität der Situation des Patienten besonders förderlich sind und ein optimales Therapieresultat zu ermöglichen versprechen. Nicht weniger als das verdienen die Patienten.

Ich wende mich noch einmal der Thematik des Pacings in der Traumatherapie zu, weil ein in dieser Hinsicht häufig auftretendes Problem einen kurzen Kommentar verdient. Anschließend werden wir uns mit weniger häufig vorkommenden, aber trotzdem altbekannten und wichtigen Themen befassen.

Das bezüglich des Pacings häufigste Problem – es spielt in fast jeder DIS-/NNBDS-Behandlung eine Rolle – betrifft das plötzliche, unangekündigte und nicht voraussehbare Auftreten destruktiver Intrusionen von stark affektbelastetem traumatischem Material. Trigger, die solche Intrusionen hervorrufen, können (unter anderem) durch geplante Traumaarbeit entstanden sein, die unabsichtlich eine Büchse der Pandora des Leidens öffnet; weiterhin durch intrapsychische Ereignisse, die das Bewußtsein erreichen, beispielsweise Flashbacks, Träume oder traumabezogene Erinnerungen; ein verstörendes interkurrentes Ereignis, Erlebnis oder ein entsprechender Input, entstanden in oder durch die äußere Welt; und schließlich verschiedene Fehler des Therapeuten.

Wenn Ereignisse wie die soeben genannten in einer Therapie eintreten, führt dies zu Pacing-Problemen, weil die genannten Phänomene so stark sind, daß sie jedes bewußt gewählte Verarbeitungstempo, jede Sequenzierung oder Fraktionierung und jeden Therapieplan im Augenblick des Geschehens »wegblasen«. Stehe ich bereit, erleichtert dies den Umgang mit Ereignissen der genannten Art. Hat der Patient die mit mir assoziierten Elemente und Techniken schon erlernt, können sie im Dienste des Containment mobilisiert werden. Im übrigen lassen sie sich leicht mit anderen Ansätzen verbinden, um in einer DIS-/NNBDS-Behandlung Krisen zu bewältigen (siehe z. B. Fine 1991; Kluft 1983).

Die wichtigsten Pacing-Probleme, die aufgrund von Intrusionen der genannten Art entstehen, kann man auf eine Weise beschreiben, die eher moralistisch als wissenschaftlich klingt. Es handelt sich dabei um Krisen, die – wie es bei Krisen üblicherweise der Fall ist – den Eindruck erwecken, den Therapeuten und den Patienten sowohl mit Gefahren als auch mit Chancen zu konfrontieren. Im Falle einer DIS-/NNBDS-Behandlung stellt sich jedoch in den meisten Situationen, die zunächst den Anschein erwecken, daß es sich um potentielle Chancen handelt, später heraus, daß der Gefahrencharakter überwiegt.

Wenn traumatisches Material unerwünschterweise in einer Behandlung auftaucht, kann dies nicht nur den Patienten, sondern auch die gesamte Behandlung destabilisieren. Mit dem durch eine solche Intrusion aufgeworfenen akuten Problem fertig zu werden ist der leichtere Teil der Übung: Man schaut sich das aufgetauchte Material an, läßt die in die Situation involvierten Alter-Persönlichkeiten zu Wort kommen und nutzt die hier und andernorts erörterten Möglichkeiten zur Förderung des Containment (Fine 1991; Kluft 1983).

Die eigentliche Schwierigkeit besteht darin, der Versuchung zu widerstehen, die vermeintliche Chance zu nutzen, mehr über das neu aufgetauchte Material herauszufinden, um eingehender zu erforschen und herauszufinden, ob es sich dabei um einen Königsweg zum besseren Verständnis der Probleme des Patienten und zu deren rascherer Auflösung handelt. Wenn das intrusive Material 1) nicht aus einer Quelle stammt, die mit der momentan stattfindenden Arbeit in einem Zusammenhang steht und nicht ohnehin in nächster Zeit aufgetaucht wäre oder 2) wenn es sich nicht auf Themen bezieht, die direkt mit einer klaren und akuten Gefahr für den Patienten und/oder eine andere Person in Zusammenhang stehen, ist es wahrscheinlich kontraproduktiv, es weiterzuverfolgen.

Belastet man einen Patienten zu stark, kann es zu einer schleichenden Ausweitung der ursprünglichen Zielsetzung kommen. Wenn eine für den Patienten ohnehin schwierige und anstrengende Therapie einem Alter-System, das ohnehin schon unter der Last der Arbeit, an der es beteiligt ist, leidet, noch mehr Anforderungen und Belastungen aufbürdet, und wenn die Ressourcen des Alter-Systems schon stark überanspruchtsind, besteht erhebliche Gefahr, daß es zu einem Unglück kommt.

Taucht das intrusive Material in den Anfangsphasen einer DIS-/NNBDS-Behandlung auf, in denen der Patient noch nicht stabil genug ist, sollte man es sicherheitshalber – ebenso wie jedes intensive Gespräch darüber – unbeachtet lassen. Würde man daran arbeiten, so käme dies praktisch einer Aufforderung an den Patienten gleich, mehr zu tun, als er momentan zu tun bereit ist, weil er sich sonst in einem für ihn nicht akzeptablen Maß Streß und Gefahr aussetzen würde.

Bricht intrusives Material in der Phase der Traumaverarbeitung durch und wird den zum betreffenden Zeitpunkt verarbeiteten Dingen zugeschlagen, so kann dies mehrere in ihren Auswirkungen ungünstige Prozesse initiieren. *Erstens* kann es passieren, daß sich der Patient plötzlich gezwungen sieht, einen Zwei- oder Mehr-

Fronten-Krieg zu führen – eine Herausforderung, der sich nicht nur Napoleon, sondern auch viele andere gefeierte Militärstrategen des Altertums wie der Neuzeit nicht gewachsen sahen. Eine Situation dieser Art birgt die Gefahr, genau den Druck zu erzeugen, vor dem umsichtige Traumatherapeuten ihre Patienten zu schützen versuchen. *Zweitens* können mehr Alter-Persönlichkeiten in Unruhe versetzt und aktiviert werden und die Erhaltung der Stabilität und Alltagsfunktionsfähigkeit des Patienten gefährden. Möglicherweise ist das Alter-System nicht in der Lage, die erhöhte Last des Schmerzes einzugrenzen, was zur Beeinträchtigung der Alltagsfunktionsfähigkeit des Patienten führen kann. *Drittens* werden die Alter-Persönlichkeiten, an deren traumabedingten Problemen in der Therapie gerade gearbeitet wurde und deren Schmerz sie zu lindern versprochen hatte, deren Abwehrkraft verringert und deren Verletzbarkeit erhöht ist, zumindest implizit, wenn nicht auch explizit aufgefordert, ihre Sorgen zurückzustellen. Dies kann sich als eine Entscheidung von zweifelhafter Qualität erweisen, weil dadurch die therapeutische Allianz mit den zur Zeit aktiv an der Behandlung teilnehmenden Alter-Persönlichkeiten unterminiert werden kann. Möglicherweise reagieren sie enttäuscht und desillusioniert, wenn sie plötzlich aufgefordert werden, ihre Arbeit mitten im laufenden Prozeß zu unterbrechen, und sie fühlen sich aufgrund dessen von ihren Therapeuten vernachlässigt, verlassen oder sogar verraten.

Die Hippokratische Maxime, vor allem nicht zu schaden, beherzigt man am besten, indem man sich in der Therapie wieder auf das konzentriert, womit man vor dem Einsetzen der Intrusion befaßt war. Die Behandlung sollte sich wieder auf die bereits begonnene Arbeit konzentrieren, wobei man mittels Hypnose und anderer Methoden am Containment des intrusiven Materials arbeiten kann. Alter-Persönlichkeiten, die verfrüht in den Behandlungsprozeß hineingezogen wurden, sollte man Unterstützung, Linderung und Zuflucht bieten. Gelingt dies nicht, kann die Behandlung zum Schaden des DIS-/NNBDS-Patienten in eine gefährliche, selbstverursachte Falle gehen.

Kompliziertere Erwägungen, die das Pacing betreffen

Abgesehen von den soeben beschriebenen, weit verbreiteten Problemen, von denen einige während fast jeder DIS-/NNBDS-Behandlung auftreten, ergeben sich andere das Pacing betreffende Probleme aus dauerhaften und wiederkehrenden, statt aus kurzen oder intermittierenden Schwierigkeiten.

Es ist zwar bedauerlich, aber eine Tatsache, daß eine Untergruppe der DIS-Patienten es grundsätzlich vermeiden sollte, an Traumata zu arbeiten, weil sie in extremem Maße ein zentrales Element der Störung, nämlich Vermeiden, zeigen. Einige Mitglieder dieser Untergruppe vermeiden unverkennbar und ganz offensichtlich, wohingegen andere die Tatsache, daß sie vermeiden, leugnen und oft vehement protestieren, weil ihre Therapeuten nicht anerkennen, wie sehr sie sich bei der Arbeit bemühen. Der Mixologe rät, die Traumaarbeit in solchen Fällen zu verschieben, bis es gelungen ist, den mit dem Vermeiden verbundenen Widerstand und Widerwillen aufzulösen. Ist dies nicht möglich, kann eine Revision der Therapieziele erforderlich sein, entweder für die aktuelle Situation oder für die gesamte Therapie, und sich fortan auf die Unterstützung des Patienten zu konzentrieren. Jahrelange Bemühungen bei der Arbeit mit Patienten, deren wichtigste Alter-Persönlichkeiten unbeirrt behaupteten, sie würden engagiert mitarbeiten – obwohl offensichtlich das Gegenteil zutraf –, haben den Mixologen zu der Überzeugung gebracht, daß solche Situationen im Grunde Sackgassen sind, die als solche zu erkennen beide Beteiligte nicht bereit sind.

Es gibt nur eine wichtige Ausnahme zum obigen allgemeinen Rat (Kluft 1997a). Manchmal behandelt der Mixologe DIS-Patienten, die für eine abhängige Person (z. B. für ein Kind, einen Behinderten oder einen alten Menschen) sorgen müssen oder die sich gegenüber solchen Menschen in einer wichtigen Autoritätsposition befinden (z. B. als Coach, Lehrer, Geistlicher, Jugendgruppenleiter usw.). Läßt jemand im Umfeld eines solchen Patienten Anhaltspunkte oder eindeutige Anzeichen für schlechte Behandlung erkennen, ist eventuell eine Intervention notwendig, die für den Patienten selbst nicht optimal ist, aber im wohlverstandenen Interesse der von ihm abhängigen Personen liegt.

Der Mixologe kennt Fälle, in denen Kinder von einem erwachsenen DIS-Patienten mißhandelt wurden, aber zu eingeschüchtert waren, um über ihre Notlage zu berichten, oder selbst dissoziative Tendenzen entwickelt hatten, um mit den Mißhandlungen fertig zu werden, und nicht in der Lage waren, andere über ihre Situation zu verständigen. Beispielsweise führte er einmal, als er gerade anfing, mit DIS-Patienten zu arbeiten, und ihm bestimmte Gefahren noch nicht völlig bewußt geworden waren, eine Familientherapie mit einer unter DIS leidenden Mutter und ihren Kindern durch. Während er versuchte, die Situation der Kinder zu verstehen, wechselte die Mutter plötzlich abrupt in eine destruktive und feindselige Persönlichkeit und schlug eines ihrer kleinen Kinder mit aller Kraft, die sie aufbieten konnte. Wenige Augenblicke später konnte sich weder die Mutter noch ihr Kind an dieses Ereignis erinnern.

Seit diesem bedauerlichen Vorfall interviewt der Mixologe DIS-Patienten, deren Kindern es nicht gut geht, unter Hypnose und mit Hilfe ideomotorischer Zeichen, um herauszufinden, ob bei ihnen problematische Verhaltensweisen vorliegen. Er scheut die Begegnung mit aggressiven Alter-Persönlichkeiten nicht, weil er glaubt, besser intervenieren zu können, wenn er so verfährt, auch wenn er sich dadurch persönlich gewissen Gefahren aussetzt. Er verläßt sich darauf, daß er eventuell für die Kinder oder ihn selbst gefährliche Elemente aufgrund seiner Erfahrung und Kompetenz einzugrenzen in der Lage ist. Er hat den Umgang mit Problemen dieser Art im Rahmen einer Studie beschrieben, an der 75 unter DIS leidende Mütter teilnahmen (Kluft 1987).

Solche Interventionen sollten Therapeuten nicht durchführen, wenn sie noch nicht viel Erfahrung mit der Behandlung von DIS-Patienten haben oder wenn sie unerfahren im Umgang mit aggressiven Alter-Persönlichkeiten oder mit der Anwendung der in solchen Fällen oft nützlichen hypnotischen Techniken sind. Erwartet der Mixologe beispielsweise, einer solchen Alter-Persönlichkeit zu begegnen, richtet er seine Bemühungen zunächst nicht darauf, mit Hilfe von Hypnose einen Zugang zu der Alter-Persönlichkeit zu finden. Vielmehr versucht er, den Körper des Patienten erstarren zu lassen und eventuell eine posthypnotische Suggestion zu etablieren, der zufolge jede aggressive Tendenz, sobald er ein bestimmtes Schlüsselwort ausspricht, augenblicklich abklingt (Kluft 1983). Solche Bemühungen sind nie absolut zuverlässig oder narrensicher, und das Vorgehen im Einzelfall hängt vom Erfahrungshorizont und vom klinischen Urteil des behandelnden Therapeuten ab.

Interventionen, die darauf zielen, den Zugang zu potentiell gefährlichen Alter-Persönlichkeiten zu erschließen, sollten nie von Therapeuten ausgeführt werden, die das Gefühl haben, sich einer inakzeptablen Gefahr auszusetzen, oder die sich bei Anwendung der Intervention beklemmend ängstlich fühlen. Wie man mit einem potentiell gewalttätigen oder stark impulsiven Patienten am besteht umgeht, ist zu komplex, als daß wir uns hier eingehender damit befassen könnten.

Eine weitere bedauerliche Tatsache ist, daß es unter den DIS-Patienten zwei Untergruppen gibt, die sich verhalten, als müßten sie sich in einer Therapie in jedem Moment mit ihren traumatischen Erlebnissen auseinandersetzen. Die erste dieser beiden Gruppen besteht aus Patienten, die sich gezwungen zu fühlen scheinen, permanent auf ihre Traumata zu fokussieren, weil zahlreiche dysfunktionale innere Dynamiken oder Druckfaktoren sie plagen. Zur zweiten Untergruppe zählen einerseits Patienten, die von Traumata überflutet werden und bei denen jedes Bemühen um Containment fehlschlägt, weshalb es bedauerlicherweise unvermeidlich ist, an einigen intrusiven Traumata zu arbeiten, und andererseits Patienten, deren

Alter-System die Muster früherer Traumatisierungen in der inneren Welt der Alter-Persönlichkeiten reinszeniert bzw. wiederholt.

Bei der letztgenannten, zweiten Untergruppe angehörenden Patienten zeigen die Alter-Systeme anhaltende innere Dynamiken, in denen gewöhnlich Konflikte zum Ausdruck gelangen, die aufgrund der im Rahmen der Behandlung erfolgten (oder antizipierten) Offenbarungen entstanden sind, welche von Mißbrauchstätern oder auf diesen basierenden Alter-Persönlichkeiten oder von geschätzten, aber konfliktträchtigen Bindungen an die realen Täter und/oder an die mit ihnen assoziierten Alter-Persönlichkeiten als bedrohlich empfunden werden. Diese Situationen sprechen in der Regel positiv auf eine temporäre Unterbrechung aller absichtlich initiierten Traumaarbeit und auf die Einrichtung eines Moratoriums hinsichtlich der Traumaarbeit zugunsten der Arbeit an der Dynamik des Alter-Systems bis zur Lösung bestehender Probleme und Konflikte, die das weitere Vorgehen betreffen, an. Manchmal sind eine lange Zeitspanne und umfangreiche Bemühungen erforderlich, um am Widerstand und Widerwillen des Alter-Systems zu arbeiten, statt daß sie schnell und mit relativ geringem Aufwand beigelegt werden können.

Zur ersten Untergruppe der weiter oben erwähnten zweiten größeren Kohorte – derjenigen der Patienten, die nicht in der Lage sind, sich von der Auseinandersetzung mit ihren Traumata zu distanzieren – zählen auch Patienten, deren Traumaverarbeitung so weit fortgeschritten ist, daß eine der beiden Arten von Situationen entstanden ist, die im folgenden beschrieben werden.

Im *ersten* Fall sind die dissoziativen Barrieren, die vorher bestimmte Arten von Material eingegrenzt hatten, so durchlässig und damit unzuverlässig geworden, daß sie dieses Material nicht mehr getrennt zu halten vermögen. Es dringt dann allmählich in den Geist jener Alter-Persönlichkeiten ein, die die Alltagsfunktionsfähigkeit des Patienten aufrechtzuerhalten versuchen. Weil nichts den freien Fluß dieses zuvor mit guten Gründen separat gehaltenen Materials aufzuhalten vermag, muß daran so lange gearbeitet werden, bis es sich erschöpft hat, um schwerwiegende und länger anhaltende Störungen zu verhindern.

In Situationen der *zweiten* Art ist der Prozeß, der zum Zusammenbruch der dissoziativen Barrieren geführt hat, allmählicher verlaufen, und er wirkt sich auf allgemeinere Weise aus. In diesen Fällen entzieht sich nach und nach Material von vielen Alter-Persönlichkeiten oder Gruppen von Alter-Persönlichkeiten allen Bemühungen um Containment. Diese zweite Variante stellt sich gewöhnlich in einem weit fortgeschrittenen Behandlungsstadium ein, nachdem schon viel traumatisches Material verarbeitet worden ist und die Alter-Persönlichkeiten zu einer produktiveren Zusammenarbeit übergegangen sind.

Situationen dieser Art spiegeln fast immer den Erfolg der bereits geleisteten Arbeit an der Auflösung von dissoziativen Strukturen und Abwehrkonstrukten. Sie treten sehr häufig und ziemlich voraussehbar in gut geplanten und durchgeführten Behandlungen auf dem Weg zur Integration auf. Trotz der damit verbundenen Belastungen und der demoralisierenden Wirkung auf die Patienten, die glauben, solche Probleme längst hinter sich gelassen zu haben, handelt es sich in der Regel um einen Bestandteil des Heilungsprozesses.

Nur selten treten solche Situationen nach Schädel-Hirn-Traumata oder in Zusammenhang entweder mit einer physischen Krankheit oder einer schweren komorbiden psychischen Störung auf. Komplexe chronisch dissoziative Störungen erfordern die ständige Anwendung beträchtlicher Ichstärke, ein erhebliches Maß an psychischer Anstrengung und Energie und die Intaktheit der Aufmerksamkeitsprozesse, durch welche die dissoziativen Grenzen etabliert und aufrechterhalten werden, um ihre Homöostase zu erhalten.

Bei Vorliegen eines Schädel-Hirn-Traumas, eines starken Elektrolyt-Ungleichgewichts oder anderer Ursachen, die die Fähigkeit des Gehirns verringern, den Geist optimal funktionsfähig zu erhalten, können dissoziative Barrieren auf eine Weise beeinträchtigt werden, die in keiner Beziehung zu den Fortschritten des Patienten in der Therapie steht. In solchen Fällen wäre es fatal, mit der Traumaarbeit fortzufahren. Man sollte sich dann besser um eine optimale medizinische Versorgung und hinsichtlich der Therapie um eine unterstützende Haltung bemühen.

Wir werden uns nun noch einmal den Situationen zuwenden, die in Verbindung mit Fortschritten in der Therapie auftreten können: Die *erste* dieser beiden Arten von *Situationen* ist typisch für stark strukturierte Psychotherapien, die man als eine Art Sequenz von Kurzzeittherapien verstehen kann, welche einander im übergeordneten Zusammenhang einer Langzeitbehandlung überlappen. Solche Behandlungen entsprechen in der Regel dem Modell des *taktischen Integrationalismus.* Die dissoziativen Abwehrstrukturen, die ein Erlebnis oder eine Gruppe miteinander verbundener Erlebnisse umgeben und separieren, und die Strukturen, die eine Alter-Persönlichkeit oder eine Gruppe von Alter-Persönlichkeiten gebildet, aufrechterhalten oder unterstützt haben, sind erodiert oder anderweitig zusammengebrochen. Die Alter-Persönlichkeiten, die es ermöglicht haben, die Aktivitäten des Alltagslebens auszuführen, werden von traumatischem Material, Erinnerungen und Affekten überflutet.

Wenn eine bestimmte Alter-Persönlichkeit (oder auch mehrere) ohne wichtige Exekutivfunktion das fragliche Material bewahrt hat (haben), tritt nicht selten während eines solchen Zusammenbruchs spontan die Integration ein. Dies ist von großer Bedeutung. Kommt es nämlich zu spontanen Integrationen, ist die Struktur, in die das Material normalerweise resorbiert worden wäre, um später erneut separiert zu werden (eine gut entwickelte Kompetenz und ein Coping-Stil), nicht mehr als Ressource verfügbar, weshalb andere Alter-Persönlichkeiten (oder das gesamte Alter-System) darauf vorbereitet werden müssen, dieses Material aufzunehmen.

Die *zweite* Art von *Situation* ist typisch für stärker prozeßorientierte Behandlungen. Hier spielen strukturierte Interventionen eher eine Nebenrolle – was dem therapeutischen Ansatz entspricht, der als *strategischer Integrationalismus* bezeichnet wird. In Behandlungen, die auf dieser Grundlage durchgeführt werden, werden die dissoziativen Abwehrstrukturen im Laufe der Therapie langsam und bezogen auf alle vorhandenen dissoziativen Probleme und Strukturen erodiert, bis sie von innen kollabieren. Tritt dies ein, kann der Patient von dysphorischen Bildern und Affekten überflutet werden, was es schwierig oder sogar unmöglich machen kann, die dissoziativen Barrieren oder Abwehrstrukturen wiederherzustellen oder neue zu errichten.

Erstreckt sich die Erosion der Abwehrstrukturen auf einen großen Bereich, können Elemente und Affekte aus einem weiten Spektrum traumatischer Erinnerungen und schmerzhafter Dysphorien (wenn nicht deren Gesamtheit) die meisten oder sogar alle Alter-Persönlichkeiten, die in der Regel die Alltagsfunktionsfähigkeit erhalten und die wichtigsten Aufgaben im Leben des Patienten erfüllen, überflutet haben. Die »Orte«, an denen solches Material gewöhnlich aufbewahrt wurde und zu denen es nach Intrusionen im Laufe der Jahre immer wieder zurückgebracht worden ist, sind zu beeinträchtigt, um diese Funktion noch erfüllen zu können, und eventuell sind sie sogar integriert bzw. vollständig oder partiell aufgelöst worden.

Wenn in einer Therapie auf der Basis des strategischen Integrationalismus der Eindruck entsteht, daß die dissoziativen Barrieren schneller erodieren, als es wahrscheinlich möglich sein wird, die Traumaverarbeitung zum Abschluß zu bringen, sollte der Therapeut aus Sicherheitsgründen zur Arbeit im Sinne des taktisch-integrationalistischen Modells übergehen, das die Technik der Fraktionierten Abreaktion nutzt. Dies sollte immer dann geschehen, wenn dem Therapeuten klar wird (oder wenn er auch nur vermutet), daß die beschriebene Art von Situation sich anbahnt. Wartet er hingegen zu lange – nämlich bis er »sicher« ist –, kann es für adäquate Schutz- und Containment-Maßnahmen, die destruktive Wirkungen und Mißgeschicke zu verhindern vermögen, zu spät sein. Hat das Zusammenbrechen der dissoziativen Abwehr und ihrer Strukturen schon eine starke Eigendynamik entwickelt, kann selbst eine schnelle Reaktion zu schwach oder zu spät sein.

Das Rennspiel

Der Mixologe hat für Situationen, in denen der Therapeut kaum eine andere Möglichkeit hat, als traumatisches Material fast ununterbrochen zu verarbeiten, bis die Flut des Schmerzes eingedämmt ist oder bis sie sich erschöpft hat, einen besonderen Namen entwickelt. Er nennt sie »Das Rennspiel«, ein Begriff aus dem Backgammon. Das »Rennspiel« beginnt beim Backgammon, wenn beide Spieler mit ihren Spielsteinen die vom Gegner errichteten Abwehrstrukturen überwunden haben und dann versuchen müssen, ihre Steine vor dem Gegner zum Ziel zu bringen.

Wo ist mein Platz, wenn ein Patient mit irgendeiner Form von »Rennspiel« beginnt? Wenn meine Elemente vor Beginn des Spiels nicht entsprechend instruiert worden sind, kann ich das sich anbahnende Geschehen wahrscheinlich nicht aufhalten. Aber wenn einige meiner Elemente in Verbindung mit anderen hypnotischen Techniken genutzt werden, kann ich das »Rennspiel« vielleicht unterbinden. Auch wenn der Erfolg dieser Bemühungen nur ein partieller ist, kann dies die Entwicklung zumindest so stark verlangsamen, daß das unerträglichste Leiden gelindert und eine Dekompensation verhindert wird.

In späteren Phasen der Arbeit des Mixologen mit GWEN, einer Patientin, mit der wir uns im weiteren Verlauf dieses Buches noch gründlicher befassen werden, waren Barrieren, die ihre noch existierenden Alter-Persönlichkeiten größtenteils separat gehalten hatten, so stark erodiert, daß man sie nicht mehr rekonstruieren konnte. Gwen war eine unglaublich stark motivierte Patientin, die zu einer in der Nutzung aller meiner Elemente sehr erfahrenen Expertin geworden war.

Das traumatische Material, mit dem Gwen sich noch auseinandersetzen mußte, betraf sehr sadistische Mißbrauchserlebnisse. Eine zeitliche Fraktionierung und die Abtrennung und der Schutz der Alter-Persönlichkeiten vom laufenden Prozeß waren in dieser Phase zwar unmöglich, aber es gelang Gwen, ihr Unbehagen in einem gewissen Maße mit Hilfe der Dimmertechnik zu dosieren und die entsetzlichen Empfindungen abzublocken, die sie während der Auseinandersetzung mit einer Flut von Erinnerungen, Affekten und Identitätsproblemen erlebt hatte. Dies ermöglichte der Patientin, einer starken und resoluten Persönlichkeit, nach einem einzigen Tag krankheitsbedingten Fernbleibens von der Arbeit wieder ihren Beruf auszuüben, obwohl sie weiterhin stark unter emotionalem Unbehagen und einer kognitiven Beeinträchtigung infolge der Intrusion entsetzlicher Erinnerungen und dysphorischer Affekte in ihr Bewußtsein litt.

8 Die Nutzung meiner Flexibilität

Gangwechsel zwecks Anpassung an die konkrete Therapiesituation

Im Laufe einer langen Behandlung mit vielen Drehungen und Wendungen und zahlreichen Unwägbarkeiten ist es nicht unbedingt angemessen, von Anfang bis Ende ständig die gleichen Techniken zu benutzen. Die nächsten beiden Vignetten demonstrieren, wie man mich sehr flexibel nutzen kann und wie man bestimmte Elemente von mir je nach Situation entweder nutzen oder außer Acht lassen kann. Auch hier kann eine Fraktionierung im Sinne des zeitlichen Verlaufs traumatischer Situationen erfolgen, weiterhin eine Dosierung des Unbehagens sowie des Ausmaßes, in dem die Elemente des Persönlichkeitssystems an der Arbeit beteiligt oder vor ihr geschützt werden, und es kann an nur einer der BASK-Dimensionen gearbeitet werden, wobei meist entweder die des physischen Schmerzes (S) oder die des emotionalen Schmerzes (A) bevorzugt wird, während die übrigen ausgeklammert werden.

Beispiel 1 – Ruth: Wenn es regnet, schüttet es

Ruth war die Mutter von zwei allem Anschein nach gut gediehenen Teenagern, und ihre Ehe war zwar alles andere als ideal, wurde aber in ihrer Dysfunktionalität nie unerträglich. Ruth hatte jene Art von schrecklicher Kindheit überlebt, über die viele DIS-Patienten berichten, und sie war eine angesehene Freiberuflerin geworden. Ihr vorheriger Therapeut hatte, als klar wurde, daß sie unter einer Dissoziativen Identitätsstörung litt, ihre Dissoziation ausgenutzt. Er hatte besonders auffällige Mitglieder ihres Systems von Alter-Persönlichkeiten entdeckt und so manipuliert, daß er Ruth hatte verführen können.

Als dies in ihrem gesamten Alter-System bekannt wurde, reagierte Ruth darauf verwirrt. Während sie sich über Menschen informierte, die ähnliches wie sie erlebt hatten, stieß sie auf einen Artikel, den der Mixologe über die Behandlung von Patienten geschrieben hatte, die von ihren Therapeuten ausgebeutet worden waren (Kluft 1989). Ihr war klar, daß sie sich noch einmal der Art von Behandlung würde aussetzen müssen, durch die sie zuvor traumatisiert worden war. So fing sie trotz starker Bedenken und Befürchtungen an, mit dem Mixologen zu arbeiten.

Nach zweijähriger Arbeit, in der stabilisierende und sicherheitsorientierte Bemühungen im Vordergrund standen, war dem Mixologen eine vollständige Bestandsaufnahme von Ruths Alter-System gelungen, und beide hatten eine zwar deutlich von Vorsicht geprägte, aber trotzdem funktionsfähige therapeutische Allianz entwickelt. Alles deutete darauf hin, daß Ruth nun ausreichend abgesichert und darauf vorbereitet war, die meisten der erforderlichen Arbeiten anzugehen. Doch obwohl sie für die Traumaarbeit umfassend präpariert war, hatte sie weiterhin starke Bedenken, sich mit der Nutzung von Techniken einverstanden zu erklären, von denen sie fürchtete, durch sie erneut für Manipulationen anfällig zu werden.

Ruth und der Mixologe vereinbarten, zunächst zu untersuchen, ob simple Gesprächsarbeit in ihrem Fall ausreiche. Das war jedoch nicht der Fall. Daraufhin beschlossen sie, an einem für die Patientin zwar unangenehmen, aber nicht besonders schweren Trauma zu arbeiten, um zu testen, wie sie mit der Traumaarbeit fertig würde. Es gelang ihr schnell, sich wieder in den Vorfall hineinzuversetzen, und sie versuchte dann, dieses Erlebnis auf ziemlich klassische Weise zu verarbeiten. Es stellte sich jedoch heraus, daß dieses traumatische Erlebnis mit anderen, bisher unerkannten Traumata und Alter-Persönlichkeiten verbunden war, was zur Folge hatte, daß Ruth von Flashbacks überspült wurde.

Ruth war eine starke Person, die mit ihrer Therapie unbedingt weiterkommen wollte und die trotz ihres erheblichen Unbehagens dazu auch tatsächlich in der Lage war. Der Mixologe behandelte sie zu einem Zeitpunkt, als er noch weit davon entfernt war, mich regelmäßig zu nutzen. Er hatte nie auch nur darüber nachgedacht, dies in einer Behandlung von Anfang an zu tun. Zunächst ging es Ruth bei der Behandlung nach eigenem Bekunden »ganz gut«, und sie empfand die Flashbacks als erträglich. Ihr mit zusammengebissenen Zähnen und in angespannter Körperhaltung geäußertes »ganz gut« beunruhigte den Mixologen ein wenig, aber er versuchte, die Wertvorstellungen und Präferenzen der Patientin zu respektieren.

Der Mixologe begriff allmählich, daß Ruths Geschichte weitaus komplexer war, als er aufgrund ihrer anfänglichen Schilderungen angenommen hatte. Er entwickelte den Verdacht, daß ihr optimistisches Auftreten und ihr einerseits lächelndes, aber andererseits recht verkniffenes Ertragen der Flashbacks eher einer machohaften und kontraphobischen Haltung zuzuschreiben seien als einem angemessenen

Umgang mit ihren Bedürfnissen im Rahmen der Therapie. Er fragte sich, ob dies eine vehement abgeleugnete Übertragungsangst davor war, daß der Mixologe sie bei nächstbester Gelegenheit ebenfalls ausnutzen würde.

Der Mixologe teilte Ruth seine Besorgnis mit. Er fürchtete, daß ihr die Behandlung, selbst in einer abgewandelten Form, eventuell schaden könnte. Obwohl sie lautstark das Gegenteil beteuerte, sorgte er sich weiterhin wegen ihrer Angst, von ihm ausgenutzt zu werden. Er gab Ruth die Möglichkeit, die Traumaarbeit zurückzustellen und noch einmal sehr genau ihre Lebensgeschichte zu untersuchen, statt auf eine Weise mit der Arbeit fortzufahren, durch die sie an mehr Dingen schneller zu arbeiten begonnen hätten, als ursprünglich geplant gewesen war und als er für optimal hielt. Er erklärte der Patientin, es werde eventuell unmöglich sein, »den Geist wieder in die Flasche zu sperren«, wenn bestimmte Themen erst einmal angesprochen worden seien. Er äußerte seine Sorgen darüber, daß sie eventuell gezwungen wären, die Behandlung auf eine Weise fortzusetzen, die sich für Ruth als belastender erweisen könnte, als sie es eigentlich angestrebt habe. Er ermahnte sie, ihre Situation noch einmal gründlich zu überdenken, bevor sie den Weg zur Traumaverarbeitung fortsetze. Immer wieder erklärte er ihr mahnend, wenn durch die Therapie weitere belastende Einzelheiten zutage gefördert würden, ohne daß zuvor gewisse Sicherheitsmaßnahmen getroffen worden seien, lasse sich der Enthüllungsprozeß eventuell nicht mehr stoppen.

Während sie immer noch über das Für und Wider dieser Möglichkeiten sprachen, ohne daß eine klare Entscheidung in Reichweite gerückt wäre, erhielt Ruth völlig überraschend während einer Therapiesitzung einen Anruf vom Kinderarzt ihres Sohnes. Als sie den Namen des Arztes auf dem Display ihres Handys erscheinen sah, entschuldigte sie sich und ging aus dem Raum, um das Gespräch zu führen.

Fünfzehn Minuten vergingen, bis Ruth schließlich in den Therapieraum zurückkehrte. Sie war tief erschüttert. Eine Weile saß sie regungslos da, und ihr Gesicht ließ einen tiefen Schock und quälende Verzweiflung erkennen. Einige Tage zuvor waren bei den neuesten Laboruntersuchungen ihres Sohns ein paar ungewöhnliche Werte aufgefallen. Daraufhin hatte der Kinderarzt einen Hämatologen konsultiert, der sich die Ergebnisses des Bluttests angesehen hatte. Seine Diagnose lautete Leukämie.

Diese Nachricht war für Ruth niederschmetternd. So schrecklich schon die Tatsache war, daß das Leben ihres Sohnes akut gefährdet war, zerstörte der dadurch bei ihr verursachte Schock auch noch große Teile von Ruths dissoziativen Abwehrstrukturen. Innerhalb weniger Minuten traf sie nicht nur ein Feuerwerk von Flashbacks, die sich auf Geschehnisse bezogen, die ihr bekannt waren oder an die sie sich bereits erinnert hatte, sondern sie wurde auch von qualvollen Bildern überspült, die sich auf viele entsetzliche Szenen bezogen, von deren Existenz sie nichts geahnt hatte. Ruths typische selbstsichere und gefaßte Haltung war völlig verschwunden. Sie saß weinend und in einem regredierten, chaotischen und dysfunktionalen Zustand im Therapieraum des Mixologen.

Glücklicherweise war Ruth mit einer guten Ichstärke gesegnet, und die therapeutische Allianz zwischen ihr und dem Mixologen war stabil genug, um diesen Sturm zu überdauern. Nachdem sie ihre Situation noch einmal überdacht hatte, kooperierte sie in jeder Hinsicht mit den Bemühungen des Mixologen, das neu aufgetauchte destruktive Material aus der Vergangenheit mit Hilfe von Hypnose in einen riesigen (metaphorischen) Tresor zu verbannen und die damit verbundenen Alter-Persönlichkeiten in der Zeit zwischen den Sitzungen an einem sicheren Ort in hypnotischen Schlaf zu versetzen. Ruth fand ihr Gleichgewicht wieder, aber sie und der Mixologe mußten nun darauf hoffen, daß die Umgestaltungen und Containment-Maßnahmen ihren Zweck erfüllen würden.

Es dauerte keine fünf Minuten, bis starke physische und emotionale Schmerzen und kurze Flashbacks von schrecklichen Ereignissen das Containment durchbrachen. Dem trat der Mixologe mit der *Slow-leak*-Technik entgegen. Das ihr zugrunde liegende Konzept, das der Mixologe entwickelt hatte, um ein vorausgesehenes Versagen des Containments in ein Erlebnis der Meisterung umwandeln zu können, erfordert die Formulierung von Suggestionen, die beinhalten, daß das Material, das nicht mehr eingegrenzt werden kann, so allmählich aus dem Containment entweicht, daß das Aussickernde verarbeitet werden kann, ohne daß es zu größeren Störungen kommt (Kluft 1982, 1994, 2012a). Ruth und der Mixologe hofften, daß diese Technik ihren Zweck erfüllen würde.

Am nächsten Tag stellte sich heraus, daß das »langsame Aussickern« eine starke unerwünschte Entwicklung genommen hatte. Über Nacht hatte sich das harmlose Tröpfeln in einen wilden und reißenden Strom verwandelt. Obgleich Ruth sich vorgenommen hatte, den in der Vergangenheit erlittenen Schmerz auf sich beruhen zu lassen, weil sie ihre gesamte Energie ihrem Sohn und ihrer Familie widmen wollte, gelang es ihr einfach nicht, dem Fluß des Leids, der sie im Wachzustand überflutete und ablenkte, Einhalt zu gebieten; er quälte sie bis in die Nacht, machte es ihr unmöglich, sich auszuruhen, und brachte sie um den Schlaf, den sie so dringend gebraucht hätte.

Ruth und der Mixologe trafen sich zu einer Serie von Notfallsitzungen. In diesen wurde das System der Alter-Persönlichkeiten noch einmal überprüft und erweitert, und die Vorgeschichte wurde ergänzt. Auch erklärte der Mixologe Ruth noch einmal die Technik der Fraktionierten Abreaktion in ihrer vollständigen Form. Glücklicherweise waren Ruths Alter-Persönlichkeiten nun bereit, im Falle der Fortsetzung der Traumaverarbeitung – in der Hoffnung auf eine Linderung – an ihrem Containment mitzuarbeiten und entsprechende hypnotische Arbeit zu unterstützen, um eine vorrangige Betreuung im Hinblick auf die aktuellen familiären Sorgen zu ermöglichen. Durch dieses Bemühen um eine einvernehmliche Regelung wurde Ruths Alter-System so weit entlastet, daß der Mixologe eine Behandlung durchführen konnte, die sich primär auf Ruths aktuelle Sorgen um ihren Sohn und ihre Familie bezog.

Diese Arbeit wurde über viele Jahre fortgesetzt, bis die Leukämie des Sohnes nach einer erfolgreichen Chemotherapie im sechsten Jahr in Remission war. Ab diesem Zeitpunkt hatte Ruth das Gefühl, sich wieder um ihre eigenen Probleme kümmern zu können, ohne ihre familiären Verpflichtungen zu vernachlässigen. Sie fühlte sich nun bereit, sich intensiver mit ihren persönlichen Problemen auseinanderzusetzen.

Zu ihrer Überraschung stellte Ruth fest, daß die geduldige kleinteilige Arbeit an ihren Traumata, die viele Jahre lang nur ein Nebenaspekt ihrer Behandlung gewesen war, sie hinsichtlich der Konfrontation mit ihren entsetzlichsten Erlebnissen deutlich zuversichtlicher und gelassener gemacht hatte. Die Aussicht, sich mit ihren Traumata auseinandersetzen zu müssen, war für sie nun nicht mehr schon an und für sich traumatisch.

Durch ihre Arbeit mit dem Mixologen gelang es Ruth zunächst, die Abspaltung der BASK-Dimensionen **A**ffekt und Empfinden *(Sensation)* zu überwinden. Nachdem dies problemlos gelungen war, kehrten Ruth und der Mixologe wieder zum Modell der sequentiellen und separaten Arbeit mit einer Alter-Persönlichkeit nach der anderen zurück, wobei sie sich allmählich zu längeren zeitlichen Expositionen vortasteten und später langsam die Stärke des Unbehagens steigerten und diese verarbeiteten. Auf diese Weise gelang es, mit der Traumabehandlung schnell große Fortschritte zu erzielen.

Wenn bei Ruth von Zeit zu Zeit Probleme auftraten, wurden die Expositionen verkürzt und die Durcharbeitung der einzelnen Zeitabschnitte verlangsamt. So gelang es, die Stärke des Unbehagens für eine Weile stabil zu halten. Wenn die Zeitabschnitte später wieder verlängert wurden, wurden die Veränderungen möglichst gering gehalten, bis klar war, daß wieder stärkere Steigerungen angesteuert werden konnten. Im weiteren Behandlungsverlauf wurden Traumaszenen von Anfang bis Ende verarbeitet, und nur der Grad des Unbehagens wurde dosiert. Schließlich wurde die Arbeit auf vollständige Szenarien unter Einbeziehung aller Dimensionen ausgeweitet. Aber mittlerweile waren die Traumata durch die fraktionierte Verarbeitung so stark gezähmt worden, daß es für Ruth nicht mehr schwierig war, sich dieser Arbeit zu stellen.

Beispiel 2 – Bob, der Schlächter, und Echos aus einem anderen Land und einer anderen Zeit

Bob war ein muskulöser Zwei-Meter-Mann, der rund 90 Kilogramm wog, ein hochdekorierter Vietnam-Veteran. Er hatte mit ausgezeichneten Referenzen in einer Eliteeinheit gedient und »eine ganze Kiste voller Orden« gesammelt. Eine gewalttätige Auseinandersetzung mit einem neuen, unerfahrenen Offizier hatte die Einlieferung des Leutnants in ein Lazarett zur Folge gehabt und Bobs glanzvolle militärische Karriere abrupt beendet.

Bob hatte große Schwierigkeiten gehabt, im Zivilleben wieder Fuß zu fassen. Nach einigen Fehlstarts kehrte er zu dem zurück, was er am besten konnte: Er wurde Söldner, ein Glücksritter, der für einen undurchsichtigen »Sicherheitsdienst« in Kriegsgebieten und anderen gefährlichen Regionen auf der ganzen Welt arbeitete.

Als er zwischen zwei Einsätzen einmal in die USA zurückkehrte und bei einer alten Freundin vorbeischaute, traf er dort auf deren neuen Ehemann, der ebenfalls Vietnam-Veteran war und in der gleichen Eliteeinheit wie Bob gedient hatte, obwohl sie einander an ihrem Einsatzort nie kennengelernt hatten. Beiden war schnell klar, daß wohl jede Konfrontation zwischen ihnen tödlich enden würde. Nach einigem machohaftem Getue gaben sie einander zum Abschied die Hand, und Bob fuhr davon.

Doch Bob war aufgebrachter, als er selbst für möglich gehalten hatte. Nach der Begegnung mit seiner ehemaligen Freundin und deren Mann merkte er plötzlich, daß er sich nie eingestanden hatte, daß er diese Frau liebte und begehrte, und daß er trotzdem zugelassen hatte, daß sie sich von ihm abwendete. Bob nahm sich vor, sich sinnlos zu besaufen, aber so weit ließ er es dann doch nicht kommen. In Gedanken versunken, mit Tränen in den Augen, fuhr er zu schnell in eine scharfe Kurve, kam von der Straße ab und krachte mit seinem Fahrzeug gegen einen Baum. Nach einem Tag im Zustand der Bewußtlosigkeit wachte er mit starken Kopfschmerzen auf einer Intensivstation auf. Er hatte sich eine schwere Gehirnerschütterung zugezogen und war ungeheuer zornig auf den Freund, der ihm sein Auto geliehen hatte.

Nach der Akutbehandlung wurde Bob in eine neurologische Abteilung verlegt. Als er noch nicht bei Bewußtsein gewesen war, hatte man ihn auf ein Schädel-Hirn-Trauma hin untersucht. Er litt an einer schweren Gehirnerschütterung und hatte im Koma gelegen. Als er aus der Bewußtlosigkeit aufwachte, war er aggressiv, und nachts schreckte er immer wieder schreiend aus Albträumen hoch.

Dann wurde eine psychiatrische Untersuchung angeordnet. In seinen Gesprächen mit einem Berater erfuhr Bob, daß er in einer Bar gewesen war und dort so schnell Streit angefangen hatte, daß er nicht einmal sein erstes Bier hatte austrinken können. Zwei Türsteher und mehrere kräftige Stammkunden hatten ihn überwältigt und aus dem Lokal geworfen. Nach einem lautstarken Wortgefecht mit diesen Männern auf dem Parkplatz war Bob in die Nacht hinausgefahren. An die Vorfälle in der Bar und auf dem Parkplatz konnte er sich absolut nicht mehr erinnern. Der Unfall war kurz nach der geschilderten Situation passiert. Die Polizei hatte sich eingeschaltet, und der Berater erklärte Bob, man werde ihn vor die Wahl stellen, entweder ins Gefängnis zu gehen oder in eine stationäre psychiatrische Behandlung einzuwilligen. Bob folgte der Empfehlung des Beraters und akzeptierte seine Überstellung in die Psychiatrie, weil er dies als das geringere von zwei Übeln ansah.

Der erste Kontakt des Mixologen mit Bob war dramatisch. Bob wirkte zunächst sehr ruhig und passiv. Der Mixologe merkte, daß Bobs Erinnerung sehr lückenhaft war, und er fragte ihn, wie er sich dies erkläre.

Manchmal sind »Switche« [Identitätswechsel] eher unauffällig. Aber in diesem Fall war das nicht so. Bob schien größer zu werden. Er machte seine Schultern breit und lehnte sich aggressiv vor. Die Adern auf seiner Stirn und in seinen Unterarmen schwollen stark an. Seine Muskeln wölbten sich innerhalb weniger Sekunden, als hätte man ihn »aufgepumpt«. Sein Gesichtsausdruck wirkte bösartig und finster.

»Warum sollte ich dich jetzt nicht umbringen, du dämliches Arschloch? Warum sollte ich dir nicht deinen verdammten Hals brechen?«

Der Mixologe schoß zurück: »Ich kann dir sagen, warum. Wenn du deine Ex-Ranger-, Ex-Green-Beret- oder Ex-was-weiß-ich-Eliteeinheit-Kumpels triffst und ihnen erzählst, daß du einen Idioten, der halb so groß war wie du, zertrampelt hast, den du noch mit amputierten Beinen und gefesselten Händen hättest zur Schnecke machen können, dann würden sie sich in Zukunft schämen, noch einmal ein Bier mit dir zu trinken. Sie würden dann sagen: ›Dieses kleine Stück Scheiße war doch die Mühe gar nicht wert. Was bist du eigentlich? Ein Krieger oder ein Arsch?‹«

Nach kurzem schockiertem Schweigen fing dieser Aspekt von Bob an, breit zu grinsen; dann schlug er sich auf einen Schenkel und streckte die Hand aus. »Ich mag dich! Ich weiß nicht, ob du wirklich Mumm in den Knochen hast oder ob du nur einfach bescheuert bist, aber ich mag dich. Meine Freunde nennen mich den Schlächter.« So entstand zwischen dem Mixologen und dem Schlächter schnell eine gute therapeutische Allianz.

Während der Schlächter und der Mixologe gut miteinander auskamen, blieb Bob weiter mißtrauisch und bei seinem Vermeidungsverhalten. Bob war sofort klar, was seine Diagnose bedeutete, und er fühlte sich durch sie gedemütigt. Er wußte nur zu gut, daß er nur sehr schwache oder gar keine Erinnerungen an die vielen Heldentaten hatte, derentwegen man ihm Orden verliehen hatte. Er hatte sich bei jeder Ordensverleihung wie ein Hochstapler gefühlt. An die Augenblicke, in denen er geehrt worden war, erinnerte er sich, wenn überhaupt, nur noch vage, und diese Erinnerungen waren vermischt mit Verwirrung und Gefühlen der Demütigung. Bob hatte gehofft, den Schmerz einer für ihn sehr unangenehmen Scheidung überwinden zu können, indem er wieder Kontakt zu einer alten Liebe aufnahm, um dann feststellen zu müssen, daß diese Frau mittlerweile jemand anderen geheiratet hatte. Einer seiner besten Freunde war empört darüber, daß Bob sein (nicht versichertes) Auto zu Schrott gefahren hatte. Und zu allem Überfluß mußte Bob nun auch noch damit fertig werden, daß bei ihm eine psychische Störung diagnostiziert worden war, von der er glaubte, daß andere Menschen ihn nun deswegen für verrückt halten würden.

Eine Lawine traumatischer Flashbacks überfiel ihn. Die meisten dieser schrecklichen Vorstellungsbilder betrafen Ereignisse, an die er sich bisher nicht hatte erinnern können. Wahrscheinlich waren sie aufgrund der durch seine Gehirnerschütterung bedingten Enthemmung oder infolge des durch zahlreiche Verlusterlebnisse verursachten Schmerzes zutage getreten.

Aufgrund von Bobs Machismo und seiner beruflichen Vorbelastung wurden seine Störung und seine Traumata für ihn zu Zielen, die er unter Kontrolle behalten und letztlich vernichten mußte – zu Feinden, die es zu bezwingen galt. Es erwies sich als unmöglich, ihn dazu zu bringen, zu warten und zunächst die für die Phase der Stabilisierung (Herman 1992/1998) oder die für die Einleitung der Psychotherapie und die vorbereitenden Interventionen typischen Aufgaben (Kluft 1991a) zu bewältigen. Es gab für ihn keine andere Möglichkeit, als sich umgehend in die Höhle des Löwen zu begeben. Doch ein Flashback löste den nächsten und dieser einen weiteren aus. Bob mußte ungeheuer viel Energie und Mühe aufwenden, um diesen Tsunami des Schmerzes im Zaum zu halten und sich nicht die Blöße zu geben, die Kontrolle über sich zu verlieren.

Der Mixologe beabsichtigte, mit seinen Interventionen in der Phase der Stabilisierung und Sicherheit zu bleiben (Herman 1992/1998; siehe auch das Äquivalent für DIS in Kluft 1991a), aber sowohl Bobs Unfähigkeit, seine traumatischen Erinnerungen zurückzuhalten, als auch seine starren persönlichen und beruflichen Vorstellungen von männlichem Verhalten und nicht zuletzt der Spott des Schlächters und anderer Alter-Persönlichkeiten aus dem Hintergrund machten es dem Mixologen unmöglich, seine eigentliche Absicht, ein Höchstmaß an Umsicht walten zu lassen, tatsächlich zu realisieren.

Sicher, so überlegte der Mixologe, Osler (2012) hatte gesagt: »Es ist wichtiger zu wissen, was für eine Art von Mensch eine Krankheit hat, als welche Art von Krankheit ein Patient hat.«

Aber Osler mußte auch nicht mit Bob oder dem Schlächter zurechtkommen. Auch war es nicht gerade von Vorteil, daß Bob und der Schlächter den Beobachtungen, Empfehlungen und Interventionen des Mixologen gegenüber wegen dessen fehlender Kriegserfahrung respektlos und manchmal offen verächtlich reagierten.

Bob wollte jeden traumatischen Vorfall, den er erlebt hatte, »volles Rohr« wiedererleben. Der Mixologe empfahl mich, die Technik der Fraktionierten Abreaktion, und fing an, Bob zu erklären, was es mit mir auf sich hatte. Bob scheute. Ich war ihm nicht aggressiv genug. Schließlich wurde dem Mixologen klar, wie er mit Bob zurechtkommen würde. Er verglich jeden Teil der Traumaarbeit mit einem militärischen Einsatz und erklärte, daß es für jeden Einsatz ein optimales Kontingent an Soldaten und Ressourcen sowie adäquate Strategien und Taktiken gebe. Er wies darauf hin, daß viele wichtige Einsätze fehlgeschlagen seien und viele gute Kämpfer gestorben seien, wenn ein angemessen vorbereiteter Einsatz so abgewandelt worden sei, daß sich die neuen Anforderungen mit den verfügbaren Mitteln nicht hätten erfüllen lassen – ein Problem, das man beim Militär *»mission creep«* – schleichende Ausweitung des Einsatzes – nenne. Als der Mixologe ansetzte, diesen Gedanken zu veranschaulichen, fiel Bob ihm ins Wort: »Okay, ich habe schon ein Vietnam überlebt.«

Aber schon wenige Augenblicke später beharrten Bob, der Schlächter, und eine wachsende Zahl von Alter-Persönlichkeiten darauf, den Plan für die Arbeit an ihren Erlebnissen selbst zu entwickeln. Aber der Mixologe blieb unnachgiebig. Er trat Bobs »Mein Kampf, meine Pläne für die Schlacht! Sie waren doch gar nicht dort!« entgegen, indem er argumentierte: »Sie sind doch gar nicht dazu ausgebildet, diesen Einsatz zu leiten. Wenn es um Dinge dieser Art geht, dann waren *Sie* nicht dort! Ich will es einmal so sagen: Wenn Sie und Ihre Kumpels sich aus einer richtigen Riesenscheiße herauskämpfen mußten, wen hätten Sie dann lieber Kommando führen lassen – einen alten Oberfeldwebel, der schon alles erlebt hat, oder einen Grünschnabel von einem Leutnant, der einerseits heiß auf seinen ersten richtigen

Kampfeinsatz ist und sich andererseits vor Angst in die Hosen scheißt? Wessen Hosen bleiben in so einer Situation wohl eher trocken? Und wessen Hosen werden naß? Wem würden Sie und Ihre kampfgestählten Freunde lieber folgen? Und wen würden Sie am liebsten selbst über den Haufen schießen? Wer hätte die größten Chancen, Sie aus dem Kampf heil zurückzubringen und niemanden zurückzulassen?«

Wieder heulte der Schlächter auf und klatsche sich Mal um Mal auf den Schenkel. »Okay, Sie Bastard. In Vietnam war ich dieser Oberfeldwebel. Und für mich ist arschklar, wer der Grünschnabelleutnant war, egal was für eine Scheiße wir erledigen mußten. Aber in der Welt hier, Ihrer Welt, sind Sie der Oberfeld, und ich weiß selbst genau, wer hier das gottverdammte Greenhorn ist. Aber vergessen Sie nie ... Ich lerne schnell, und wenn es hart auf hart kommt, dann ist das hier mein verdammter Platoon, und ich vermute, daß Sie sowieso bei den Fliegern waren. Lassen Sie es nicht drauf ankommen. Ich scheiße auf den Leutnant und will meine Streifen zurück! So bin ich nun mal.«

Nun, Sie können darauf wetten, daß ich (der FAT-Man, nicht dieser nutzlose Trottel von Mixologen-Leutnant!) diese Einsätze geleitet habe. Und Bob hat es gepackt. Er verabschiedete sich für lange Zeit von allem, was er bisher getan hatte, und kehrte nicht sofort zu seinen gewohnten Aktivitäten zurück, über die er sich nie konkret geäußert hat. Er ließ sich auf einen Plan für eine ambulante Behandlung ein.

Innerhalb von Monaten verarbeitete er mit dem Mixologen einen großen Teil seiner Kindheit, wenn auch nicht alles. Bobs Vater war ein Trunkenbold gewesen und hatte Bob immer wieder verprügelt und ausgeschimpft. War er betrunkener als gewöhnlich, beschimpfte er Bobs Mutter als Hure und ihn als »ihren Bastard«, also nicht sein eigener Sohn. In seiner Adoleszenz konsumierte und verkaufte Bob Drogen und zog mit einer Gang von aggressiven Jugendlichen umher. Deshalb war er mehrmals festgenommen worden. Ein Richter hatte ihn vor die Wahl gestellt, entweder ins Gefängnis zu gehen oder sich als Soldat zu verpflichten. Er wurde Soldat. »Genauso, wie ich hierher gekommen bin!« fügte der Schlächter hinzu.

Bob fühlte sich vom Prestige und vom Machismo der Eliteeinheiten angezogen. Es gefiel ihm, andere im Kampf um einen Platz unter den »Besten der Besten« zu besiegen. Unter diesen Kriegern wurde sein beachtliches Können im Zerstören von Dingen und anderen Menschen akzeptiert und sogar bewundert. Selbst seine Kameraden hatten Angst vor ihm.

Bob setzte sich auch mit seinen Frauenbeziehungen auseinander. Er trauerte über das Scheitern seiner Ehe und zwang sich, die Fehlurteile zu überprüfen, durch die er seine Beziehung zu der Frau zerstört hatte, die er zuletzt hatte besuchen wollen. Er hatte sie trotz allem wirklich geliebt. In dieser Hinsicht kam es seiner Genesung sehr zugute, daß der Freund, dessen Auto er zuschanden gefahren hatte, ihm berichtete, seine Ex-Frau sei ihm während jedes Einsatzes untreu gewesen. Obgleich er sich dadurch gedemütigt fühlte und darüber sehr aufgebracht war, kommentierte er das Ende seiner Ehe schließlich: »Ein Glück, daß ich sie los bin!«

Ein besonderer Akt der Fürsorglichkeit und Großzügigkeit war für Bob eine große Hilfe: Seine Ex-Freundin und ihr Mann luden ihn zum Essen ein. Bei diesem Anlaß erfuhr er, daß seine Liebe zwar auf Resonanz gestoßen war, daß die Frau sich aber, nachdem er seine Chance vergeben hatte, nicht hatte aufhalten lassen und deshalb nun mit ihrem Mann sehr glücklich war. Sie sagte zu ihm, sie wisse, daß das Gute und Starke in Bob letztlich Oberhand gewinnen werde, und ihr Mann lobte ihn dafür, daß er sich nicht wie ein »völliges Arschloch« verhalten habe, nachdem er herausgefunden hatte, daß seine Ex verheiratet war. Dieser Mann kannte vieles von dem, was Bob beim Militär erlebt hatte, aus eigener Erfahrung, und es dauerte nicht lange, bis sie einander respektierten und sogar Sympathien für einander entwickelten.

Meine berühmte vollständige Version fiel schon bald dem Fortschritt zum Opfer. Während Bob auf die weiter oben geschilderte Weise arbeitete, hatte der Mixologe ihm mit Hilfe von Hypnotherapie Techniken vermittelt, die die schmerzhaften Folgen seines Unfalls lindern sollten. Nachdem Bobs Gefühl körperlicher Unversehrtheit und seine Selbstachtung einigermaßen wiederhergestellt waren – was größtenteils Ereignissen außerhalb der Traumabehandlung zuzuschreiben war –, fühlte er sich bereit, seinen Weg fortzusetzen. Ich würde dies liebend gerne mir zugute halten, aber das werde ich nicht, weil, nun ja, wenn ich es täte, würde ich genau das tun, was mich am Verhalten anderer so aufregt und worüber ich mich in diesem Buch so ausführlich beschwere: Anspruch auf Lorbeeren erheben, die anderen zustehen – oder?

Die Ex-Freundin und ihr Mann waren super, und daß Bob seine Ex-Frau verloren hatte, wurde für ihn zu einem bittersüßen Triumph, statt ein tragischer Verlust zu bleiben. Bob absolvierte seine Rehabilitation bei einem Physiotherapeuten, der auch Leistungssportler trainierte, und er nutzte diese Gelegenheit, um im Anschluß an seine Rehabilitationsmaßnahme mit einem intensiven Kraft- und Konditionstraining zu beginnen. Bob engagierte sich so intensiv, daß er bald in einer so guten körperlichen Verfassung war, wie er sie noch nie in seinem Leben gehabt hatte.

Nun fing Bob an, mich, das virtuelle Gefährt seiner Rettung, als einen unnötigen, ihn stigmatisierenden Beweis für seine mangelnde Unversehrtheit anzusehen, sozusagen als virtuelles Schandmal. Er beharrte in allen seinen Alter-Persönlichkeiten darauf, die noch verbliebene Traumaarbeit auf der Stelle frontal anzugehen. Zum Glück war ihm zumindest klar, daß eine abrupte und vollständige Veränderung wohl keine besonders gute Idee war. Zumindest das war bei ihm angekommen und haften geblieben.

Eingedenk der Aspekte der Enthemmung und des kognitiven Kompromisses, die zu Beginn der Arbeit mit Bob im Vordergrund gestanden hatten, hatte der Mixologe zunächst mit der vollständigsten Version der Technik der Fraktionierten Abreaktion gearbeitet. Beim Aushandeln meiner Verkleinerung in Richtung Mini-Me-Status war die erste schützende Modifikation, die vorgenommen werden mußte, die Dissoziation von Schmerz und Affekt. Es wurde hingenommen, daß sie unverzüglich zusammenbrach. Womit Bob es auch zu tun hätte, er würde nun mit dem vollständigen Spektrum all dessen, was er erlebt hatte, konfrontiert werden, ob es sich dabei um Prügel, Explosionen, die ihn fast umgebracht hätten, oder sogar um Schußwunden handelte. (Bob war im Kampf viermal verwundet worden.)

Als nächstes wollte Bob wie die meisten anderen Alter-Persönlichkeiten die Form der Behandlung von jeweils einem Anteil nach dem anderen aufgeben, um Zeit zu sparen und wieder mehr Zeit für andere Dinge im Leben zu haben. (Erinnern Sie sich noch an Mia, die die gleiche brillante Idee hatte?) Doch der Mixologe ließ sich nicht erweichen. Schließlich erklärten der Schlächter und einige ziemlich geheime Anteile – darunter auch einer, der »Meuchelmörder« genannt wurde – Bob und den restlichen Alter-Persönlichkeiten, sie hätten beschlossen, »dem Feldwebel« zu folgen, und sie würden jeden verdammten Feigling umlegen, der sein Wort nicht halte. Danach wurde über diese Angelegenheit nicht mehr diskutiert. Daraufhin schlug Bob vor, die Arbeit ohne zeitliche Unterteilung und ohne Dosierung des Leidens fortzusetzen. Erneut wurde er daran erinnert, daß die Unterteilung der Arbeit in eine Folge von Einsätzen gut funktioniert habe und der Mixologe immer noch die Streifen des Vorgesetzten trage. Er war darüber verärgert, aber der Schlächter und der Meuchelmörder (die seine Geschichte immer noch für »geheim« hielten) stimmten dem Mixologen zu. »Folge dem Großen Hund, Bruder! Folge diesem Hurensohn!« riet der Meuchelmörder.

Der Große Hund, der Hurensohn, der Mixologe diskutierte nicht jeden einzelnen Punkt mit Bob, der wiederholt überstimmt worden war, sondern er schlug vor, daß er, Bob, und seine Alter-Persönlichkeiten herauszufinden versuchen sollten, ob eine erhöhte Intensität oder eine Verlängerung der für die Verarbeitung ausgewählten Zeitabschnitte wirklich die besten Methoden seien, um das gewünschte Ziel zu erreichen. Nachdem es gelungen war, den Machtkampf zu umgehen, wandte sich die Behandlung einer »Vergleichsstudie« zu. Empirisch war festgestellt worden, daß Bob eine plötzliche Steigerung der Expositionsdauer wesentlich besser ertrug als einen starken Intensitätsanstieg. Nachdem über diesen Aspekt der Vorgehensweise Einigkeit erzielt worden war, konnte Bob sich das restliche Material aus seiner Kindheit vergegenwärtigen und es sich später noch einmal vornehmen, um es mit steigender Intensität zu verarbeiten.

Nun wollte Bob seine Erlebnisse beim Militär sowohl mit prolongierter Exposition als auch bei voller Intensität verarbeiten. Der Mixologe war auf einen Kampf wegen dieses Punktes vorbereitet, weil er ein solches Ansinnen für reichlich vermessen hielt und sich ziemlich sicher war, daß es fehlschlagen würde. Außerdem sprach gegen Bobs Präferenz, daß seine Erinnerung an seine Zeit in Südostasien ziemlich löchrig war, da es Zeitabschnitte gab, an die er entweder nur sehr verschwommene oder gar keine Erinnerungen hatte. Bob und seine Alter-Persönlichkeiten bezeichneten diese Probleme als »Schweizer Käse im Gehirn«.

Doch bevor der Mixologe etwas einwenden konnte, übernahm der Schlächter die Führung. Der Schlächter war Bobs primäres Krieger-Ich gewesen. »Laßt uns diese Sache *peu à peu* angehen. Ich habe keine Lust, diesen Idioten in dieser verdammten Praxis aus der Scheiße zu ziehen, so wie ich es in Nam tun mußte. Bob! Hör auf den Großen Hund!«

Daraufhin rekapitulierte Bob seine Kriegserlebnisse langsam, um ihre zeitliche Reihenfolge zu klären. Dies erschien sowohl dem Schlächter als auch dem Mixologen und letztlich auch Bob als am besten, weil sie alle nicht wollten, daß sich Material, das sie nicht kannten, hinter etwas Bekanntem verbarg und so die schützende Wirkung dieser Mini-Me-Version von mir unterminieren konnte.

Der Mixologe half den Alter-Persönlichkeiten zunächst, Teile von Bobs gesamter Dienstzeit in Vietnam bei einer Belastungsintensität von fünf Prozent zu rekapitulieren. Wenn wir uns mit Kampfsituationen und verdeckten Operationen befaßten, war Bobs übliche Reaktion auf diese Expositionen, in der Situation die Zähne zusammenzubeißen und mehrere Minuten in vorgebeugter Haltung den Oberkörper zu schaukeln, den Kopf in Händen zu halten und ihn zu schütteln, wobei er ununterbrochen murmelte: »Oh Scheiße! Oh Scheiße! Danke, Herr Jesus! Danke, Schlächter! Danke Meuchelmörder!« Dann richtete er sich wieder auf und schüttelte eine Weile den Kopf, wobei er oft Tränen vergoß und seufzte, sich dann aber allmählich beruhigte.

Der Mixologe begann sanft ein Gespräch über das Geschehene. Er besprach die Situation mit allen relevanten und betroffenen Alter-Persönlichkeiten, wobei diejenigen, die das, was sie erlebt hatten, als geheim ansahen, nur miteinander redeten.

Dann wurde die Behandlung fortgesetzt. Dem Mixologen wäre eine andere Situation lieber gewesen, aber ihm wurde rasch klar, daß sich in diesem Fall das Vollkommene als Feind des Guten erweisen könnte, und deshalb drängte er nicht.

Wie bereits erwähnt, erklärte manchmal der Meuchelmörder, in anderen Fällen aber auch Bob oder eine andere Alter-Persönlichkeit dem Mixologen: »Den anderen kann ich dies erzählen, aber nicht dir.« Der Mixologe gelangte zu der Überzeugung, daß einiges von dem, was zurückgehalten wurde, 1) wahrscheinlich als geheim eingestuft wurde und erst dann mitgeteilt werden würde, wenn Bob sich sicher wäre, daß der Mixologe adäquat damit umgehen könnte; 2) es vermutlich manchmal um Vorfälle und Aktivitäten gehe, die entweder als Verbrechen oder als Greueltaten angesehen würden, und 3) Bob das Gefühl hatte, daß der Mixologe diese Ereignisse nicht verstehen würde oder nicht damit umgehen könne, weil er den Vietnamkrieg oder ähnliche finstere Geschehnisse nicht aus eigener Erfahrung kenne.

Bob und der Mixologe beschäftigten sich mehrere Monate lang mit Bobs Vietnamerlebnissen sowie mit späteren Kriegssituationen, und im Laufe dieser Arbeit wurde das Intensitätsniveau allmählich angehoben. Nachdem es Bob gelungen war, das traumatische Material bei 80-prozentiger Intensität durchzuarbeiten, hörte er plötzlich eine neue Stimme in seinem Kopf, die eines kleinen verängstigten Kindes. Als ihm klar wurde, daß er selbst dieses Kind war, war Bob untröstlich. Es behauptete, es sei der ursprüngliche Bob und habe sich nach seiner ersten schweren Traumatisierung lange verborgen. Außerdem merkte er allmählich, daß die Zahl der anderen Stimmen, die er hörte, deutlich zurückgegangen war. Er stellte verblüfft fest, daß die meisten seiner Alter-Persönlichkeiten schon integriert waren und daß dies im Stillen und ohne viel Aufhebens geschehen war, nachdem sie ihre Geschichten erzählt hatten und diese verarbeitet worden waren.

Die Verarbeitung wurde mit meiner Hilfe fortgesetzt, bis Bob in der Lage war, vollständige Szenarien bei 100-prozentiger Intensität zu erleben – was kaum noch etwas mit mir zu tun hat. Aber diese »klassischen Abreaktionen« fielen erstaunlich leicht aus. Der Dampf war schon vorher daraus entwichen. Ich hatte Bob, dem Krieger und Torero, den Weg geebnet, damit er die wilden Stiere seiner traumatischen Vergangenheit besiegen konnte. Er schloß seine Behandlung in tiefem Geistesfrieden und mit einem profunden Sieg ab. Danach konnte er seinen Weg im Beruf und im Leben nach den eigenen Wünschen fortsetzen.

9 Bindung, Ich und Mini-Me

Eine Spekulation

Nun folgt etwas, worüber der Mixologe nachgedacht hat; allerdings war es ihm noch nicht möglich, sich objektiv damit auseinanderzusetzen. Was ich Ihnen nun erklären werde, würde er wohl selbst nicht in diesem Buch beschreiben. Weil seine Gedanken aber zum Hauptthema dieses Buches, mir selbst, in enger Beziehung stehen, habe ich seine Bedenken natürlich nicht gelten lassen. Wenn etwas mich betrifft, ist es schon allein deshalb wichtig genug, um es hier zu erwähnen. Sie werden bald merken, daß das, was ich jetzt erklären werde, schon implizit in meiner Darstellung dessen enthalten war, weshalb es adäquat sein kann, meine mehr oder minder vollständige Verwendung den wechselnden Umständen anzupassen.

Der Mixologe neigt immer stärker zu der Auffasung, daß meine Mini-Me-Versionen sich als für Patienten mit mehr Ichstärke, deren Bindungsprobleme nicht die schwersten und deren Dysfunktionen nicht die stärksten sind, als deutlich akzeptabler erweisen. Ihm fiel auf, daß diejenigen, die leichter vom Geschehen überwältigt wurden und die unter stärkeren Bindungsstörungen, einer umfassenderen Desorganisation oder stärkerem Vermeidungsverhalten litten, mit elaborierteren Versionen von mir besser zurechtkamen.

Obgleich die Nutzung meiner vollständigen Form für die Traumaverarbeitung in solchen Fällen nicht unbedingt zwingend ist, kann sie doch ein erhebliches Maß an Zuwendung und Anteilnahme zum Ausdruck bringen, was weniger sicher gebundene Patienten wesentlich mehr schätzen als die eher spartanischen Mini-Me-Protokolle.

Rein theoretisch laufen Aussagen über Traumabehandlungen Gefahr, zu trügerischen und sinnlosen Hypothesen zu werden, die im Rahmen einer psychotherapeutischen Behandlung nicht angewandt werden können und sollten. Eine Traumabehandlung muß in jedem Fall, so wage ich zu behaupten, auf den jeweiligen Patienten abgestimmt sein. Zur Anwendung der Technik der Fraktionierten Abreaktion in ihrer vollständigen Form ist eine riesige Menge an nährender Zuwendung, Psychoedukation und Unterstützung erforderlich, und sie wirkt auf stark beunruhigte, verängstigte, verunsicherte und mißtrauische DIS-Patienten oft sehr beruhigend und tröstlich. Handelt es sich um Patienten, die robuster sind, deren Persönlichkeit konsistenter ist und die besser in der Lage sind, mit der Arbeit rasch weiterzukommen, empfehle ich trotzdem (und dabei ist mir die Meinung des Mixologen herzlich gleichgültig), sie über alle meine Elemente zu informieren und sie ihnen beizubringen, sofern keine eindeutigen Kontraindikationen dagegen sprechen. Ich gebe gern zu, daß nur wenige Therapien die Nutzung aller dieser Elemente erfordern. Nachdem sie erschlossen worden sind, kann man diese Ansätze und Fertigkeiten in Reserve halten, auch wenn man sie möglicherweise nie braucht. Bei RUTH, deren Situation bereits weiter oben beschrieben wurde, war es ein Glück, daß der Mixologe mich *in medias res* einführen konnte, denn dies ist unter solchen Umständen oft gar nicht möglich. Weil es wesentlich schwieriger ist, mich jemandem, dem das Wasser schon bis zum Hals steht, nahezubringen, ist es besser, sich auf eine solche Situation rechtzeitig vorzubereiten.

Falls also keine Kontraindikationen vorliegen, können sich meine Bestandteile als nützlicher Erste-Hilfe-Kasten erweisen, der jederzeit eingesetzt werden kann, wenn eine Situation so brisant wird, daß der Klient mit Hilfe weniger differenzierter Ansätze nicht mehr damit fertig wird. Der Mixologe versteht mich auch als *Fail-Safe*-System für andere Ansätze. Wenn ein Patient meine Elemente bereits beherrscht, kann ich schneller zum Einsatz kommen. Müssen sie hingegen erst in einer akuten Situation vorgestellt und vermittelt werden, stehen sie kurzfristig nicht immer rechtzeitig zur Verfügung, und manchmal ist es dann gar nicht mehr möglich, mich als Intervention zu nutzen. Bei einem Sturm, der schon Orkanstärke erreicht hat, könnte der Versuch, mich zu nutzen, ebensowenig sinnvoll sein, wie gegen den Wind zu spucken.

Immer wieder kommt mir Oslers Spruch in den Sinn: »Ein weiser Arzt behandelt den Patienten, nicht die Krankheit.« Dabei muß auch bedacht werden, daß sich Patienten und ihre Bedürfnisse verändern können. Eine wirksame und von Mitgefühl getragene Behandlung kann die Fähigkeit nutzen, sich zu reorganisieren und dementsprechend zu reagieren. Patienten mit unsicherer Bindung empfinden es oft als einen Akt liebevoller Zuwendung, wenn ich ihnen vorsorglich in meiner vollständigen Form vorgestellt und vermittelt werde, und durch diese gemeinsame Aktivität von Therapeut und Patient entsteht rasch eine starke Verbindung zwischen beiden.

10 Forensische Fragen

Haben Sie sich über die Formulierung »Falls also keine Kontraindikationen vorliegen« gewundert? Diese Formulierung wird vermutlich allen, die nicht in irgendeiner Funktion im Bereich der Rechtsmedizin tätig sind und die nicht über zentrale Probleme, die Hypnose und forensische Psychiatrie betreffen, informiert sind, als ziemlich unverständlich erscheinen. Leider kann unter bestimmten Umständen mangelnde Kenntnis oder völlige Unkenntnis von etwas, das für die meisten Kliniker eher nebensächlich ist, für ihre Patienten wie auch für sie selbst ziemlich üble Folgen haben. Eine sehr detaillierte Analyse der in dieser Hinsicht relevanten Fragen präsentieren Brown, Scheflin und Hammonds (1998) in ihrem enzyklopädischen Werk *Memory, Trauma Treatment, and the Law*.

Meine Anwendung schließt die Nutzung hypnotischer Techniken ein. In der Regel handelt es sich dabei entweder um formelle hypnotische Induktionen, oder die autohypnotischen Fähigkeiten des Patienten werden genutzt. In vielen Rechtssystemen werden Menschen, die unter Hypnoseeinfluß standen, nicht mehr als zuverlässige Zeugen anerkannt. In welchen Fällen das Zeugnis eines Menschen, der unter Hypnoseeinfluß stand, als vertrauenswürdig akzeptiert wird, hängt vom jeweils geltenden Rechtssystem ab. Kliniker sollten die entsprechenden Gesetze des Landes, in dem sie praktizieren, unbedingt kennen, damit sie sich nicht unabsichtlich selbst handlungsunfähig machen und ihre Patienten in eine komplizierte und sehr unangenehme Lage bringen.

Ich werde im folgenden auf einige heiß diskutierte Probleme zu sprechen kommen, die nicht in dem Maße durch wissenschaftliche Studien geklärt sind, wie viele glauben, die aber im forensischen Bereich eine wichtige Rolle gespielt haben und weiterhin spielen. Sehr verbreitet ist die Angst, daß das, was ein Proband unter Hypnose gesagt hat, falsch sein und aufgrund von Suggestionen entstanden sein kann. Es wird angenommen, daß gefährliche Suggestionen sowohl implizit als auch explizit sein können – daß sie durch verbale Äußerungen und Einstellungen des

Therapeuten, durch Umgebungsfaktoren oder durch direkt oder indirekt kommunizierte Hinweise und Erwartungen übermittelt werden können. Viele Fachleute halten solche subtilen Signale für ebenso gefährlich wie direkte Suggestionen und Suggestivfragen, weil auch sie Patienten Dinge suggerieren können, die diese dann für die Wahrheit halten und als solche vertreten. Außerdem können Hypnotisierte glauben, daß das, was ihnen im hypnotischen Zustand in den Sinn kommt, wahr sein muß. Diesbezüglich wird befürchtet, daß sich das, was Hypnotisierte glauben, verfestigen könnte – daß sie mit so unerschütterlicher Überzeugung daran festhalten, daß es unmöglich ist, ihre Aussage in einem Kreuzverhör zu überprüfen, das im amerikanischen Rechtssystem ein wichtiges Werkzeug der Wahrheitsfindung ist.

Deshalb hält man es für möglich, daß Patienten, die eine Hypnosebehandlung erhalten, selbst dann als Zeugen vor Gericht nicht mehr als zuverlässig gelten können, wenn sie in eigener Sache aussagen sollen. Man stelle sich einmal vor, daß Mißbrauchs- oder Mißhandlungsopfer als Zeugen in Prozessen gegen ihre eigenen inzestuösen Eltern, gegen Vergewaltiger oder gegen pädophile Priester, die sich an ihnen vergangen haben, nicht zugelassen werden, weil wohlmeinende, aber naive Therapeuten das Zeugnis dieser Opfer durch ihre Bemühungen, deren Leiden mit Hilfe hypnotischer Techniken zu lindern, unbrauchbar gemacht haben. In solchen Fällen muß die hippokratische Forderung »Vor allem schade nicht« erweitert werden, so daß sie die Wahrung des Rechts und der Fähigkeit von Patienten einschließt, ihre Interessen gerichtlich verfolgen zu lassen und ihnen bei sie betreffenden Straftaten die Möglichkeit zu erhalten, ungehindert ihre Rechte wahrzunehmen.

11 Fraktionierung und der Umfang der Traumaverarbeitung

Der Mixologe:
Als Junge hatte ich das Glück, viel Zeit im ländlichen Sullivan County, New York, zu verbringen. Ich war damals nicht nur oft mit meiner Familie und meinen Freunden in der Natur, sondern vergnügte mich auch allein viele Stunden im Wald und im Wasser. Wo auch immer ich ging, ruderte, schwamm oder schnorchelte, nahm ich das Sein in der Natur in allen Einzelheiten und in seiner ganzen Tiefe in mich auf. Ich genoß Geräusche und Gerüche, blieb stehen, um Spuren zu lesen, entdeckte, wo es die besten Beeren und Wildblumen gab, und lernte, so lange schweigend zu gehen und still zu bleiben, daß ich Wildtiere aus nächster Nähe beobachten konnte. Auf diese Weise fand ich heraus, wo sich die verschiedenen Arten von Tieren und Fischen aufhielten.

Wurde ich hingegen mit dem Auto irgendwohin gefahren oder wir benutzten ein Boot mit Außenbordmotor, nahm ich eine riesige Menge von Eindrücken in mich auf, wie junge Menschen es zu tun pflegen. Aber ich lernte die Orte, die ich sah, nie richtig kennen und begriff auch nicht so detailliert und tief, was es dort gab, wie wenn ich mich langsamer fortbewegte und dadurch die gewonnenen Eindrücke in allen ihren Dimensionen in mich aufnahm.

Zurück zu mir – wobei ich in diesem Fall zugeben muß, daß der Mixologe wohl Recht hat – so ein Mist! – und daß ich seine Bemerkungen sogar für sehr wichtig halte. Ich werde dies nun im Sinne der Probleme, mit denen wir uns momentan beschäftigen, erklären. Die meisten expositionsbasierten Methoden der Traumabehandlung versuchen, sowohl im Sinne des Mitgefühls als auch im Interesse der Ökonomie ihre Aufgabe möglichst zügig zu erfüllen. Ich hingegen beginne eher träge und erreiche dann meist erst ganz allmählich ein ziemliches Tempo.

Je langsamer du gehst, desto schneller bist du am Ziel

Der Mixologe lehrt: »Je langsamer du gehst, desto schneller bist du am Ziel.« Damit versucht er, auf zwei Aspekte hinzuweisen. Den ersten vertritt er schon seit langem, der zweite ist aus einer neueren Erkenntnis hervorgegangen.

Der *erste* Aspekt ist: Traumaarbeit kann so belastend sein, daß sie einen Patienten stark beunruhigt, und zwar nicht nur akut, sondern für längere Zeit. Diese Belastung ist manchmal so stark, daß die Betroffenen in ihrer Funktionsfähigkeit beeinträchtigt sind, problematische Enactments und andere alloplastische* Ereignisse initiiert werden, oder es sogar zur Dekompensation kommt und ein dauerhafter Mangel entsteht. Was auf den ersten Blick als kürzester Weg zwischen zwei Punkten erscheinen mag, kann sich somit als Irrweg erweisen. Abkürzungen können zu beschwerlichen und langwierigen Odysseen mit vielen Krisen, Hindernissen und Umwegen werden.

Der *zweite* Aspekt wurde dem Mixologen erst klar, als er die Rolle der Scham bei traumatischen Erlebnissen zu verstehen begann. Als er die Affekttheorie seines Freundes Donald Nathanson studierte, verstand er, wie Scham eine Dissoziation initiieren oder intensivieren und die Auflösung traumatischer Erlebnisse verzögern oder sogar völlig verhindern kann. Nach der Lektüre der Korrekturfahnen von Nathansons Buch *Shame and Pride* (1992) machte er sich sofort daran, bei seinen traumatisierten und dissoziativen Patienten nach Hinweisen auf Schamphänomene und Schamskripts zu suchen. Er fand sie in großer Zahl, arbeitete an ihnen und stellte fest, daß seine Arbeit als Traumatherapeut dadurch deutlich effektiver wurde (siehe Kluft 2008). Eile und von Mitgefühl getragene Bemühungen um die Auflösung von Scham lassen sich nicht miteinander vereinbaren. Diese Arbeit erfordert einen hohen Zeitaufwand.

Wie man lernt, nach dem Übersehenen Ausschau zu halten

Im Laufe der Zeit wurde dem Mixologen klar, daß traditionellere Abreaktionsarbeit zwar die Wirkung des Traumas selbst effektiv aufzulösen vermag, peritraumatische

---

* auf äußere Faktoren zurückzuführende, Anm. d. Übers.

und posttraumatische affektive Reaktionen – die emotionalen Vorboten und Nachwirkungen eines Traumas – jedoch oft unberührt ließ, so daß sie gar nicht zum Ausdruck gelangten. In vielen Fällen war dabei in irgendeiner Form Scham im Spiel. Außerdem gelangten diese Schamaspekte nur selten in das Zentrum der Aufmerksamkeit des Therapeuten – ein Umstand, an dem sich erst kürzlich etwas geändert hat. Dem Mixologen wurde allmählich klar, daß Abreaktionen, die nicht auf diese Aspekte eingingen, oft nicht zu optimalen therapeutischen Resultaten führten. Bis zu diesem Zeitpunkt hatte er angenommen, daß alle potentiell problematischen Relikte in einer Therapie früher oder später Beachtung fänden und daß dann daran gearbeitet werde. Nun fragte er sich, ob diese Annahme zutraf oder ob er sie revidieren mußte.

Im Gegensatz dazu ermöglichte und förderte das langsame Gehen oder Rudern durch das traumatische Erlebnis unter meiner Führung, mit kurzen szenariobasierten Expositionen und häufiger intensiver Auseinandersetzung mit stark zurechtgestutzten Teilen des Erlebten vielfach Ausdruck und Erforschung eines deutlich umfassenderen Spektrums von Empfindungen und Affekten. Dies hatte in der überwiegenden Zahl der Fälle die vollständige Verarbeitung des gesamten Traumas zur Folge. Es bestand immer weniger Notwendigkeit, traumatische Szenen viele Male heraufzubeschwören, da ihre Verarbeitung allem Anschein nach bereits abgeschlossen war. Insofern gelang es mir häufiger, dem Mixologen unmittelbarer und wirksamer zu helfen, sich mit jenen Aspekten psychischer Mißhandlung zu befassen, die bei Traumatisierungen meist eine so zentrale Rolle spielen.

Das folgende Beispiel veranschaulicht das Gemeinte. Ich habe es ausgewählt, weil der Mixologe kürzlich mehr als 20 Kollegen die Frage stellte, ob sie neben dem, was ihre Patienten als ihre traumatischen Erlebnisse bezeichnen, auch das erforschen, was sie während dieser Erlebnisse hinsichtlich aller ihrer Sinne bemerkt oder ertragen haben. Es stellte sich heraus, daß sich kein einziger unter den Befragten mit diesen Aspekten auseinandergesetzt hatte. Der Mixologe hatte jedoch immer wieder festgestellt, daß seine Patienten über Dinge berichteten, die vor, während und unmittelbar nach ihren zentralen traumatischen Erlebnissen gesagt worden waren, wenn er mich in meiner vollständigen Form oder in einer der Mini-Me-Versionen verwendet hatte. Oft konnten sie sich auch an Geschmäcke und Gerüche sowie andere Wahrnehmungen erinnern, derentwegen sie häufig starken Selbstekel empfanden oder den eigenen Geruch nicht ertragen konnten.

In der Terminologie von Sylvan Tompkins, die im weiter oben erwähnten Buch von Nathanson (1992) erläutert wird, beinhaltet der Begriff Ekel *(disgust)* eine aversive Empfindung, die auftritt, nachdem man etwas gekostet hat, wohingegen der

Begriff *dissmell* (»Nicht-Riechen-Können«) eine Ablehnung aus der Distanz zum Ausdruck bringt, noch bevor man das betreffende Objekt gekostet und geprüft hat, wobei schon der bloße Geruch oder der geringste Hinweis auf die Präsenz von etwas eine aversive Wirkung hervorruft. Beide Begriffe legen nahe, das, was eine Aversion hervorrufen könnte, zu vermeiden. Weil die Exposition bei Traumabehandlungen grundsätzlich eine wichtige Rolle spielt, ist zu erwarten, daß es sich negativ auf eine Behandlung auswirken wird, wenn es nicht gelingt, diese Affekte zu neutralisieren, denn sie zielen darauf ab, die Exposition abzumildern oder völlig zu verhindern; es kann aber auch sein, daß sich die Behandlung einiger traumatischer Erlebnisse aufgrund dessen länger hinzieht. Wenn der Mixologe sich damit abmühte, Äußerungen wieder zugänglich zu machen, die seine Patienten sich während entsetzlicher und demütigender Erlebnisse hatten anhören müssen, und diese zu verarbeiten, und wenn er dann die Gerüche und Geschmäcke untersuchte, die mit ihren Mißbrauchs- und Mißhandlungserlebnissen verbunden waren, stellte er häufig fest, daß Traumata, an denen schon mehrfach gearbeitet worden war, die aber trotzdem immer wieder auftauchten und somit noch nicht vollständig aufgelöst sein konnten, nun endlich zur Ruhe kamen.

GWEN, deren Behandlung schon an anderer Stelle (Kluft 2012a) beschrieben wurde, war eine außergewöhnlich intelligente, mutige und engagiert mitarbeitende Patientin. Kein Therapeut hätte an ihrer Kooperation etwas aussetzen oder die Fundiertheit ihrer Motivation und ihres Engagements in der Behandlung in Zweifel ziehen können. Für sie war es ein – wenn auch zweifelhafter – Segen gewesen, daß ihre wieder erschlossenen Erinnerungen an Mißbrauch in der Kindheit, Prostitution und Ausbeutung in Form pornographischer Aufnahmen sich durch eine Sammlung pornographischer Produkte hatte verifizieren lassen, die sie nach dem Tod ihrer beiden Eltern in deren Haus entdeckt hatte.

Immer wieder nahm Gwen ihren ganzen Mut zusammen, um sich mit den schrecklichen Erlebnissen und Demütigungen zu konfrontieren, die sie hatte ertragen müssen. Doch trotz ausgiebiger Arbeit an diesen Dingen traten ihre traumatischen Erlebnisse in ihrem Leben immer wieder in den Mittelpunkt und riefen zuweilen sehr unangenehme Flashbacks und das Reenactment begleitende Symptome hervor. Deshalb kam der Mixologe auf die Idee, daß man wohl etwas Wichtiges übersehen habe. Er fragte sich, ob vielleicht eine oder mehrere bislang unbekannte Alter-Persönlichkeiten oder irgendwelche prägenden Ereignisse verborgen geblieben oder stark dissoziiert worden sein könnten und ob man, wenn man sie fände, die Arbeit an einigen dieser hartnäckigen Episoden abschließen könnte. Dies sind die naheliegendsten Aspekte, mit denen man sich in solchen Fällen befassen sollte, weil sich herausgestellt hat, daß sie vielem, was in einer DIS-Behandlung den Fortschritt behindert, zugrunde liegen (Kluft 1988b, c, 2001).

Der Mixologe beschloß, mich als sein psychologisches Mikroskop zu benutzen. Er hatte Gwen die Technik der Fraktionierten Abreaktion in ihrer vollständigen Form beigebracht, und er begann nun, kurze Abschnitte von einer der noch nicht aufgelösten Episoden zu studieren, wobei er sich akribisch, wenn nicht sogar zwanghaft durch ihren Verlauf bewegte. Es ging um eine Situation, in der man Gwen als Darstellerin für pornographische Aufnahmen ausgebeutet hatte. Weder sie selbst noch der Mixologe verstand, warum ausgerechnet dieses Ereignis eine so starke intrusive Wirkung hatte.

In diesem Fall nutzte der Mixologe einige Ideen aus der Psychoanalyse und der Sozialpsychologie. Von der Psychoanalyse borgte er sich aus, daß man Bemühungen, den Traum eines Patienten zu verstehen, nicht auf das Studium des in dem Traum Geschilderten beschränken sollte. Man sollte einen Traum nicht als ausschließlich aus dem berichteten Inhalt und den Assoziationen, die sich auf ihn und seine Elemente beziehen, sowie dem sogenannten Tagesrest zusammengesetzt verstehen. Vielmehr sollte man auch Aspekte der gesamten Therapiesitzung einbeziehen, also alles, was vor und nach der Erzählung des Traums geschieht.

Aus der Sozialpsychologie übernahm er das »Waffenfokus«-Konzept (Kramer, Buckhout & Eugenio 1990). Menschen, die Opfer eines bewaffneten Überfalls werden, richten ihre Aufmerksamkeit nicht selten intensiv auf die benutzte Waffe, wohingegen sie sich nur vage, schwach oder unvollständig an das Äußere des Angreifers erinnern. Er fragte sich, ob es eine Analogie zum Waffenfokus gebe, wenn sich Therapeuten auf die Verarbeitung der wichtigsten Ereignisse traumatischer Szenarien konzentrieren und gewissen Antizipationen, kontextuellen Erwägungen, Konsequenzen und gleichzeitig stattfindenden Ereignissen dabei nur wenig oder gar keine Aufmerksamkeit schenken.

Im Hinblick auf diese zusätzlichen Aspekte plante der Mixologe für Gwen eine spezielle Fraktionierung, bei der die Verarbeitung der traumatischen Erlebnisse mit den Ereignissen vor ihren Mißhandlungen begann. Als erstes stellte sich heraus, daß Gwen so stark darauf konditioniert war, sich in einer Umgebung aufzuhalten, in der von ihr schon als Kind und gegen ihren Willen sexuelles Verhalten erwartet worden war, daß schon die bloße Vorstellung dessen, was auf sie zukam, sie in einen Zustand starker sexueller Erregung versetzte. Sie sah dies als einen Beweis dafür an, daß sie tatsächlich eine »Schlampe« war, wie andere sie genannt hatten, und daß sie auch nichts anderes sein wollte. Natürlich wußte sie zu diesem Zeitpunkt noch nichts von Konditionierungsprozessen. Ihr war nur klar, daß die sexuelle Erregung nichts war, das sie gewollt hatte. Sie glaubte, daß in dieser Erregung eine tiefere, schreckliche Wahrheit über sie zum Ausdruck komme, der sie nicht ins Auge blicken konnte. Ihre Erregung, ihre Scham und ihr Selbstekel waren immer schon lange vor jeder Berührung und Stimulation unerträglich stark gewesen.

Während der Verarbeitung einer pornographischen Situation, an der teilzunehmen man sie gezwungen hatte, jedoch nun verbunden mit der Wahrnehmung aller Sinnesmodalitäten, bemerkte sie den Geruch von Fäzes, der mit der Erinnerung an die Ausführung einer Fellatio verbunden war. Während sie auf diesen Geruch fokussierte, wurde ihr plötzlich ein Element der Situation bewußt, das zuvor gefehlt hatte. Sie war nach einer analen Vergewaltigung zur Fellatio gezwungen worden. Ihr war jedoch nicht klar gewesen, daß man sie danach gezwungen hatte, den mit Fäzes beschmierten Phallus in den Mund zu nehmen und abzulecken.

Noch später fiel dem Mixologen auf, daß Gwen sich die Ohren zuhielt. Sie bestritt wiederholt, daß sie zu vermeiden versuche, etwas Bestimmtes zu hören. Daraufhin wendete sich der Mixologe erneut dem bereits verarbeiteten Teil der Szene zu und forderte Gwen auf, ihren Geist dem Gehörten zu öffnen und darüber zu berichten. Dies versetzte sie in Panik. Völlig überrascht, setzte der Mixologe die Dimmertechnik ein, um Gwens Belastungsniveau von anfänglichen 90/100 auf 25/100 zu reduzieren. Als dieser Wert erreicht war, ließ er sich nicht mehr weiter senken.

Die Fraktionierung setzte noch einmal vor Beginn der zentralen Ereignisse an, und Gwen wurde nun aufgefordert, sich die Hintergrundgeräusche und andere Empfindungen bewußt zu machen. Allmählich erkannte sie vertraute Stimmen: die ihrer Eltern, die sich über Gwens Situation und ihre Reaktionen lustig machten. Ihre Eltern hatten alles, was geschehen war, mitangesehen und selbst auch weitere für Gwen demütigende Aktivitäten vorgeschlagen.

Nun wurde klar, weshalb es trotz der bisherigen intensiven und engagierten Traumaarbeit nicht gelungen war, dieses Traumaszenario aufzulösen. Irregeführt durch das, was ich »Fokussieren auf das Hauptereignis« nenne, war der Mixologe mit Gwen auf eine Weise an das Traumaszenario herangegangen, die zwar oberflächlich betrachtet als absolut sinnvoll erscheinen mußte, die aber einen völlig falschen Akzent gesetzt hatte. Gwens Schamgefühle angesichts ihrer reflexhaften sexuellen Erregung, ihr Ekel und ihre Geruchsaversion, die durch den Zwang zur Koprophagie entstanden waren, sowie die verheerende Wirkung der Erinnerung an die Rolle ihrer Eltern bei der entsetzlichen sadistischen Ausbeutung und an den Verrat durch sie – all dies war aufgrund des »Fokussierens auf das Hauptereignis« unberücksichtigt geblieben. So engagiert, wohlmeinend und sachkundig die anfänglichen Bemühungen des Mixologen auch gewesen sein mochten, sie hatten viele wichtige Aspekte des Traumaszenarios weder erkannt, noch in die Verarbeitung einbezogen und aufgelöst. So hatten diese Aspekte Gwens psychische Situation weiterhin destruktiv beeinflussen können.

Es erscheint als angebracht, sich zu fragen, ob auch andere psychotherapeutische Verfahren zunächst übersehene wichtige Aspekte in ein Therapieprotokoll hätten einbeziehen und verarbeiten können. Die Antwort lautet »ja« – wenn auch mit einem wichtigen Vorbehalt.

Obgleich es manchmal auch mit Hilfe anderer Ansätze möglich ist, solche Elemente aufzuspüren, daran zu arbeiten und auf diese Weise zu ähnlich umfassenden Resultaten zu gelangen, gibt es nach meiner Auffassung einige Faktoren, die den Erfolg dieser anderen Techniken deutlich fraglicher machen. Weil sie das, was die Patienten erlebt haben, in wesentlich längere Abschnitte unterteilen als ich, können sie leicht Augenblicke übersehen, die bestimmte Erkenntnisse ermöglichen oder in denen etwas, das zur Entdeckung dieser Möglichkeiten führen könnte, zugänglich wird! Die szenariobasierte (SB-)Version der Technik der Fraktionierten Abreaktion, mag sie auch weit von Perfektion entfernt sein, hat einfach die Eigenschaft, »langsamer zu gehen«, so wie der Mixologe als kleiner Junge durch die Wälder wanderte und an den Seeufern entlang ruderte. Dies gibt dem Therapeuten wie auch dem Patienten ständig Gelegenheiten, »mehr zu sehen«, während die Behandlung ihrem mäandernden Weg folgt. Und manchmal erweist sich dieser Unterschied als für den Erfolg der Behandlung entscheidend.

Andere therapeutische Ansätze sind stärker auf den Scharfsinn und die Sorgfalt des einzelnen Therapeuten, der sie nutzt, angewiesen. Ein kompetenter Therapeut kann seine Ziele auf die verschiedensten Arten erreichen, aber eine überlegene Technik, wie ich es bin, erhöht die Wahrscheinlichkeit, daß es mehr Therapeuten gelingt, auf die Dinge zu achten, die häufig übersehen werden.

Verbesserung der empathischen Sensibilität und des Wirkungsbereichs des Therapeuten

Nennen wir die Dinge doch beim Namen: Nicht alle Therapeuten sind Überflieger. Die Nutzung einer Technik, die dazu anregt, sich mit Dingen zu befassen, die leicht übersehen werden können, kommt den Therapeuten wie auch ihren Patienten zugute.

Der Mixologe sieht es als eine Tatsache an und akzeptiert es, daß nicht alle Therapeuten gleich versiert im Erahnen oder Aufstöbern aller Aspekte des Erlebens und des emotionalen Empfindens eines Patienten sind. Er selbst zählt sich nicht zu den Menschen mit einer besonders guten Intuition, und er muß hart arbeiten, um ein Maß an Umsicht zu erreichen, das er für angemessen hält. Dem Beispiel Henri Ellenbergers folgend sucht er ständig nach Möglichkeiten, seine Fähigkeiten, Patienten optimal zu behandeln, zu verbessern.

Ohne daß entsprechende objektive Forschungsergebnisse vorlägen – also ausschließlich aufgrund seiner klinischen Erfahrung – glaubt er, daß es angesichts der Schwierigkeiten der meisten Menschen, einander zu verstehen, sinnvoll ist, wenn Therapeuten sich das Szenario, an dem ein Patient arbeitet, im Geiste so detailliert wie möglich vorzustellen versuchen. Ungeachtet anderer, potentiell problematischer Erwägungen, ist dies eine Möglichkeit, sich vorab mit der bevorstehenden Arbeit vertraut zu machen.

Im realen empathischen Augenblick des Versuchs, sich vorübergehend in das qualvolle Erlebnis des Patienten hineinzuversetzen, muß der Therapeut, um dem Patienten bestmöglich zu dienen, nicht nur seine Empathie nutzen, sondern sich auch die Unvollkommenheit selbst der treffendsten Empathie vergegenwärtigen, so wie dieser Begriff allgemein verstanden wird. Generell fokussiert die empathische Einstimmung in den gegenwärtigen Augenblick auf das emotionale Erleben des Patienten, schließt aber nicht unbedingt seine Wahrnehmungen ein.

Um besser würdigen zu können, was der Patient zu bewältigen versucht, muß der Therapeut sich fragen: »Was muß außerdem noch Bestandteil jenes Erlebnisses gewesen sein, das mir aber nicht gesagt wurde und mir vielleicht auch nicht gesagt werden kann oder gesagt werden wird? Was hat mein Patient erlebt, mir aber nicht berichtet, weil unsere Traumaarbeit sich auf die zentralen Ereignisse sowie auf das Geschehen in den traumatisierenden Handlungen und auf das unmittelbar dadurch verursachte Unbehagen konzentriert, statt auf das, was (der Patient) während dieser Handlungen sonst noch bemerkt hat?«

Viele Traumaopfer dissoziieren im Moment der Traumatisierung und versuchen, ihre Aufmerksamkeit vom aktuellen Geschehen abzuwenden. Ihnen erscheint eine bestimmte Wahrnehmung als Kristallisation des Schreckens, den die Situation für sie beinhaltet. Doch diese Wahrnehmung wird für sie zu einer Art Wächter, der den Zugang zu allem, was es sonst noch gibt, versperrt. In einer der schrecklichen Szenen, die Gwen erlebt hatte, verstörte sie nicht das, was sie hatte ertragen müssen, am stärksten, sondern ihre Beobachtung, daß sich auf der Hose ihres Vaters ein nasser Fleck bildete, während er ihr zuschaute. »Ihm ging einer ab, weil er sah, was sie mit mir machten! Sie hatten kleine Kabelklemmen an meinen Brustwarzen befestigt, die mit irgend etwas verdrahtet waren, und sie folterten mich. Deswegen ging ihm in der Hose einer ab!« Obwohl ich eine wichtige Rolle dabei spielte, dieses Detail zutage zu fördern, gelang es Gwen zusammen mit dem Mixologen, diesen Aspekt ohne weitere Hilfe meinerseits psychodynamisch zu verarbeiten. Sobald er gefunden war, war alles in seiner vollen Wirkung verfügbar. Solange Gwen nicht an ihren Gefühlen bezüglich der zuletzt geschilderten Szene gearbeitet hatte, konnte ihre Verarbeitung der Situation nicht zum Abschluß gebracht werden.

Eine andere Patientin hatte die Aufmerksamkeit auf ein Kruzifix an der Wand ihres Schlafzimmers gerichtet, während sie den Mißbrauch ihres Vaters hatte über sich ergehen lassen, und sie hatte während der ganzen Situation Jesus um Hilfe angefleht. Ihr Traumaszenario blieb für sie so lange belastend, bis dieses Detail entdeckt und untersucht worden war. Für sie war es wichtig, auf die Wut ihres Kind-Anteils auf Jesus Christus einzugehen, von dem sich ihr kindlicher Geist erhofft hatte, er werde sich unverzüglich wie ein Superheld materialisieren und sie retten. Ihr Kindanteil fühlte sich von Gott zutiefst verraten, da man sie doch gelehrt hatte, sich in Augenblicken der Not im Gebet an ihn zu wenden. Deshalb war sie zu dem verheerenden und selbstzerstörerischen Schluß gelangt, Jesus habe sie nicht gerettet, weil sie böse und seiner Liebe nicht würdig sei.

Anders als die Verarbeitung des zentralen Ereignisses, die schnell vonstatten ging, dauerte es viele Monate und erforderte, mit vielen Alter-Persönlichkeiten zu arbeiten, bis es gelang, dieses tiefe Gefühl der Verletztheit durch die Behandlung aufzulösen. Das Gefühl, daß der Gott, dem ein Mensch sich verpflichtet fühlt, ihn verlassen hat, weil er ihn für unwürdig hält, ist eine unbeschreiblich tiefe und schmerzhafte Wunde, die sich auch mit den besten Mitteln einer Psychotherapie nicht leicht behandeln läßt.

Die Bemühungen des Mixologen, einen Plan zu entwickeln, mit dessen Hilfe man die Wirkung traumatischer Szenarien vollständig auflösen könnte, begannen damit, daß er sich die folgende einfache Frage stellte: »Um welchen psychischen Mißbrauch kümmere ich mich nicht, wenn ich so intensiv auf das ›zentrale Ereignis‹ fokussiere, daß ich weniger augenfällige Aspekte der Gesamtsituation weitgehend unbeachtet an mir vorüberziehen lasse?« Diese Frage veranlaßte ihn dazu, Traumata aus der Perspektive der *Basic Affect Theory* (Nathanson 1992) zu betrachten und sich damit zu beschäftigen, wodurch die Affekte Scham, Selbstekel und geruchsbasierte Aversion *(dissmell)* hervorgerufen werden. Sobald er diese Frage formuliert hatte, wurde ihm klar, wie wichtig es ist, nicht zu übersehen, was ein Patient gehört, geschmeckt und gerochen hat, und daß es notwendig ist, bei der Traumaverarbeitung den Fokus zu erweitern, statt sich auf die »zentralen Ereignisse« zu konzentrieren.

Gwen machte ihre Sache gut. Natürlich war sie nicht übermäßig erfreut darüber, sich die Ereignisse, an denen sie mit dem Mixologen schon etliche Male gearbeitet hatte, noch einmal vergegenwärtigen zu müssen. Doch mit Brummeln, Seufzen und gelegentlichen Wutausbrüchen sowohl den Tätern als auch dem Mixologen gegenüber stählte sie sich für die Arbeit und beschritt schließlich erneut jene dunklen und entsetzlichen Pfade, diesmal mit offeneren Augen und fein auf einander abgestimmten Sinnen. Ihr Lohn für diese Mühen war die vollständige Integration, eine deutliche Verringerung ihrer Symptome und eine wesentlich verbesserte Lebensqualität.

12 Das große Geheimnis

Was nun folgt, ist im Grunde eine Fortsetzung des vorigen Kapitels. Ich diktiere es dem Mixologen als separates Kapitel, um einen bestimmten Punkt hervorzuheben.

Mittlerweile müßte vielen Lesern klar sein, daß ich die traumatischen Aspekte der Traumaverarbeitung minimieren sollte, daß ich als eigenständige Technik sehr viel leisten kann und daß mein Anteil an der Heilung (im Gegensatz zu meiner Schutzwirkung) weitgehend von den empathischen Fähigkeiten des Therapeuten, der mich nutzt, abhängt. Der Ansatz des »langsamen Gehens« verbessert die Möglichkeiten des Therapeuten, eine komplexere und umfassendere (wenn auch zwangsläufig unvollkommene) empathische Verbindung zu den Erlebnissen des Patienten zu entwickeln.

Abgesehen von dem, was allgemein als die Domäne der Empathie angesehen wird, gibt es zwei etwas andere, vielleicht auch unkonventionelle Arten des Empathieverständnisses, die den Mixologen beschäftigen. Die *erste* werde ich als Ausübung »zwingender Empathie« durch den Therapeuten, der mich anwendet, bezeichnen; die *zweite* könnte man Mobilisierung der Fähigkeit des Therapeuten zu »antizipierender Empathie« nennen.

Der zwingend empathische Therapeut läßt sich weder durch Scham, Selbstekel oder geruchsbasierte Aversion des Patienten noch durch seine Kontraidentifikation angesichts dieser Affekte beeindrucken. Dies kann eine ziemliche Entschlossenheit erfordern sowie die beharrliche Beobachtung der eigenen Tendenz zu defensivem Rückzug und zum »Dümpeln in der Gegenübertragung« (Hirsch 2008).

Mit »Dümpeln in der Gegenübertragung« ist die Tendenz von Therapeuten gemeint, sich von Erwägungen antreiben zu lassen, die eher den eigenen Bedürfnissen als denjenigen des Patienten Rechnung tragen. Beispielsweise kann der Therapeut bewußt oder unabsichtlich auf den inneren Druck reagieren, den jeder Therapieansatz erzeugt, oder er kann beunruhigende Themen meiden und bestimmte Interventionen aufgrund von Motiven durchführen (oder unterlassen), die mit dem Ziel, den Interessen des Patienten auf bestmögliche Weise zu dienen, nicht das Geringste zu tun haben.

Aus verschiedenen Gründen tritt dieses Problem bei der Traumaarbeit häufiger auf, als man sich vielleicht vorstellt. Traumatherapeuten sind sich der Gefahren einer vikariierenden Traumatisierung, sekundärer posttraumatischer Belastungen und der Mitgefühlserschöpfung bewußt. Traumata zu behandeln kann nicht nur für den Patienten, sondern auch für den Therapeuten sehr schmerzhaft und belastend sein. Entwickelt ein Therapeut angesichts des Schmerzes, des Entsetzens und der Hilflosigkeit des Patienten Empathie, kann er seine vorübergehende Identifikation mit dem Patienten als unangenehm und beunruhigend empfinden.

Außerdem erfordert diese Art von Arbeit manchmal einen robusten Magen. Obwohl die meisten Traumatherapeuten sich sehr engagiert dafür einsetzen, ihren Patienten zu helfen, nutzen nur sehr wenige einen so detaillierten und umfassenden Ansatz der Traumaverarbeitung, wie der Mixologe ihn befürwortet. Bei Fokussierung auf das zentrale Trauma in der Erzählung des Patienten wird zwar am Erleben der Ereignisse selbst gearbeitet, aber die affektiven und sensorischen Aspekte der Ereignisse und ihre tiefere Bedeutung werden leicht übersehen.

Bei vielen Patienten ist eine zwingende Empathie nicht erforderlich. Bei einigen jedoch, und insbesondere bei all jenen, deren Traumata mit vorsätzlichen Bemühungen, sie zu demütigen und zu entwürdigen, verbunden waren, kann sich diese Form von Empathie als unverzichtbar erweisen, wenn man die schlechte Behandlung, die die Patienten erlitten haben, umfassend verarbeiten will.

Doch wie kann ein Therapeut empathisch an Material arbeiten, das er selbst wie auch der Patient als verstörend empfindet und an dem beide am liebsten »vorbeidümpeln« würden, indem sie es bewußt oder unbewußt vermeiden oder leugnen? Viele Verfahren der Traumabehandlung versuchen, Informationen dieser Art zutage zu fördern, doch ihnen liegt die implizite Annahme zugrunde, diese Informationen könnten wie alle dem Bewußtsein zugänglichen Informationen abgerufen werden, oder sie würden im Laufe der Behandlung ohnehin zutage treten.

Nach den Erfahrungen des Mixologen sind Informationen dieser Art jedoch nicht immer dem Bewußtsein zugänglich und erschließen sich nicht problemlos auf entsprechende Nachforschungen des Therapeuten hin. Ebenso unmöglich kann es sein, sie im Rahmen von Ansätzen der Traumabehandlung zugänglich zu machen, die von der Annahme ausgehen, daß sich alles traumatische Material im Einklang mit einem vorgegebenen Protokoll in linearer Folge verarbeiten ließe.

Deshalb hat der Mixologe Gefallen daran gefunden, auf der Grundlage eines Konzepts zu arbeiten, das er »antizipierende Empathie« nennt. Weil er nicht grundsätzlich davon ausgehen kann, daß seine Empathie vollkommen ist, versucht er, der Tatsache gerecht zu werden, daß verschiedene Arten von Gegenübertragung mehr oder weniger unvermeidbar sind. Wenn er kommen sieht, daß er an einem Trauma arbeiten wird, und er einen Plan für diese Arbeit entwickelt, nimmt er sich ein wenig Zeit, um sich in die traumatische Situation seines Patienten hineinzuversetzen. In der sicheren und angenehmen Situation gewählten Alleinseins antizipiert er, was er als der Patient emotional und körperlich in allen Sinnesmodalitäten erleben würde. Was würde er fühlen? Was würde er sehen? Was würde er berühren? Was würde er hören? Was würde er schmecken? Was würde er riechen? Und welche Bedeutungen würde er aus diesen Sinneseindrücken ableiten?

Der Mixologe hat festgestellt, daß er in der Hitze des konkreten Augenblicks in der Therapie oft von der Intensität der dyadischen Matrix von Übertragung und Gegenübertragung überwältigt wird, vom stellvertretenden Erleben aller möglichen schrecklichen Gefühle bombardiert; bemüht, einer oft komplizierten, verwirrenden und in sich widersprüchlichen Erzählung zu folgen, während er somatoforme Symptome beobachtet, die die Struktur der Therapiesitzung zu sprengen drohen. Weil er nicht jedes Element und jede Veränderung dieser kaleidoskopartigen Begegnung verfolgen kann, nehmen bestimmte Elemente der Traumafokussierung seine Aufmerksamkeit in Beschlag, und das Erleben des Patienten, wie es sich in den seltener mitgeteilten Sinnesmodalitäten spiegelt, findet deutlich weniger Beachtung.

Versuchen wir dies zu konkretisieren. Der Mixologe fragte kürzlich zwanzig Kollegen, die wegen eigener Traumapatienten seinen Rat suchten, ob sie herausgefunden hätten, an welche verbalen Äußerungen sich ihre Patienten erinnern könnten, die sie während der traumatisierenden Situation gehört hatten. Die meisten wußten nichts darüber zu sagen, und keiner hatte einen Patienten ausdrücklich danach gefragt. Und als diese Therapeuten dann tatsächlich versuchten, ihren Patienten solche Frage zu stellen, stießen sie bei ihnen auf starken Widerstand/Widerwillen, Informationen dieser Art zu geben. Viele Patienten, die durchaus bereit waren, über für sie schmerzhafte Erlebnisse übelster Art zu sprechen, wollten keinesfalls preisgeben, was sie in der traumatisierenden Situation gehört oder selbst gesagt hatten oder was zu sagen man sie gezwungen hatte.

Der Mixologe hat jedoch festgestellt, daß das, was andere zu seinen Patienten gesagt hatten, oft zutiefst verletzend und demütigend gewesen und vielfach mit den Selbstvorwürfen identisch war, mit denen seine Patienten entweder als Erinnerung an schmerzliche Dinge, die jemand zu ihnen gesagt hatte, konfrontiert wurden oder die sie als die unangenehmen Stimmen einer oder mehrerer (gewöhnlich auf

Tätern basierender) Alter-Persönlichkeiten erkannten, die sich im Laufe des Tages immer wieder zu Wort meldeten. Oft bleiben bei der Arbeit an Erlebnissen relationalen und sexuellen Mißbrauchs und körperlicher Mißhandlung wichtige Aspekte der Wirkung verschiedener Formen psychischer Mißhandlungen unberücksichtigt.

Wenn wir uns also in der Traumaarbeit mit Berührung, Gehörtem, Geschmecktem und Gerochenem befassen, wenden wir uns damit wichtigen Traumaaspekten zu, die leider oft gar nicht oder nur unzureichend erforscht werden. Diese sensorischen Eindrücke können bei der Entstehung vieler Symptome eine Rolle spielen. Doch das Zusammenspiel von Scham, Selbstekel und geruchsbasierter Aversion ist ein großes Hindernis, das die Erschließung und Verarbeitung sensorischer Aspekte erheblich erschwert (Kluft 2008). Antizipierende Empathie, die für den Therapeuten sehr unangenehm ist, hilft ihm andererseits, auf das zu achten, was wahrscheinlich während der Traumaverarbeitung geschieht, ohne daß es erwähnt wird, und sie gibt außerdem Aufschluß darüber, was der Therapeut selbst im betreffenden Augenblick auszublenden versucht.

13 Die Technik der Fraktionierten Abreaktion und die therapeutische Allianz

Untersuchung ausgewählter Aspekte

Das neun Phasen umfassende Modell der DIS-Behandlung des Mixologen (Kluft 1991a) befindet sich weitgehend im Einklang mit dem von Herman (1992/1998) so genannten Drei-Phasen-Modell der Traumabehandlung. Beide sind früher entstandenen Phasenmodellen der Traumabehandlung verpflichtet, wie sie erstmals von Pierre Janet beschrieben wurden (van der Hart, Brown & van der Kolk 1986). In beiden werden die Phasen oder Schritte der Therapie so beschrieben, als ließen sie sich klar voneinander abgrenzen, obwohl sie sich in der Praxis in der Regel eher überschneiden. Die Modelle von Judith Herman und Richard Kluft, Kommilitonen in der Medical School, sind ungefähr im gleichen Zeitraum unabhängig voneinander entstanden und lassen sich problemlos miteinander vereinbaren. Der wichtigste Unterschied zwischen beiden ist, daß Klufts Modell speziell mit der Zielsetzung entwickelt wurde, die Behandlung der DIS zu beschreiben, wohingegen Hermans Modell sich auf die Behandlung von Patienten mit Traumatisierungen aller Art anwenden läßt.

Der Mixologe (Kluft 1991a) spricht von den Phasen *Einleitung der Therapie*, *vorbereitende Interventionen* sowie *Anamnese und Kartierung*. Diese Phasen und die durch sie abgedeckten Aufgaben entsprechen bei Herman der Phase *Sicherheit*. Dieser ersten Phase und ihrem von Kluft entwickelten dreigliedrigen DIS-orientierten Äquivalent folgt eine Phase der Traumaverarbeitung, die Herman *Erinnern und Trauern* nennt. Der Mixologe bezeichnet dies als Phase der *Traumaumwandlung*.

Bitte beachten Sie, daß die Phase *Anamnese und Kartierung* nicht der Phase *Sicherheit* zugerechnet werden kann, wenn statt einer traumaauflösenden eine unterstützende Behandlung erforderlich ist. Daß genau das ausgelöst oder zugänglich gemacht wird, was die unterstützende Behandlung zu vermeiden versucht, ist eine zu große Gefahr. Statt dessen konzentriert sich die Behandlung in solchen Fällen auf die Stärkung und die Anleitung zum bestmöglichen Umgang mit den Problemen und befaßt sich nur dann mit traumatischem Material, wenn sie dazu gezwungen ist. Muß im Rahmen unterstützender Arbeit an Traumata gearbeitet werden, sollte die Arbeit so schnell wie möglich wieder zu unterstützenden Maßnahmen zurückkehren. Wenn ein Patient, der zunächst unterstützend behandelt werden muß, stärker wird, kann man es schließlich wagen, an der Wurzel des Übels, am Trauma selbst, zu arbeiten und es aufzulösen.

LARRY war dabei, seine Doktorarbeit abzuschließen, als er mit einer Pistole bedroht und ausgeraubt wurde. Dadurch wurden bei ihm Erinnerungen an schmerzliche traumatische Erlebnisse aus seiner Kindheit reaktiviert, und Alter-Persönlichkeiten, die sich lange ruhig verhalten hatten, traten zutage und brachen in sein Alltagsleben ein. Dem Mixologen gelang es, Larry bei der Restabilisierung zu helfen, und er behandelte ihn bis zum Abschluß seiner Doktorarbeit weiter unterstützend. Anschließend begann er mit meiner Hilfe, sehr langsam und gut dosiert Larrys traumatisches Material zu verarbeiten.

Der Mixologe vergleicht den Beginn einer Psychotherapie oft mit der Planung eines Segeltörns mit Menschen, die noch nie auf seinem Boot gewesen sind. Er will sicher sein, daß sie mit dem, was er für den Tag plant, einverstanden sind und daß sie alles, was sie für ihren Komfort und ihre Sicherheit brauchen, mitbringen (einschließlich eines Sonnenschutzmittels und ihrer Medikamente!). Er will von ihnen wissen, ob sie schon einmal gesegelt haben, ob sie sich mit Booten auskennen und ob sie wissen, welche Sicherheitsregeln bei solch einem Ausflug zu beachten sind – und natürlich, ob sie schwimmen können (und wenn ja, wie gut sie dies können und wann sie das letzte Mal im Wasser waren). Er möchte auch, daß sie sich dazu verpflichten, ständig eine Schwimmweste zu tragen, sofern er ihnen nicht ausdrücklich erlaubt, sie abzulegen. Er will weiterhin wissen, ob sie leicht seekrank werden. Zwar hält er an Bord immer Mittel gegen Seekrankheit bereit, aber bekanntlich nimmt man solche Mittel am besten präventiv ein, und zwar schon einige Zeit vor Verlassen des Hafens. Bei dieser Untersuchung will er auch feststellen, ob sie bereit und in der Lage sind, sich an Arbeiten wie denen an Seilen, am Anker und an den Segeln zu beteiligen. Wenn er nicht sicher ist, was er von seinen Passagieren zu erwarten hat, bevor sie an Bord gehen, verschiebt er die Ausfahrt so lange, bis er das Gefühl hat, es genau zu wissen. Und völlig unabhängig davon, was seine Passagiere ihm versichert haben, nimmt er sich die Seile, den Anker und die Segel vor und demonstriert den Mitseglern, was sie eventuell werden tun müssen. Er bringt ihnen auch bei, einen Seemannsknoten zu knüpfen. Außerdem stellt er klar, daß es für die Sicherheit des Boots und seiner Passagiere unverzichtbar ist, den Befehlen des Kapitäns unbedingt Folge zu leisten. Sobald das Boot vom Kai ablegt, müssen die Passagiere sich für die Zeit ihres Aufenthalts an Bord von ihren sämtlichen Vorstellungen über Demokratie verabschieden.

Jeder Seemann akzeptiert diese Art von wohlmeinender Diktatur. Trotzdem passiert manchmal etwas Unvorhergesehenes. Einmal brachen der Mixologe und seine Frau mit sieben weiblichen Teenagern an Bord auf, die alle intelligente, erfahrene und gute Seglerinnen waren. Der Tag war in jeder Hinsicht perfekt, bis plötzlich zwei zigarettenförmige Speedboote auftauchten, abrupt wendeten und gegen jede Regel der Seefahrt und der Sicherheit verstießen, indem sie knapp vor dem Bug seines Boots vorbeischossen und ihm mit hoher Geschwindigkeit den Weg abschnitten. Infolge dieses Manövers kenterte das Boot des Mixologen fast; es neigte sich so stark zur Seite, daß sein Hauptsegel sich nur wenige Fuß über den von den Schnellbooten erzeugten starken Wellen befand.

Er brauchte sofortige Unterstützung, um sich aus dieser schwierigen Situation geschickt herauszumanövrieren. Und weil wichtige Gegenstände über Bord gegangen waren, mußten Mitglieder seiner Crew diese Dinge so lange im Blick behalten, bis es gelungen war, sie aus dem Wasser zu holen. Doch seine Frau war eingeschlafen, und die Mädchen befanden sich auf dem Vorderdeck und waren dort aufgrund der ungewöhnlichen Position des Hauptsegels unsichtbar. Der Mixologe nahm deshalb irrigerweise an, sie seien wachsam, doch tatsächlich hatten sie die Träger ihrer Bikini-Tops gelöst, um ihre Oberkörper gleichmäßig bräunen zu können. Sie würden ihm in dieser schwierigen Situation nicht helfen können!

Trotz intensiver Bemühungen gelang es ihm also nicht, starkes Taumeln seines Boots zu verhindern. Durch sein seitliches Schlieren gefährdete es ein anderes Segelboot in der Nähe. Nur die außergewöhnlichen Fähigkeiten des Kapitäns des anderen Boots verhinderten einen schrecklichen Zusammenstoß. Trotz imposanten Murrens machte es der Mixologe seiner wegen unangekündigten Schlafens und Sonnenbadens ausgefallenen Crew fortan zur Pflicht, an Deck ständig ein T-Shirt zu tragen. In einer Therapie kann es ähnlich sein. Manchmal muß man Patienten zwingen, sich an die Regeln zu halten, weil sie sonst ihre Therapie oder sogar ihr Leben aufs Spiel setzen.

Nach Auffassung des Mixologen ist die therapeutische Allianz der Schlüssel zur Behandlung von DIS. So positiv die Dinge bei oberflächlicher Betrachtung auch erscheinen mögen, können negative Übertragungen im Bruchteil eines Augenblicks mobilisiert werden. Außerdem neigen viele Alter-Persönlichkeiten so extrem zu Fehlwahrnehmungen, daß die reale Beziehung für sie an vielen Punkten der Behandlung eher ein theoretisches Konstrukt als eine Realität ist. Stark vereinfacht könnte man sagen: Die Übereinkunft, die Behandlung durchzuführen, die generische positive Übertragung auf den Therapeuten als eines Helfers und die Identifikation des Patienten mit der funktionalen Identität des Therapeuten werden immer wieder zur Stabilisierung der Behandlung benötigt.

Doch in dieser Hinsicht sieht sich der Therapeut, der eine DIS behandelt, mit einem interessanten Dilemma konfrontiert. Wie läßt sich eine therapeutische Allianz zu einem Patienten aufbauen, der Myriaden von Ichzuständen und entsprechend viele unterschiedliche Einstellungen in die Behandlung mitbringt? Natürlich erhält der Patient, manchmal durch Generalisierung, manchmal aber auch durch Arbeit mit jeder aufgefundenen Alter-Persönlichkeit, eine vorläufige Sozialisierung hinsichtlich der Therapie und ein On-the-Job-Training hinsichtlich des Aufbaus einer therapeutischen Allianz. Doch die Zahl der zu erledigenden Aufgaben, der involvierten Ichzustände und der verständnishemmenden Hindernisse, die zu überwinden sind, können dazu führen, daß sowohl dem Therapeuten als auch dem Patienten unklar ist, wie gut letzterer den Therapieprozeß versteht und ob Bemühungen, alles für die Behandlung Erforderliche zu tun, zufriedenstellend verlaufen.

In vorangegangenen Kapiteln haben wir erforscht, in welcher Hinsicht es von Nutzen sein kann, mich an Bord mitzunehmen. Hier untersuchen wir, was sich aus den Schwierigkeiten lernen läßt, die auftreten können, wenn man Patienten zu kollaborieren hilft, indem man mich nutzt. Ein großer Vorteil der Nutzung meiner Dienste betrifft die therapeutische Allianz. Einem Patienten meine verschiedenen Komponenten zu vermitteln und sich damit zu befassen, wie sich meine einzelnen Aspekte am besten umsetzen lassen, geben dem Therapeuten und dem Patienten Gelegenheit, gemeinsam an verschiedenen Aufgaben zu arbeiten, ohne sich zu weit in stark affektbelastetes und potentiell schädigendes Material vorzuwagen. Das ist ein guter Testlauf. Wenn Probleme hinsichtlich der Zusammenarbeit auftreten, bin ich ein Labor der Superlative für deren Untersuchung und Behebung. Manchmal ist dies mein wichtigster Beitrag zu einer Therapie.

In den folgenden Abschnitten beschäftige ich mich mit meinen »Rodney-Dangerfield-Augenblicken«.* Dabei geht es um Situationen, in denen ich entweder nicht oder nicht so, wie ich es verdient hätte, respektiert werde. Die Mißerfolge und Schwierigkeiten, die mich umgeben oder die in irgendeiner Beziehung zu mir stehen, fungieren jedoch als Test für eventuelle Probleme in der therapeutischen Allianz, und Mangel an Respekt sowie Unvermögen, mich zu optimieren, sind für den Therapeuten sehr informativ. Nach einem ersten Überblick werden wir uns

---

* Rodney Dangerfield ist ein bekannter amerikanischer Komiker; Anm. d. Übers.

mit Situationen beschäftigen, in denen der Versuch, mich zu vermitteln oder anzuwenden, den Grad der Hartnäckigkeit von Abgrenzungsproblemen und anderen Schwierigkeiten ebenso zutage fördert oder beschreibt, wie Widerstand gegen meine Nutzung auf wichtige unerkannte Geheimnisse oder destruktive Einflüsse hinweist.

Schauen Sie mich doch an! Gibt es an mir etwas, das man nicht lieben müßte? Ich erleichtere es, mit schrecklichen Dingen fertig zu werden. Man sollte doch meinen, daß ich in jeder Therapie mit offenen Armen empfangen würde. Kein Thema, würden Sie sagen. Wäre es doch nur so!

Unter Traumapatienten gibt es Menschen, die in ihrem Leben sehr schlecht behandelt worden sind und die erlebt oder zu glauben gelernt haben, daß jede Kontrolle, die über sie ausgeübt wird, tatsächlich oder zumindest potentiell abscheulich, schimpflich und unerträglich ist. Stärke, Macht und Hebelkraft in den Händen eines anderen Menschen ordnen sie grundsätzlich den Oberbegriffen Mißbrauch/Mißhandlung, Ausbeutung und Unheil zu. Solche Patienten erleben jede Intervention, bei der eine Technik zum Einsatz kommt, als Beharren darauf, daß sie sich einer Forderung unterwerfen müssen, die nicht von ihnen selbst stammt und die zumindest in der Phantasie, wenn nicht gar in der Realität, ihr Gefühl der eigenen Sicherheit beeinträchtigen könnte. Freiheit von jeglicher Kontrolle sowie von allem, was für kontrollierende Einflüsse steht, kann bei solchen Menschen allen anderen Erwägungen gegenüber Vorrang haben. Wenn die Aufforderung, sich mit einem Thema auseinanderzusetzen, als Kampf um Kontrolle oder Dominanz wahrgenommen wird, kann dies jede Hoffnung auf einen erfolgreichen Behandlungsverlauf zunichte machen. So unangenehm eine solche Situation sowohl für die Therapie als auch für den Therapeuten sein mag, sollte man sich doch stets vergegenwärtigen, daß für Traumapatienten Kontrolle und Vermeiden die Hauptstützen ihres Widerstandes gegen eine angsterregende und oft auch in Schrecken versetzende Welt ist (S. Fine, persönliche Mitteilung, Dezember 2012).

Eine andere Gruppe von Patienten ist der Meinung, jede Technik habe etwas Unpersönliches, Mechanisches und somit Liebloses. Die Betreffenden möchten sich als Individuen gesehen und umsorgt fühlen, und manchmal erklären sie ganz offen, sie hätten nicht das Gefühl, daß der Therapeut wirklich bei ihnen sei, wenn er eine nicht dialogorientierte Intervention vorschlage. Solche Patienten haben oft auch starke Probleme mit Kontrolle. Wahrscheinlich sind sie über den Therapeuten ziemlich verärgert, wenn sie das, was er sagt, als nicht fürsorglich oder empathisch genug empfinden. Sie werden oft zugänglicher für mich und andere Ansätze, sobald ihnen klar wird, daß der Therapeut die betreffende Intervention vorgeschlagen hat, um ihr Leiden zu verringern; allerdings hat der Mixologe DIS-Patienten gehabt, die während ihrer gesamten Behandlung an dieser »technikfeindlichen« Sicht festhielten.

Manche Patienten sind schlicht paranoid und lesen in die vorgeschlagenen Verfahren gräßliche Implikationen und Bedeutungen hinein. Ist die Paranoia mit bestimmten Alter-Persönlichkeiten verbunden und wird sie mit konkreten traumatischen Erlebnissen assoziiert, gelingt es in der Regel, diese durchzuarbeiten. Erweist sich die Paranoia jedoch als allgegenwärtig, kann sie sich hartnäckig jedem Behandlungsversuch entziehen.

Viele Patienten bringen für ihre Einwände gegen bestimmte Verfahren religiöse, ethische oder wissenschaftliche Begründungen vor. Mit diesen kann man sich verständnisvoll auseinandersetzen, und man kann den Patienten Alternativen erläutern und ihnen klar machen, daß nichts ohne ihre Einwilligung geschehen wird. Der Mixologe trifft immer noch gelegentlich Patienten, deren Pfarrer auf die Hypnose schimpfen und deren Religion deren Anwendung ablehnt. Häufiger jedoch begegnet er Patienten, die sich die von der *False Memory Syndrome Foundation* propagierten Überzeugungen zu eigen gemacht haben, und noch häufiger spricht er mit Patienten, deren Familien sich dieser Ideologie verschrieben haben und sich deshalb mit deren Ansichten und dem Druck, den sie ausüben, auseinandersetzen müssen.

Der Mixologe versucht niemals, die Überzeugungen solcher Patienten durch entsprechende Empfehlungen zu neutralisieren. Wenn es um die Einwilligung der Patienten in ein bestimmtes Behandlungsverfahren geht, klärt er sie über den aktuellen Stand der Diskussionen über Hypnose und Gedächtnis auf und orientiert sich dann in dem, was er tatsächlich tut, an ihren Präferenzen. Es bringt nichts, sich wegen solcher Dinge in einen Kampf zu verwickeln oder einen Loyalitätskonflikt zu provozieren, weil die Sicht des Therapeuten sich nicht mit der Sicht des Patienten oder seiner Familie vereinbaren läßt. In der Regel spricht das, was sich im Laufe einer Therapie ergibt, für sich selbst.

Eine spezielle Gruppe von Patienten, die leider nicht besonders klein ist, bilden diejenigen, die nie für möglich gehalten haben, daß sie wieder gesund werden könnten, und die dann später (trotz erheblicher Bedenken) zu ihrer Überraschung feststellen, daß der Therapeut ihnen helfen konnte. Bei Patienten dieser Art ist die Kooperationsbereitschaft sehr unterschiedlich ausgeprägt. Im Grunde suchen sie in der Behandlung einen sicheren Hafen, einen Schutz vor den Stürmen in ihrem Leben und in ihrer Seele. Wenn sie merken, daß der Therapeut, mit dem sie zusammenarbeiten, Dinge herausgefunden hat, die sie geheim halten wollten, sind sie zutiefst beunruhigt. Selbst bei generell kooperationsbereiten Patienten gibt es oft Bereiche und Themen, mit denen sie sich nicht auseinandersetzen wollen und die sie am liebsten aus der Behandlung herausgehalten hätten. Folgen dieser beunruhigenden Erkenntnis Bemühungen von seiten des Therapeuten, dem, was bei ihnen im Argen liegt, tatsächlich auf den Grund zu gehen, sieht sich ein ambivalent motivierter Patient mit einem Dilemma konfrontiert. Die Therapie, die ihm einmal Sicherheit, nährende Zuwendung, Fürsorge und Anteilnahme zu versprechen schien, ohne ihn dem Stress auszusetzen, sich mit der Hinterfragung liebgewonnener Leugnungen auseinandersetzen zu müssen, erscheint ihm nun als bedrohlich oder sogar gefährlich. Dadurch entstehen Ängste wie die, daß die Behandlung in wichtigen Lebensbereichen destruktiv wirken könnte. Wenn solche Patienten trotz des für sie damit verbundenen Unbehagens keine Anstalten machen, den Willen zur Lösung ihrer Probleme zu entwickeln, versinken sie beim Bemühen, mich – die Technik der Fraktionierten Abreaktion – zu erlernen, in einem Morast – sofern sie es überhaupt schaffen, mit dieser Arbeit auch nur zu beginnen.

Eine verwandte Gruppe sind Patienten, die von dem Entsetzen getrieben werden, ich könnte ihrer Begründung für ihre Weigerung, sich für eine wirklich effektive therapeutische Strategie zu entscheiden, den Boden entziehen oder ihr Entsetzen angesichts der Notwendigkeit, sich noch einmal mit ihren Traumata auseinandersetzen zu müssen, entschärfen. Sie fürchten, wenn sie sich einverstanden erklärten, mit mir zusammenzuarbeiten und so ihr Entsetzen zu neutralisieren, würden sie dadurch auch automatisch gezwungen, in jene Aspekte der Therapie einzuwilligen, die sie am meisten fürchten.

Auch in dieser Hinsicht gilt: Wenn ein Therapeut einfach anfängt, über mich zu reden oder mich zu lehren, gewinnt er dadurch einen Einblick in die Schwierigkeiten, die hinsichtlich der therapeutischen Allianz auf ihn zukommen könnten. Natürlich ist es besser, sich darüber möglichst früh Klarheit zu verschaffen, als erst, wenn der Patient schon in alle möglichen Prozesse involviert ist und sich der Geist kaum noch in die Flasche zurückverbannen läßt. Mit Patienten, die mit den Grenzen der Therapie hadern und die sich dem Therapieprozeß nur zu gerne entziehen würden, werden wir uns im nächsten Kapitel beschäftigen.

14 Grenzfragen
Eine ausgezeichnete Indikation für meine Nutzung als Sonde oder als Testlauf

Dieses Thema wird Sie vielleicht überraschen. Warum, zum Teufel, sollten Grenzprobleme für den Kliniker ein Grund sein, mich an Bord zu holen? Darauf gibt es eine einfach und einer kompliziertere Antwort.

Die einfache Antwort lautet, daß alles, was das Leiden der Patienten im Laufe einer Behandlung lindert, die Wahrscheinlichkeit verringert, daß diese Patienten, die eher alloplastisch als autoplastisch orientiert sind, dazu neigen, ihre Anliegen durch Verhalten statt durch sprachlichen Ausdruck zu kommunizieren. Wenn diese Menschen handeln, statt zu sprechen, um ihren steigenden inneren Druck zu verringern (d. h., wenn sie ausagieren, in Reenactments verfallen, gegen Grenzen angehen oder diese zu zerstören versuchen, und wenn sie auf andere Weise unangenehmen und eventuell schädlichen Druck auf die Therapie und die Beziehung zwischen Patient und Therapeut ausüben), wird dadurch die therapeutische Allianz und der Behandlungsrahmen in Frage gestellt und manchmal sogar gefährdet.

Eine differenziertere Antwort auf die gleiche Frage könnte lauten, daß die Reaktivierung von Traumata während der Arbeit an ihnen verschiedene unerwünschte Phänomene hervorrufen kann, unter anderem übertragungsbedingte falsche Vorstellungen über die Beziehung zwischen Therapeut und Patient, Reenactments und Verhaltensweisen von Alter-Persönlichkeiten, die in besonderer Weise mit der Bewältigung von Traumata der Art, an denen gearbeitet wird, verbunden sind. Dadurch wieder können Situationen entstehen, in denen der Patient (unter anderem) versucht, den Therapeuten zu manifesteren tröstenden Verhaltensweisen zu bewegen oder Situationen zu reinszenieren, in denen Copingstrategien eine Rolle spielen, mit deren Hilfe es dem Patienten in der Vergangenheit gelungen ist, einen Täter zu besänftigen. In diesem Zusammenhang kann ein Patient sich auf Weisen verhalten, die den Therapeuten zu schwierigen und in vielen Fällen auch sehr unangenehmen Entscheidungen über den adäquaten Umgang mit der betreffenden Situation zwingen.

Ich werde dies nun anhand einiger Fallvignetten erläutern. In den geschilderten Fällen werde ich zunächst einige typische Probleme, die in Behandlungen auftreten können, darstellen. Auf diese komme ich später zurück und beschreibe dann den Umgang mit ihnen in der realen Behandlung und ob eine Lösung des Problems möglich war oder nicht.

Carrie ist eine attraktive, intelligente und gefügige Frau, die sich von ihrem psychischen Schmerz oft ablenkt, indem sie selbst sich körperlichen Schmerz zufügt, allerdings ohne sich zu verletzen. Ihre Arbeit mit dem Mixologen verlief anfangs gut. Sie entwickelten gemeinsam eine Erzählung, die sie mit mir, der Technik der Fraktionierten Abreaktion, verarbeiten wollten. Zunächst nahmen sie sich eine Situation vor, in der Carries älterer Bruder sie eingeladen hatte, ihn in seinem College zu besuchen. Meist war es Carrie gelungen, die Mißbrauchsneigung ihres Bruders auszublenden und ihn defensiv zu idealisieren. Anläßlich ihres Besuchs machte er sie betrunken und nahm sie zu einer Party mit, wo er sie seinen Freunden zum Sex zur Verfügung stellte, sowohl heterosexuellen Männern als auch Lesben. Als es Carrie schließlich gelang, sich unter dem Körper des Letzten, der ihre Wehrlosigkeit ausgenutzt hatte, hervorzuwinden und sich zu befreien, sprang sie im zweiten Stock des Gebäudes durch ein geschlossenes Fenster und zog sich schwere Verletzungen zu, was zahlreiche plastische Operationen erforderlich machte. Obwohl der Verlauf dieser schrecklichen Nacht sehr bedächtig und sorgfältig rekonstruiert wurde, tauchte plötzlich eine bisher unbekannte Alter-Persönlichkeit auf, die mit den Erlebnissen Carries auf der Party verbunden war.

In einem Augenblick, in dem Carrie mit ruhiger, wenn auch deutlich angespannt klingender Stimme ihre Entfremdung von ihrem Bruder erklärte, schien sie jeden Kontakt zu ihrer Umgebung verloren zu haben. Sie fing an, mit zunehmender Kraft und Geschwindigkeit ihren Oberkörper vor- und zurückzuwiegen. Außerdem biß sie sich immer wieder sehr fest auf ihre Finger. Auf Bemühungen des Mixologen, sie zu erreichen, reagierte sie nicht. Sie schien nicht einmal seine Anwesenheit zu bemerken. Sie hatte ihre Fähigkeit zu dualem Erleben völlig eingebüßt. Ihr »Hier und Jetzt« war von ihrem »Dort und Damals« völlig überdeckt.

Der Mixologe versuchte, sich ihr vorzustellen und sie zu reorientieren, doch Carrie erkannte ihn nicht mehr. Sie schien nicht zu wissen, daß der Mixologe ihr Psychiater war und daß sie sich in seiner Praxis befand. Carrie fing an, ihre Fingernägel in ihre Gesichtshaut zu krallen, bis diese zu bluten anfing. Daraufhin konzentrierte der Mixologe seine Bemühungen darauf, weitere Schädigungen zu verhindern. Unterdessen stürzte Carrie in Richtung Fenster. Er erhob sich, um sie aufzuhalten, doch ihre Gedanken und Emotionen waren anderswo, in Erlebnissen aus ferner

Vergangenheit gefangen. Sie erkannte ihn immer noch nicht und reagierte auf ihn auch nicht wie auf einen Menschen, von dem Hilfe zu erwarten war. Vielmehr griff sie ihn mehrmals mit ihren Fäusten an und versuchte, mit ihren Fingernägeln auch sein Gesicht zu verletzen. Als Carrie merkte, daß sie ihm nicht entkommen konnte, fing sie an, ihren Oberkörper zu entblößen, und brüllte dabei: »Das ist es doch, was du willst! Betatsch mich doch, du verdammter Bastard!« Nachdem Carrie sich teilweise entblößt hatte, ließ der Mixologe sie los und versuchte, sie in eine Decke zu hüllen. Carrie nutzte diese Situation, um ihm etwas an den Kopf zu werfen (glücklicherweise nur eine Schachtel mit Papiertaschentüchern), versuchte dann, ihm in den Schritt zu treten, und stürzte erneut in Richtung Fenster.

Dies war weder für den Mixologen noch für Carrie ein besonders erhebendes Erlebnis. Die Patientin hatte sich selbst verletzt, versucht, sich umzubringen, ihren Oberkörper entblößt und den Therapeuten angegriffen. Der Mixologe hatte nur die Wahl, sie entweder gewähren zu lassen und damit in Kauf zu nehmen, daß sie sich selbst und ihm schweren Schaden zufügte und seinen Behandlungsraum demolierte, oder er mußte bereit sein, sehr direkt physisch in das Geschehen einzugreifen. Er hüllte sie in mehrere Decken, so daß ihr Körper vollständig verhüllt war und sie sanft in ihrer Bewegungsfähigkeit eingeschränkt wurde. Hätte er sie resolut in das Hier und Jetzt zurückgeholt und hätte sie dann gemerkt, daß sie teilweise nackt war und gegen den Mixologen gekämpft hatte, hätte ein ohnehin schon schwieriger Tag vielleicht noch wesentlich übler geendet. Schon allein das Gefühl der Demütigung, das sie dann empfunden hätte, hätte ihre Therapie zunichte gemacht.

Wir wenden uns nun einer anderen Fallvignette zu. SAVANNAH war eine hübsche Frau, deren adrettes und jugendlich frisches Aussehen und strahlendes Lächeln nicht einmal ansatzweise hätte ahnen lassen, daß ihre drogenabhängigen Eltern sie zur Prostitution gezwungen hatten und daß sie später als Erwachsene in zahlreichen weit verbreiteten pornographischen Filmen mitgewirkt hatte. Es war ihr gelungen, sich aus dieser Welt wieder zu befreien und einen Abschluß an einer anspruchsvollen Fachschule zu machen. Trotzdem versuchte Savannah unter Streß oft, ihre Probleme mit Hilfe ihrer Sexualität zu lösen. Schon im Erstgespräch hatte sie versichert, wenn eine ihrer sexbezogenen Alter-Persönlichkeiten zutage träte, werde der Mixologe ihr schutzlos ausgeliefert sein und ihr nicht widerstehen können. Auf seine beschwichtigenden Äußerungen reagierte sie mit einer provozierenden Pose und einem aufsässigen Grinsen.

Savannah war nicht begeistert darüber, daß sie mich und meine Komponenten kennenlernen sollte, aber sie machte mit. Sie begann mit der Verarbeitung einiger Situationen, in denen sie brutal ausgebeutet worden war. In der Situation, die im folgenden beschrieben wird, berichtete Savannah, wie ihre Mutter sie geschlagen hatte, nachdem ein Kunde sich über die Qualität ihrer sexuellen »Dienstleistungen« beschwert hatte.

Das Gespräch mit der Patientin schien sich positiv zu entwickeln und der Dokumentation des zeitlichen Verlaufs der Situation näher zu kommen, so daß auf dieser Grundlage eine Fraktionierung hätte durchgeführt werden können. Während dieser Arbeit war es zwar zu einigen kurzen Abreaktionen gekommen, aber bisher war der Mixologe mit diesen einigermaßen problemlos fertig geworden. Nun wurden Savannahs Emotionen plötzlich deutlich stärker. Sie reagierte nicht mehr auf die Bemühungen des Mixologen, der immer mehr Energie darauf verwendete, ihren intensiver werdenden Affektausdruck zu unterbrechen.

Dann stand Savannah plötzlich auf, nahm eine besonders provozierende Pose ein und fragte den Mixologen: »Gefällt Ihnen, was Sie sehen?« Bevor er ihr antworten konnte, wechselte Savannah in immer provozierendere Posen, und schließlich nahm sie wie ein Model, das als Prostituierte arbeitet, in schneller Folge eindeutig sexuelle Posen ein. Der Mixologe, der sich bemühte, kühl, ruhig und gesammelt zu bleiben, erklärte ihr geduldig seine Aufgabe sowie Sinn und Zweck der Beziehung zwischen ihr und ihm – der Beziehung eines Psychiaters zu einer Patientin.

Savannah antwortete: »Mit der Nummer habe ich noch nie zu tun gehabt. Psychiater und Patientin? Also los dann! Komm zur Couch, Süßer, und sag mir ganz genau, was du dir von mir wünschst.« Plötzlich schloß Savannah die Augen und öffnete sie gleich anschließend wieder. Dann schüttelte sie den Kopf und sagte: »Ich hoffe, daß war gerade ein böser Traum. Habe ich wirklich versucht, Sie anzumachen?«

Wir kommen nun zur nächsten Fallvignette, in der wir DEE kennenlernen. Dee war eine schweigsame Lesbe, die von ihrem Vater mißhandelt worden war. Er hatte ihr beigebracht, daß es ein Zeichen von bewundernswürdiger Stärke sei, nicht auf Schmerz zu reagieren. Sie hatte reichlich Gelegenheit gehabt, sich in dieser »Tugend« zu üben. In ihrer Behandlung schwieg sie häufig lange, und für den Mixologen war es oft schwierig oder sogar unmöglich zu verstehen, was es mit diesem Schweigen auf sich hatte. Dee war so gefaßt, daß ihm vielfach nicht klar war, ob sie sich in einem bestimmten Moment in einer Abreaktion befand (oder ob irgendein anderer Prozeß der therapeutischen Arbeit im Gange war). Dee setzte sich vehement gegen alle Bemühungen des Mixologen zur Wehr, die Traumaverarbeitung zu kanalisieren. Wenn er ihr Instruktionen erläuterte, nickte sie ununterbrochen, als wollte sie sagen: »Ich verstehe alles, was es auch sein mag.«

Dem Mixologen fiel auf, daß Dee, wenn sie über traumatisches Material sprach, die Aktivität ihrer Hände zu verbergen versuchte. Nachdem er dies mehrmals beobachtet hatte, bat er sie, ihm zu zeigen, was sie tat. Daraufhin rollte Dee sich mit zu Fäusten geballten Händen zusammen, so daß sich ihre Hände in der Nähe ihres Brustkorbs und ihre Knie sich vor ihren Händen befanden. Noch immer tat sie mit den Händen etwas, das er nicht sehen konnte. Schließlich ahnte er zumindest, daß sie sich mit etwas wie dem Korkenzieher eines Schweizer Armeemessers Selbstverletzungen zufügte. Es folgte eine physische Konfrontation. Hatte ich schon erwähnt, daß Dee Sportlehrerin und eine muskulöse Kampfsportlerin war?

Auch Molly lehnte die Hilfe ab, die sie dringend benötigte. Sie war zum Mixologen geschickt worden, weil man hoffte, ihm werde es gelingen, ihre bisher behandlungsresistenten stark selbstschädigenden Verhaltensweisen sowie andere dramatische Formen des Ausagierens einzugrenzen. Ihr voriger Therapeut hatte sich darauf eingelassen, ihren Wünschen in einer Form nachzukommen, die er zwar für unangemessen, nicht aber für ethisch fragwürdig hielt. Molly erklärte, er habe ihr seine Bedenken mitgeteilt und sei dann nicht mehr bereit gewesen, für sie weiter als Therapeut tätig zu sein.

Der Mixologe tat, was er konnte, um die Arbeit mit Molly ein wenig sicherer und stabiler zu machen. Er gab sich dabei große Mühe. Aber jeder seiner Versuche schlug jämmerlich fehl. Sie weigerte sich, irgendwelche Selbstkontrolltechniken zu erlernen. Gegen den Rat des Mixologen stürzte sich Molly zu Beginn jeder Sitzung abrupt in die Abreaktion von Mißhandlungserlebnissen. Darauf folgten Angriffe auf ihren eigenen Körper, durch die sie sich von dem, was sie wiedererlebt hatte, abzulenken versuchte. Wenn der Mixologe Anstalten machte, die Attacken zu unterbrechen, übernahmen Kind-Persönlichkeiten die Kontrolle. Unter deren Einfluß fing Molly an zu heulen und darum zu bitten, gehalten zu werden.

Weigerte sich der Mixologe, diese Bitten zu erfüllen, und wies er ihre physischen Bemühungen, ihn dazu zu zwingen, zurück, fing Molly an, sich auszuziehen. Hüllte er sie daraufhin in eine Decke, um die Situation zu entschärfen, entspannte sie sich zunächst, doch wenige Minuten später warf sie die Decke von sich. Mittlerweile war sie von der Taille bis zu den Knien nackt, hatte die Beine gespreizt und fing oft an zu masturbieren. Trotz der (ebenso kompetenten wie verzweifelten) Interventionen des Mixologen befand sich Molly am Ende ihrer Therapiesitzungen gewöhnlich weiterhin in einem fluktuierenden regressiv-verführerischen Zustand, in dem sie ihre Arme ausstreckte, weil sie umarmt werden wollte, und manchmal griff sie nach den Genitalien des Mixologen.

In allen geschilderten Situationen mißlingt DIS-Patienten, die entsetzliche Traumata erlebt haben, das Containment ihrer Probleme mit Hilfe diskursiver und konventioneller Ansätze der Traumaverarbeitung. Weil sie auf ihre Belastung handlungsorientiert reagieren, stellt sich die Frage, ob und wie der Therapeut physisches Containment aggressiver, ausweichender, erotischer und selbstzerstörerischer Verhaltensweisen erwägen und eventuell in Angriff nehmen muß, wenn diese die Aufrechterhaltung der Therapiegrenzen und eines stabilen Therapierahmens gefährden, und inwieweit er auf solche Probleme eingehen muß. Hält eine Patientin beispielsweise etwas in Händen, das sie zu selbstzerstörerischen Aktivitäten nutzen kann oder tatsächlich nutzt, und reagiert sie auf den Versuch des Therapeuten, ihr diesen Gegenstand abzunehmen, indem sie ihre Hände gegen ihre Brust drückt, fällt es dem Therapeuten, insbesondere wenn er ein Mann ist, wahrscheinlich nicht leicht, innerlich ruhig zu bleiben, und er sieht sich mit einer Situation konfrontiert, aus der es keinen leicht auffindbaren Weg zu einer naheliegenden, angenehmen und wirksamen Intervention gibt.

Keine Technik, und sei es auch eine so wirksame, wie ich es bin, kann absolut zuverlässig vor problematischen Verhaltensweisen und deren Auswirkungen auf die Therapeut-Patient-Dyade schützen. Trotzdem ist diese nach meiner Auffassung (ein gewisses Maß an Kooperation des Patienten vorausgesetzt) recht gut in der Lage, konstruktiv zu reagieren und ein Scheitern der Behandlung zu verhindern, wenn man meine Elemente lehrt und meine Benutzung vorbereitet, bevor sich Sorgen der geschilderten Art ankündigen, sich zu zeigen beginnen oder sich plötzlich Bahn brechen. Scheitert die Anwendung meiner Elemente, kann der Therapeut mit ziemlicher Sicherheit davon ausgehen, daß die Therapie entweder stark erschwert wird oder in ihrer aktuellen Form gar nicht durchführbar ist (Ausnahmen zu dieser Einschätzung sind natürlich Situationen, wie sie weiter oben geschildert wurden, in denen Techniken, so nützlich sie auch sein mögen, von vornherein abgelehnt werden).

In allen oben geschilderten Fällen, die ausgewählt wurden, um einige problematischere und extremere Dilemmata zu erläutern, mit denen Therapeuten bei der Behandlung von DIS-Patienten konfrontiert werden können, hat der Mixologe mich gelehrt und auch versucht, mich zu nutzen. Bei CARRIE bestand ein Problem in der Aufrechterhaltung des dualen Erlebens. Sie mußte gleichzeitig dessen bewußt bleiben, daß sie sich im Hier und Jetzt befand, und Aspekte der Vergangenheit, des »Dort und Damals«, wiedererleben. Verliert ein Patient die Fähigkeit zum dualen Erleben dauerhaft, verirrt er sich immer wieder in der Vergangenheit, und es kann für ihn dann zum Albtraum werden, diese auch nur oberflächlich zu erforschen, ganz zu schweigen von Bemühungen, wirklich am Trauma zu arbeiten.

Es erforderte mehrere Monate komplexer hypnotischer Arbeit und der Nutzung verschiedener kognitiver Techniken, bis Carrie gut genug in der Lage war, gleichzeitig der gegenwärtigen Situation und vergangener Geschehnisse bewußt zu bleiben, um vorsichtig mit der Traumaverarbeitung fortfahren zu können. Eine sehr behutsame zeitliche Fraktionierung, bei der immer nur eine Alter-Persönlichkeit einbezogen wurde, war einigermaßen erfolgreich. Mit dieser etwas umständlich anmutenden Beschreibung will ich sagen, daß 1) es der Patientin immer häufiger gelang, das duale Erleben von gegenwärtiger Situation und traumatischer Vergangenheit aufrechtzuerhalten, und daß sie es, wenn es ihr verloren ging, nach einigen Minuten Bemühungen wiederherstellen konnte; 2) daß nach der Arbeit mit einer bestimmten Alter-Persönlichkeit fast immer ein anderer Anteil mit einer Abreaktion begann; 3) daß es in der Regel gelang, diesen zweiten Anteil durch Bemühungen um Containment zu beruhigen, allerdings nicht immer besonders schnell; und 4) daß es häufig länger dauerte, eine Restabilisierung zu erreichen.

Dem Mixologen blieb nichts anderes übrig, als Carrie als letzte Patientin an einem Tag zu behandeln. Trotz intensiver Bemühungen seinerseits und obwohl er mit Kollegen über den Fall beriet, gelang es ihm bei Carrie als einziger unter seinen Patienten einige Jahre lang nicht, in der regulären Sitzungszeit eine auf Containment zielende Therapie durchzuführen.

Nach mehrjähriger mühsamer und äußerst einfühlsamer Arbeit entdeckte der Mixologe schließlich eine ebenso verheerende wie wichtige Information. Im Alter von 12 Jahren hatte Carrie sich schließlich dazu durchgerungen, sich bei ihren Eltern darüber zu beklagen, daß ihr Bruder sie sexuell mißbraucht hatte, und daraufhin hatten die Eltern sie zu einem Psychiater geschickt, der sie ebenfalls sexuell ausgebeutet hatte. Obwohl sie ihrem Vater berichtete, daß auch der Psychiater sie mißbrauche, schaffte dieser es, Carries Familie davon zu überzeugen, daß nicht nur er (der Psychiater) sich nichts habe zu Schulden kommen lassen, sondern daß auch Carries Anschuldigungen ihrem Bruder gegenüber unbegründet seien! Er behauptete, Carrie sei psychotisch, und ihre Familie akzeptierte, daß ihre Anschuldigungen auf einer schizophrenen Störung basierten.

Wegen der eigennützigen Lügen des Psychiaters wurde bei Carrie mehr als zwanzig Jahre lang fälschlich paranoide Schizophrenie diagnostiziert. Die meisten ihrer Familienangehörigen hatten sie seither gedemütigt und diskreditiert und taten dies weiterhin. Ihre Eltern sind nach wie vor begeistert darüber, daß ihr »Prinz« von jeder Schuld freigesprochen wurde. Carries schwierige Situation hingegen übersahen sie weitgehend und hielten alle späteren Beschwerden Carries über ihren Bruder für ungerechtfertigt.

Auch Carries nächster Psychiater hatte die Vorwürfe der Patientin seinem Vorgänger gegenüber – einem Kollegen, der in der gleichen Klinik arbeitete – nie geglaubt, sondern sie für Wahnvorstellungen gehalten. Aufgrund dieser erneuten Demütigung schwor sich Carrie, alle wichtigen Informationen zukünftigen Therapeuten grundsätzlich vorzuenthalten. Sie fürchtete, man werde ihr wieder nicht glauben und sie womöglich sogar als psychotisch abstempeln.

Die verheimlichten Informationen tauchten erst auf, als der Mixologe gewisse Äußerungen von Carrie in dem Sinne entschlüsselte, daß einer ihrer früheren Therapeuten sie mißbraucht hatte. Sie stritt dies zunächst ab, und danach wurde einige Monate lang nicht mehr über das Thema gesprochen.

Aber ein halbes Jahr später tauchte während einer Therapiesitzung plötzlich eine bislang unbekannte Alter-Persönlichkeit auf. Unter ihrer Regie verwechselte Carrie den Mixologen mit jenem Psychiater, der sie in der frühen Adoleszenz sexuell ausgebeutet hatte, was dazu führte, daß sie ihn (den Mixologen) anbrüllte und ihm vorwarf, er belästige sie. Viele von Carries Anteilen waren dauerhaft der festen Überzeugung, Psychiater seien grundsätzlich darauf aus, mit ihren Patientinnen sexuell zu verkehren, weshalb man ihnen generell nicht vertrauen könne.

Nachdem an Carries zuvor geleugneten negativen Gefühlen Psychiatern im allgemeinen und dem Mixologen im besonderen gegenüber gearbeitet worden war, gelang es ihr und dem Mixologen schließlich, die therapeutische Allianz zu restabilisieren. Zwei Jahre später erreichte Carrie die vollständige Integration, und allmählich fand sie auch wieder in ein normales Leben zurück. Erst nach 33 Jahren Therapie gelangte sie zu einem gewissen inneren Frieden.

Für SAVANNAH, den ehemaligen Pornostar, war ihr Humor die Rettung. Er erschloß ihr eine stabilere Perspektive und half ihr mehr als jede andere Ressource, an ihre traumatischen Erinnerungen heranzukommen. Mit der Dimmertechnik oder einer vergleichbaren Methode zu arbeiten war bei Savannah unmöglich, weil es aufgrund des extrem häufigen Switchens ihres komplexen Alter-Systems praktisch nie gelang, mit einem einzelnen Anteil länger als ein paar Sekunden ohne Unterbrechung zu arbeiten. Obwohl eigentlich abgesprochen worden war, daß entweder Savannah oder der Mixologe die Verarbeitung innerhalb eines vereinbarten Zeitrahmens unterbrechen konnte, beendete häufig ein defensiver Switch zu einem anderen Anteil laufende Bemühungen um eine Abreaktion.

Savannah hatte überlebt und sich gut weiterentwickelt, indem sie sich als großäugige Unschuld präsentierte, die sich allerdings im Bruchteil einer Sekunde in eine sexuell superaggressive Hexe verwandeln konnte, jederzeit bereit und in der Lage, beim Sex die Initiative zu ergreifen, zu dominieren und das Geschehen zu kontrollieren. Fast in jeder Sequenz der Traumaarbeit präsentierte sie sich an irgendeinem Punkt als Spenderin unbeschreiblicher Freuden, und die Anteile, die sich so darstellten, hatten im Leben praktisch keine anderen Erfahrungen gemacht als sexuelle. Als Savannah dem Mixologen das erste Mal offen ein sexuelles Angebot machte – wie, das läßt sich kaum in Worten beschreiben –, gelang es ihm zwar, mit dieser Situation kompetent umzugehen, aber innerlich erschütterte ihn dieses Erlebnis stark. Savannah wußte um ihre Wirkung und setzte ihre Kampagne, die Therapie zu sexualisieren, scheinbar freudig und enthusiastisch fort.

Der Mixologe erklärte den sexualisierten Alter-Persönlichkeiten immer wieder das Wesen der therapeutischen Situation, ihrer Grenzen und der therapeutischen Beziehung. Nachdem es ihm gelungen war, einige dieser Anteile auf der intellektuellen Ebene anzusprechen, wurde ihnen klar, daß sie ihr sexuell aggressives Verhalten nicht mehr brauchten. Trotzdem beharrten die meisten von ihnen darauf, mit ihren intensiven Verführungsversuchen fortzufahren. Sie waren diesbezüglich völlig einig und fest entschlossen, ihre Ziele weiter zu verfolgen. Sowohl der Mixologe als auch die meisten anderen Anteile von Savannah sahen die Verzweiflung, die sie dazu trieb. Sie fürchteten, wenn es ihnen nicht gelinge, ihn zu verführen, würden sie geschlagen und den »harten Kunden« überlassen – Männern, denen es Freude machte, Frauen zu schlagen, und die für dieses Privileg besonders viel bezahlten. Der Mixologe und die vernünftigeren unter Savannahs Alter-Persönlichkeiten arbeiteten intensiver am Containment der sexuell getriebenen Anteile, die schließlich zu schätzen begannen, daß sie in Sicherheit waren, aber immer noch nicht glauben konnten, daß niemand sexuelle Aktivitäten von ihnen verlangen würde.

Schließlich verwandelten sich einige von Savannahs Anteilen während der Abreaktionsarbeit in eine Art Sportkommentatoren. Sie versorgten das Alter-System laufend mit aktuellen Lageberichten und Erläuterungen zu ihren Konflikten und Widerständen sowie zu den Gründen für erfolgtes Switching, insbesondere wenn es um Enactments ging oder wenn die Patientin sich zum Enactment gedrängt fühlte.

Kommentare folgender Art tauchten intrusiv während der Abreaktionsarbeit auf: »Du bist für sie jetzt der attraktivste Mann auf der Welt, und sie wollen wirklich, daß du mich nimmst. Sie müssen also Angst vor dir haben … Sieh doch nur, wie wir lächeln. Unsere Lippen sind ein bißchen zu weit geöffnet. Sie laden dich ein, dort hineinzugehen. Sie wollen dir sagen, daß du den Größten hast, den sie jemals gesehen haben. … Sie fürchten, daß du ihn nicht hochbringen kannst und daß du sie so lange schlagen wirst, bis er groß und hart geworden ist. … Noch einmal: Du verpaßt den besten Blow-Job der Welt. Den geben sie in diesem Moment ihrem inneren Spiegelbild von dir. Du magst es wirklich, und du sagst ihnen, daß sie die besten sind. … Laß dich am Ende der Sitzung heute nicht von ihnen umarmen. Sie wissen nicht genau, ob du sie heute magst, und sie wollen sich an dir reiben, und sie wollen sicher sein, daß es ihnen gelungen ist, äh, dich zu erreichen. … Du wirst es bereuen, wenn du ihnen nicht erlaubst, *sich* gut zu fühlen, indem sie dir helfen, *dich* gut zu fühlen. Du Versager! Sie nennen dich einen Versager, vielleicht auch einen Schwuli. … Sie kapieren allmählich, daß du es wirklich gut mit ihnen meinst, ohne irgendwelche Hintergedanken. Aber sie meinen, ein guter Blow-Job würde den Deal perfekt machen.«

Obwohl Savannahs Alter-Persönlichkeiten einen schamlosen Verführungsversuch nach dem anderen unternahmen, verloren diese Anstrengungen allmählich das Getriebene und wurden leichtherziger. Ein verführerischer Anteil nach dem anderen flirtete, reagierte ab, flirtete und wurde integriert und lachte bei alldem.

In DEES Fall erwies sich die Arbeit als besonders schwierig. Sie war schweigsam und sehr zäh. Ihr Coping durch Selbstverletzung war ichsynton und stark rationalisiert. Gelegenheiten zu verbalen Interventionen ergaben sich kaum. Die primäre Direktive ihres Alter-Systems war zu demonstrieren, daß Dee alles ertragen konnte, ohne das geringste Anzeichen von Schmerz erkennen zu lassen. Sie stritt auch immer wieder ab, daß irgend etwas problematisch sei. Wenn neues Material auftauchte, spielte Dee dessen Bedeutung herab oder bestritt ganz grundsätzlich, daß es irgendeine Bedeutung hätte, oder sie rechtfertigte Mißhandlungen, die sie erlitten hatte. Sie blieb stur bei ihrer Darstellung und zauberte erstaunliche Mengen von Schweizer Armeemessern hervor, mit denen sie Alter-Persönlichkeiten bestrafte, die etwas gesagt hatten, und mit denen sie sich von erlittenem Schmerz ablenkte. Victorinox (dem Hersteller der Schweizer Armeemesser) fuhr mit dieser Situation offenbar deutlich besser als Dee!

Obwohl sie die vollständige Version von mir, der Technik der Fraktionierten Abreaktion, erlernte, konnten weder meine Elemente noch ich selbst auch nur einigermaßen konsistent in ihrer Behandlung genutzt werden. Bestenfalls kann man meine Wirkung bei ihr mit der einer schwachen Notbremse an einem außer Kontrolle geratenen Expreßzug vergleichen. Allerdings habe ich dem Mixologen trotzdem in gewisser Hinsicht geholfen, und er konnte wahrlich jede Unterstützung gebrauchen. Aber sicher war dies keine besondere Glanzleistung von mir. Dees Alter-System widersetzte sich allen Bemühungen um Containment. Sehr widerwillig beschloß der Mixologe, die Behandlung entweder abzubrechen oder Dee zur Not in ihrer Bewegungsfreiheit einzuschränken. Als Dee schließlich ein Containment erreicht hatte, das ihr ermöglichte, relativ konsistent zu arbeiten, hatte der Mixologe sie sieben Jahre lang in den meisten Sitzungen eine Zeitlang in ihrer Bewegungsfreiheit eingeschränkt, und im Laufe dieser Zeit hatte er über drei Dutzend scharfe Messer bei ihr gefunden und konfisziert, angefangen von Taschenmessern bis hin zu langen Jagdmessern. Er bewahrt diese Kollektion noch heute in einer Kiste in seiner Praxis auf.

Wie gelang es, dieser merkwürdigen Therapie doch noch zum Erfolg zu verhelfen? Der Mixologe war schon zu Beginn der Behandlung nicht mehr jung, und er wurde natürlich auch in ihrem Verlauf nicht jünger. Fortschritte traten nur sehr langsam und infolge aufreibender Bemühungen ein. Die Arbeit basierte auf einer sehr positiven realen Beziehung. Dee war in Gestalt des Mixologen mit einem heterosexuellen Mann konfrontiert, der sie wirklich mochte, ohne ihr gegenüber sexuelle Interessen zu haben. Dies führte dazu, daß sie nach einer Weile besser in der Lage war, zu Männern in Beziehung zu treten, was sich nicht nur auf ihre berufliche Situation, sondern auch ganz allgemein positiv auf ihre Lebensqualität auswirkte. Der Mixologe fand in Dee einen etwas raubeinigen Kumpel, der aus einer ländlichen Umgebung stammte und viele Einstellungen, Erlebnisse und in der Kindheit verinnerlichte Werte mit ihm teilte. Manchmal tauchten während seiner Gespräche mit Dee bei ihm lange vergessene, herzliche und positive Erinnerungen auf. Die positive Aufmerksamkeit, die sie einander schenkten, und ihre Freude am Kontakt miteinander machten eine ansonsten äußerst schwierige oder sogar »unmögliche« Behandlung erträglich.

Ein Durchbruch gelang Dee, als sie während einer Reise in ihren Heimatstaat eine Schwester besuchte und entdeckte, daß eine Kindheitsfreundin von ihr nun deren Nachbarin war. Nachdem sie sich eine Weile darüber ausgetauscht hatten, wie es ihnen im Leben ergangen war, fragte die Freundin sie, ob sie sich daran erinnere, daß sie von »dem Pornographen, der neben euch wohnte, dem Freund deines Vaters«, bei sexuellen Aktivitäten fotografiert worden seien. Obwohl Dee von jenem Mann und dem, was er getan hatte, berichtet hatte, und obwohl sie wußte, daß er mit ihrem Vater gekungelt hatte – sich dies aber nicht eingestehen wollte –, hatten die Fragen der Kindheitsfreundin ihr Leugnen endgültig durchbrochen. Bestreiten und Schönreden hatten nun ein Ende, und die Notwendigkeit, die Patientin während der Sitzungen in ihrer Bewegungsfreiheit einzuschränken, nahm drastisch ab. Ihre Behandlung näherte sich allmählich einer wesentlich konventionelleren und deutlich erfolgreicheren Psychotherapie an.

Molly, deren Neigung zum Ausagieren sich jedem Containment-Versuch entzog, erwies sich als unbehandelbar. Sie erlernte die Fraktionierungstechnik zwar formell, schaffte es aber nie, mit ihr oder einem anderen Ansatz wirklich zu arbeiten. Alles, was sie tat, zielte darauf, sich in eine Abreaktion zu versetzen, unter welchen Umständen auch immer, und sich als hilfsbedürftig oder, wenn sie damit nichts erreichte, sexbedürftig darzustellen. Wenn es ihr nicht gelang, sich tröstende

Zuwendung zu verschaffen, versuchte sie, zu erzwingen, daß sie nach einem Koitus gehalten würde. Der Vorgänger des Mixologen hatte sie in der Therapie die meiste Zeit über »gehalten«, und nun setzte sie alles daran, beim Mixologen das gleiche zu erreichen. Da er dies beharrlich verhinderte und ihr statt dessen immer wieder seine Rolle als Therapeut und die Bedeutung der Grenzen in einer Psychotherapie erklärte, reagierte Molly sexuell provozierend und zwang ihn, sie so in ihrer Bewegungsfreiheit einzuschränken, daß sie sich nicht vor ihm entblößen konnte. Während Savannahs verführerisches Verhalten im Rahmen des ästhetisch Akzeptablen geblieben war, hatte Molly sich deutlich direkter und hemmungsloser präsentiert. Sie hatte schlicht versucht, sich auszuziehen, und wenn der Mixologe sie daran gehindert oder ihr eine Decke über den Körper geworfen hatte, hatte sie Anstalten gemacht, ihm in den Schritt zu greifen.

Selbst wenn zu Beginn einer Sitzung versucht wurde, mich einzusetzen, gelang es Molly nach wenigen Minuten, sich diesen Bemühungen zu entziehen und den Mixologen zu physischer Zuwendung zu nötigen. Während Dees Problem zwar schwierig zu lösen, aber immerhin lösbar war, war der Mixologe bei Molly mit einer nahezu unkontrollierbaren Situation konfrontiert.

Irgendwann merkte er, daß Molly wieder Kontakt zu ihrem vorherigen Therapeuten aufgenommen hatte. Außerdem fing sie an, vor den Überwachungskameras des Gebäudes, in dem sich seine Praxis befand, spontan Striptease vorzuführen. Wenn sie dann am Kontrollraum des Wachpersonals vorbeiging, applaudierten die Männer ihr. Kurz darauf erfuhr der Mixologe von einer von Mollys Alter-Persönlichkeiten, daß sie die Beziehung zu seinem Vorgänger nie beendet hatte und nur deshalb zu ihm gekommen war, um andere, die ihre Situation kannten und wußten, was vorgefallen war, zu beruhigen. Die gesamte Behandlung beim Mixologen war also eine Scharade gewesen. Obwohl er die Dynamiken, die Mollys Verhalten zugrunde lagen, allmählich besser verstand, sah er keinen Hinweis darauf, daß er und Molly sich in einem therapeutischen Prozeß befanden. Die Behandlung wurde einvernehmlich beendet.

Das diesem und dem folgenden Kapitel zugrunde liegende Prinzip ist sehr simpel. Angesichts der Vorteile, die mit meiner Beteiligung an einem Therapieprozeß verbunden sind, kann jedes Nichtakzeptieren meiner Hilfe durch den Patienten (auch wenn es durchaus legitime Gründe dafür geben mag) wichtige Informationen über erschwerende Umstände liefern, an denen gearbeitet werden muß, bevor die Therapie wirklich heilend wirken kann. Es ist weniger gefährlich, Probleme zu entdecken, während ich gelehrt und genutzt werde, als sie erst dann zu entdecken, wenn man sich schon im tiefen Wasser der Abreaktionsarbeit befindet.

15 Weitere Beobachtungen zum Widerstand gegen die Nutzung der Technik der Fraktionierten Abreaktion

Ursprünglich wollte ich das allgemeine Thema Widerstand in dem Manuskript, das ich Sie-wissen-schon-wem diktiert habe, aussparen. Widerstand ist zwar ein wichtiges, aber auch sattsam bekanntes Thema. Und weil es überdies schon in vorangegangenen Kapiteln angeklungen ist, hielt ich es zunächst für überflüssig, mich mit seiner Beziehung zu mir zu befassen.

Dann habe ich mir die Sache noch einmal überlegt und bin zu der Auffassung gelangt, daß es irreführend wäre, hier nur eine Sammlung meiner Triumphe zu präsentieren. So wertvoll ich auch bin, habe ich doch wie jede andere Idee und Technik meine Grenzen. Nicht in allen Situationen bin ich die ideale Lösung oder auch nur ein Teil der idealen Lösung. Manchmal kommen Patienten mit Problemen und Sorgen zur Behandlung, denen meine Hilfsmöglichkeiten einfach nicht gerecht werden. Außerdem gibt es Patienten, die mich nutzen könnten und dies auch sollten, aber trotzdem versuchen, mir auszuweichen, oder mich abwehren. Deshalb habe ich Sie-wissen-schon-wem ein paar Beobachtungen und eine Vignette diktiert.

Aber dann wurde der Mixologe an einem Nachmittag im Juli 2012 mit zwei jungen Patientinnen konfrontiert, die zu ihren Sitzungen kamen und sich grundsätzlich weigerten, weiterhin zu versuchen, die Arbeit mit meinen Komponenten zu erlernen. Im Abstand von zwei Stunden kamen diese beiden außergewöhnlich intelligenten jungen Frauen, die beide erst seit wenigen Monaten in Behandlung waren und die besten Voraussetzungen dafür mitbrachten, alle meine Möglichkeiten optimal für sich zu nutzen, zu ihren Sitzungen und berichteten, sie fühlten sich wesentlich besser. Die Art, wie sie dies erklärten, zeigte ziemlich eindeutig, daß ihre Äußerungen wahrscheinlich unrealistisch waren. Beide lächelten, während sie ihre vorherigen Angaben über Mißbrauchserlebnisse zum Teil widerriefen und diejenigen, zu denen sie weiterhin standen, harmloser deuteten, als sie es vorher getan hatten. Offensichtlich waren sie im einen Fall nicht bereit, die Arbeit fortzusetzen, im anderen Fall, meine restlichen Komponenten zu erlernen.

Eine der beiden jungen Frauen hatte gerade angefangen, zwei Fertigkeiten zu erlernen: 1) wie man Szenarien in kleinere Einheiten unterteilt; und 2) wie man die aktuell nicht am Trauma arbeitenden Alter-Persönlichkeiten vor dem Miterleben der Verarbeitung schützt. Sie kam an jenem Tag zur Sitzung und erklärte rationalisierend, sie sei zu keiner Art von Abreaktionsarbeit mehr bereit.

Die andere war gründlich auf meine Nutzung im Rahmen der Abreaktionsarbeit vorbereitet worden. Eigentlich hätte sie »startklar« sein müssen. Der Mixologe hatte sie und ihre wichtigsten Bezugspersonen schon intensiv psychoedukativ informiert. Sie beherrschte die für die Arbeit erforderlichen Fertigkeiten ausgezeichnet. Sie selbst und ihre gesetzlichen Vertreter hatten in Kenntnis der beabsichtigten Verfahrensweise ihr Einverständnis gegeben, und sie waren über Vorsichtsmaßnahmen und die positiven Auswirkungen einer solchen Traumabehandlung sowie über Hypnose und die Kontroversen hinsichtlich der Themen DIS und Erinnerung/Gedächtnis gründlich informiert worden. Nun weigerte sich die Patientin grundsätzlich, mit der Arbeit fortzufahren, und sie beharrte darauf, daß sie allein über den weiteren Verlauf ihrer Behandlung befinden werde.

Grandiose und hypomanische Abwehrstrukturen

Grandiose Abwehrstrukturen sind bei DIS sehr verbreitet, weil sie ein Protest gegen das Gefühl der Hilflosigkeit sind, das bei traumatischen Erlebnissen eine so wichtige Rolle spielt. Sowohl Grandiosität als auch die Illusion der Unverletzbarkeit kommen in der späten Adoleszenz und im frühen Erwachsenenalter häufig vor. Der Mixologe erinnerte sich mühelos an ähnliche Erlebnisse mit mehr als einem Dutzend anderer jugendlicher und junger erwachsener Patientinnen. Als ich ihm empfahl, die allgemeinen Anmerkungen zum Thema Widerstand wieder in das Manuskript aufzunehmen, und dann zu diktieren begann, erweiterte ich das vorige Kapitel um einige Halberfolge und -mißerfolge und optimierte es außerdem hier und da ein wenig. Dann beschloß ich, um eine verallgemeinernde »Schnee von gestern«-Diskussion über Widerstand zu vermeiden, mich mit diesem Thema im Rahmen einer Beschreibung der Arbeit mit den beiden obigen jungen Patientinnen zu befassen.

Die beiden jungen Frauen gehören einer Altersgruppe an, die die Zeitspanne von der Adoleszenz bis zum frühen Erwachsenenalter umfaßt. In dieser Zeit kann die Adhärenz besonders problematisch sein, insbesondere wenn es um eine DIS-Behandlung geht. Der Mixologe und ich danken den beiden Patientinnen und ihren Erziehungsberechtigten oder Familien für ihr Einverständnis mit der Veröffentlichung stark verschleierter Versionen der beiden Therapien.

Wenn Patienten vehement gegen meine Nutzung protestieren oder ihr mit viel Energieaufwand zu entgehen versuchen, mögen sie damit alles mögliche ausdrükken, aber in jedem Fall zeigt ihr Bemühen, daß sie dazu motiviert sind, eine sanftere Methode der Traumaverarbeitung abzulehnen, was es unumgänglich macht, einen anstrengenderen und somit masochistischeren Weg durch die Traumaarbeit einzuschlagen oder sich ihr völlig zu verweigern. Warum könnte eine Patientin, die entsetzlichen Mißbrauch erlebt hat, sich von einer Technik distanzieren, die ihr den Weg durch die Traumaverarbeitung erleichtern soll? Masochismus kann eine wichtige Rolle spielen, entweder aufgrund eines allgemeinen Bedürfnisses nach Bestrafung oder Leiden mit dem Ziel, Bindungen zu erhalten oder weil bestimmte Anteile von ihnen andere aus irgendeinem Grund bestrafen, und weil die Patienten nicht die Kontrolle über die bestrafenden Anteile verlieren wollen. Auch noch viele andere Dynamiken können in solchen Fällen aktiv sein, und einige von ihnen werden im nun folgenden Abschnitt beschrieben.

Aber vorher möchte ich auf eine weitere Perspektive verweisen. In Verbindung mit dem Mini-Me-Ansatz für die Arbeit an der K-Dimension von Brauns BASK-Modell habe ich beschrieben, daß bei einigen DIS-Patienten eine Tendenz zum Vermeiden von Wissen oder sogar eine Art Wissensphobie besteht. Therapeuten müssen sich mit der Angst von Patienten befassen, daß sie, wenn sie eins und eins addieren, zu der Antwort »zwei« kommen können, auch wenn ihnen das ganz und gar nicht paßt. Jedes Bemühen um ein vollständiges Verstehen von Traumata und um den Abschluß der Traumaverarbeitung muß alle Abwehrstrukturen durchdringen. Eine solche Therapie erfordert die Auflösung von Myriaden von Widerständen und Abneigungen, als würde sie eine Zwiebel mit ihren scheinbar unzähligen Schichten zerlegen.

Auf jeden DIS-Patienten, der unerschrocken seine Genesung voranzutreiben versucht, kommen viele andere, die ihr Heil fast ausschließlich im Vermeiden und Feilschen suchen, weil sie hoffen, auf diese Weise nur soviel von sich offenbaren zu müssen, daß sie genesen können, sich aber darüber hinaus aus Gründen verschiedenster Art weiterhin möglichst bedeckt halten. Dabei spielen häufig Dinge eine Rolle wie Angst vor der Rache anderer Anteile oder Personen, die die Offenbarungen ablehnen; Angst vor dem Schmerz, der mit dem Wiedererleben von Traumata verbunden ist; und Angst vor dem Verlust oder dem Aufgebenmüssen konfliktträchtiger Beziehungen und der mit ihnen verbundenen Bedürfnisse nach Bindung, Abhängigkeit, Intimität und finanzieller Sicherheit. Die Patienten können befürchten, daß diese und andere für sie wichtigen Dinge auf dem Spiel stehen, wenn sie bestimmte unangenehme Fakten und Ansichten vollständig offenlegen. Überdies fürchten manche Patienten, wenn sie sich eine umfassendere Würdigung ihrer Lebenssituation zugeständen, könnten bei ihnen homizidale Impulse geweckt werden.

Wenn Sie sich als Patient nicht darüber im klaren sind, ob Sie sich mit Ihren inneren (und äußeren) Dämonen konfrontieren sollten, kann ich Ihnen als Technik gut helfen, dies zu vermeiden. Man hört oft, der Teufel stecke im Detail. Der Mixologe lehrt, auch wenn der Teufel im Detail stecke, sei genau das oft auch der Weg zur Heilung. Patienten akzeptieren die Realität eines Ereignisses oft zwar grundsätzlich, wehren sich aber gegen dessen Verarbeitung in allen Details. Wenn diese zur Sprache kommen, werden dadurch oft weitere, bisher unbekannte Aspekte eines traumatischen Erlebnisses sichtbar, die für das Verständnis, die Verarbeitung und die Auflösung des Traumas wichtig sein können. Nicht selten stellt sich heraus, daß solche bislang unbekannten Einzelheiten mit Scham wegen irgendeiner Handlung, Emotion oder Empfindung zusammenhängen und daß der Patient fürchtet, deren Offenbarung werde ihn oder eine für ihn wichtige Beziehung in einem Licht erscheinen lassen, das ihm nicht genehm ist.

Das ist ganz sicher der Fall, wenn der Patient, obwohl er bestätigt, daß er ein Trauma erlebt hat, seine Einstellung diesem Erlebnis gegenüber so umgestaltet, daß daraus eine hypomanische Abwehrstruktur wird. Der Begriff »hypomanische Abwehr« stammt aus der ersten Hälfte des 20. Jahrhunderts und steht mit den früheren Formulierungen freudianischer ökonomischer und topographischer Theorien in Zusammenhang (siehe Lewin 1950/1982). Die hypomanische Abwehr dient ebenso wie Langs' (1976) Typ-C-Feld dazu, den Patienten von unerwünschten oder katastrophischen Gefühlen oder Wahrheiten abzuschirmen. Hinter Leugnen, Hyperaktivität, Irreführungen und Vortäuschungen verbergen sich Bemühungen, eine defensive Distanz zwischen dem Bewußtsein des Patienten und dem, wovon er eine zerstörerische Wirkung befürchtet, zu schaffen. Der Erfolg ist in der Regel so spektakulär, daß eine kurze oder auch längere Phase leichter Euphorie eintreten kann, eine Flucht in die Gesundheit oder sogar ein völliger Rückzug von der Behandlung.

Beispiel 1 – Courtney

COURTNEY studierte im Hauptfach Biochemie und besuchte in ihrem Junior-Jahr auf dem College Kurse für Promotionsanwärter. Obwohl sie aufrichtig dankbar für die Möglichkeit zu sein schien, von einem Therapeuten behandelt zu werden, der sie und ihren Zustand offensichtlich schnell verstand, initiierte sie, kaum daß sie Vertrauen zu den Fähigkeiten des Mixologen entwickelt hatte, gegen ihn eine offene Feldschlacht um die Kontrolle über die psychotherapeutische Behandlung.

Einige ihrer Alter-Persönlichkeiten versuchten, sich als ein anderer Anteil auszugeben. Sie redeten sich ein, sie könnten den Mixologen zum Narren halten und durch ihre Handlungen und Äußerungen beeinflussen, worüber in der Behandlung gesprochen werden durfte und worüber nicht. Der Mixologe akzeptierte diese Schachzüge nicht und arbeitete an Courtneys Widerständen, indem er seine Verwirrung angesichts verschiedener Ungereimtheiten, die ihm aufgefallen waren, zum Ausdruck brachte. Leider durchschaute Courtney ziemlich schnell, was er versuchte.

Die Patientin gab sich große Mühe, den Mixologen davon zu überzeugen, daß es ihr immer besser gehe, ohne daß sie die schmerzhafte Arbeit, die ihr in der Behandlung bevorstand, abgeschlossen hatte oder würde abschließen müssen. Schließlich brachte sie einen Onkel als Beschützer zu einer Sitzung mit, zeigte ein unnatürlich überschwängliches Lächeln und tat so, als würde sie an einem Trauma arbeiten. Sie versuchte den Mixologen davon zu überzeugen, daß die bloße Erwähnung der Ereignisse, über die sie »diskutiert« hatte, deren Wirkung schon vollständig aufgelöst hätte. Daraufhin suchte der Mixologe taktvoll nach einer Möglichkeit, Courtney damit zu konfrontieren, daß das, was sie als Besserung und Normalität darzustellen versuchte, nichts weiter als eine Maskerade war.

Schließlich vergewisserte er sich, ob die asymptomatische Alter-Persönlichkeit tatsächlich die gleiche war, die nur einen Monat zuvor davon überzeugt gewesen war, daß ihre Tante und ihr Onkel, die ihr gegenüber so hilfsbereit waren, in Wahrheit ihre biologischen Eltern waren. Auf diese Weise hatte sie Vorbereitungen getroffen, um sich selbst davon überzeugen zu können, daß die körperlichen Mißhandlungen und der Vater-Tochter-Inzest, den sie erlebt hatte, Einbildung gewesen waren und sie in Wahrheit wunderbare Eltern hatte. Sie behauptete nun, sie habe nie jemanden gekannt, an den sie so schreckliche Erinnerungen habe. Diese Sichtweise war durch die mitfühlende Konfrontation von seiten ihrer Tante und ihres Onkels und ihrer übrigen Alter-Persönlichkeiten in sich zusammengebrochen. Nun hatte die gleiche Alter-Persönlichkeit unter dem Druck von Anteilen, die der Mixologe noch nicht kennengelernt hatte, eine neue Möglichkeit entdeckt, den Mißbrauch und die Mißhandlung ihres Vaters kleinzureden und weitgehend zu leugnen.

Der Mixologe rekapitulierte seine Erlebnisse mit Courtney laut und stellte unverblümt fest, ihre Einstellung der Behandlung gegenüber sei sehr merkwürdig und verwirrend. Er halte es für unmöglich, daß eine so kluge junge Frau wie sie aus irgendeinem vernünftigen Grund zu der Überzeugung gelangt sein könne, die sie nun für sich beanspruche. Deshalb könne er nur seine Sympathie zum Ausdruck bringen sowie seine Sorge, daß etwas Schreckliches sie dazu gebracht habe, eine so unrealistische Sicht ihrer selbst und ihrer Lebensumstände zu entwickeln und erneut eine verfälschende Darstellung ihrer Lebensgeschichte zu konstruieren.

Während Courtney ihre Sichtweise beredt verteidigte, wandelte sich ihr Mienenspiel zu einem Ausdruck des Entsetzens. Sie wechselte kurz in eine andere Alter-Persönlichkeit, kehrte aber bald in den zuvor aktiven, defensiveren Anteil zurück. Doch auch dieser wirkte nun ernüchtert und zermürbt.

Um es kurz zu machen: Courtneys anfängliche Erklärung, sie sei sexuell belästigt worden, war den Behörden angezeigt worden. Die Polizei war dabei, ihre Äußerungen über entsprechende Vorfälle zu überprüfen. Der Onkel wies Courtney darauf hin, daß sie sich deutlich verändert habe, nachdem die Polizeidetektive sie am Tag vor der aktuellen Therapiesitzung zum Zweck der Beweissicherung an einen Ort auf dem Lande gebracht hatten.

Widerwillig berichtete Courtney folgendes: Am Vortag hatten zwei Polizeidetektive und ein Kriminaltechniker sie zu einem Holzhaus auf dem Lande gebracht, wo ihr Vater sie nach ihren eigenen Angaben mit einer Schußwaffe bedroht hatte. Außerdem habe er sie gezwungen, sich an einen Baum zu stellen, und dann um die Umrisse ihres Körpers herum geschossen. Niemand hatte ihr dies geglaubt, und auch Courtney selbst glaubte sich nicht. Sowohl sie selbst als auch die Polizisten hatten schon vor der Fahrt aufs Land vorausgesagt, daß die Untersuchung ihre sämtlichen Anschuldigungen widerlegen werde. Dann hatte Courtney (vermutlich in einer anderen Alter-Persönlichkeit) die Polizisten direkt zu einem bestimmten Baum geführt. Und trotz Courtneys gegenteiliger Voraussage und den skeptischen Äußerungen der Polizisten fanden die Ermittler an diesem Baum tatsächlich ein Muster von Einschußlöchern, die insgesamt die Umrisse eines großen und schlanken menschlichen Körpers erkennen ließen. Sie fotografierten Courtney, gegen den Baum gelehnt und umrandet von Einschußlöchern. Außerdem fanden sie im Baum einige der Geschosse.

Courtneys Vater hatte seine Tochter nicht nur mit einer Schußwaffe bedroht und ihr gesagt, er werde sie töten, wenn sie irgend jemandem von dem, was geschehen war, erzählen würde. Er hatte außerdem auch gedroht, ihre Tante zu töten. Sehr verlegen und offensichtlich bekümmert offenbarte Courtney, ihre Tante stamme aus einer jüdischen Familie, und ihr Vater sei ein überzeugter Nazi. Er trug zu Hause oft Nazi-Utensilien und Kleidung, die der deutschen SS-Uniform aus dem Zweiten

Weltkrieg ähnelte. Als er Courtney mit in den Wald genommen hatte, um sie zu mißbrauchen, hatte er darauf bestanden, daß sie neben ihm im Stechschritt zu dem Baum mit den Einschlußlöchern marschierte. Auch hatte er sie gezwungen, mit ihm zusammen »Heil Hitler!« zu brüllen und auf dem ganzen Weg immer wieder den Nazi-Gruß auszuführen. Der Vater hatte seinen Hitler-Schnurrbart erst abrasiert, nachdem entdeckt worden war, was er mit Courtney angestellt hatte, und dies der Polizei gemeldet worden war.

Courtney hatte das Gefühl gehabt, sie könnte es niemals wagen, diese Dinge zu offenbaren, und sie könnte niemals gegen ihren Vater als Zeugin auftreten, weil sie fürchtete, dies könnte üble Konsequenzen für sie haben. Eine Reihe von Alter-Persönlichkeiten war entstanden, um diese Geheimnisse zu wahren und um Courtney ein entsprechendes Verhalten zu ermöglichen. Einer dieser Anteile stellte Courtney gegenüber der Außenwelt stets als völlig glückliche junge Frau dar. Doch andere Anteile, die entschlossen waren, wieder gesund zu werden, hatten die Polizei zu dem Ort geführt, an dem Courtney mißhandelt und terrorisiert worden war. Ihre Offenbarungen hatten den Anteil verraten, der für diejenigen, die sich auf das Leugnen und Vertuschen spezialisiert hatten, den falschen äußeren Anschein organisiert hatte. Dieser Anteil brach schließlich in Tränen aus und gestand, er sei bereit gewesen, das Gerichtsverfahren gegen den Vater zu sabotieren und insgeheim weiter seinen Avancen nachzugeben, um ihr eigenes Leben und das ihrer Tante und ihres Onkels zu schützen.

Rückblickend wurde dem Mixologen klar, daß im Moment, in dem Courtney mit der Technik der Fraktionierten Abreaktion bekannt gemacht worden war, viele ihrer Alter-Persönlichkeiten, und selbst die am stärksten verängstigten, geglaubt hatten, sie würden in dieser sanfteren und schützenderen Struktur nun endlich ihre Geschichte erzählen können. Das aber hatte diejenigen erschreckt, die beschlossen hatten, um keinen Preis irgend etwas zu offenbaren. Ihre Furcht, sie könnten auf diese Weise über Courtney und diejenigen, die ihr zur Hilfe gekommen waren und sie auch weiterhin schützten, Tod und Vernichtung bringen, machte alle Bestrebungen anderer Art zunichte. Doch Courtney als ganze Person war viel zu überwältigt und zu entschlossen, alles ihr Mögliche für ihre Genesung zu tun, als daß sie die Vorherrschaft der Alter-Persönlichkeiten gestützt hätte, die versuchten, bei ihrer defensiven Haltung zu bleiben und die inzestuöse Beziehung zum Vater wiederherzustellen, als der Mixologe diese Anpassung auf den Prüfstand stellte.

Courtney ist eine ungewöhnlich scharfsichtige junge Frau. Im Gegensatz zu anderen Patienten, die eine Intervention aufgrund von unbewußten Dynamiken zu vermeiden scheinen, hatte sie vorausgesehen, in welche Richtung sich ihre Behandlung entwickeln würde. Einige ihrer Alter-Persönlichkeiten waren aktiv geworden, um den Therapieprozeß zu blockieren, weil sie vorausgesehen hatten, daß dieser für sie bedrohlich werden würde. Doch als Gesamtpersönlichkeit wollte Courtney der Dominanz und Ausbeutung ihres Vaters entkommen. Diese Motivation war so stark, daß sie die Polizei zu dem Beweis für die Vorgänge führte, die ihr Vater abgestritten hatte, und die Anschuldigungen jener Alter-Persönlichkeiten stützte, die entschlossen waren, trotz erheblicher Risiken für ihre Freiheit zu kämpfen.

Beispiel 2 – Brooke, die Kämpferin

BROOKE war eine begabte High-school-Studentin. Ihre Behandlung beim Mixologen begann nach einem chaotischen Jahr, in dem sie mehrmals kurzzeitig wegen selbstschädigenden, suizidalen und aggressiven Verhaltens stationär in psychiatrischen Kliniken behandelt worden war. Brookes Kampfgeist war beeindruckend, aber das spielt in der hier beschriebenen Fallvignette keine Rolle. Ihre ältere Schwester Liz hatte Brooke einem draufgängerischen Freund und dessen zwielichtigen Kumpanen vorgestellt. Liz hatte wegen Sex- und Drogensucht über anderthalb Jahre in verschiedenen spezialisierten Behandlungszentren verbracht. Nun wurde sie zu einem Besuch zu Hause erwartet, weil sie in naher Zukunft entlassen werden sollte.

Wegen organisatorischer Probleme mußte Brookes Behandlung vor der Sitzung, mit der wir uns hier befassen werden, einen Monat lang unterbrochen werden. In der ersten Sitzung nach dieser Zwangspause trug Brooke ein gebatiktes Hemd und eine Strickmütze, auf denen der Name einer berühmten älteren Rockgruppe aufgedruckt war. Der Mixologe fand heraus, daß dies früher einmal die Lieblingsgruppe von Brookes Eltern gewesen war. Zu Hause hörten sie sich deren Musik immer noch an.

Als der Mixologe Brooke vorschlug, mit ihr zusammen noch einmal zu rekapitulieren, was sie bisher im Rahmen der Vorbereitung auf die Abreaktionsarbeit gelernt hatte, ließ Brooke ihr Weltklasselächeln aufblitzen und berichtete, sie habe die letzten drei Wochen damit zugebracht, über ihre Situation nachzudenken. Sie habe zwar nicht vor, von dem, was sie bisher gesagt hatte, irgend etwas zu revidieren, habe aber nun ihre Erlebnisse noch einmal überdacht und sehe die Dinge völlig anders. Als der Mixologe sie bat, dies genauer zu erläutern, erzählte sie, ihr sei klar geworden, daß das, was sie erlebt habe, eigentlich gar nicht so schlecht gewesen sei. Es gehe im Grunde nur darum, wie sie die Dinge betrachte. War sie verletzt worden? Nein. War etwas vorgefallen, daß sie nun, als weniger naive junge Frau als ungewöhnlich ansehe? Nein.

Der Mixologe analysierte Brookes Erklärungen und stellte fest, daß sie in sich nicht stimmig waren. Er befragte sie vorsichtig zu den Inkonsistenzen, die er entdeckt hatte. Brooke lächelte breit und erklärte, sie habe von der augenblicklichen Sitzung erst eine Stunde vor deren Beginn erfahren und deshalb nicht die Möglichkeit gehabt, ihre Gedanken zu sammeln. Unmittelbar nachdem sie dies gesagt hatte, blickte sie auf, als wollte sie unbedingt herausfinden, ob der Mixologe ihre Äußerung überhaupt registriert habe. Er antwortete: »Na ja, Brooke, Sie geben sich wirklich sehr große Mühe, mir diese Sicht der Dinge schmackhaft zu machen.«

»Aber sie stimmt! Glauben Sie mir etwa nicht?«

»Brooke, im Moment frage ich mich eher, ob Sie selbst glauben, was Sie sagen.«

Brooke erklärte daraufhin, sie habe in der Therapie wirklich sehr viel gelernt. Deshalb sei sie nun zu einem neuen und tieferen Verständnis gelangt. Sie stellte ihre Familie als idyllisch wiedervereint dar, die Eltern ruhig und in inniger Eintracht mit ihren Töchtern, die sich der Mündigkeit näherten, und sie beschwor Augenblicke inniger Verbundenheit und des Teilens mit ihrer neuen besten Freundin Liz, ihrer nach Hause zurückkehrenden Schwester, herauf. Wieder sagte sie: »Das ist alles wahr! Warum glauben Sie mir nicht?«

»Helfen Sie mir, es völlig zu verstehen«, bat der Mixologe sie.

Immer wieder forderte Brooke den Mixologen auf, ihr zu glauben, und dieser bat sie dann, ihr noch mehr über ihre neue Sicht der Dinge zu berichten. Hin und wieder erinnerte er an eine Mißbrauchsepisode, an deren Realität Brooke weiter festhielt, und er bat sie, ihre Gedanken genauer zu beschreiben, während sie deren maliziöse und verletzende Aspekte kleinredete. Er untersuchte sehr sorgfältig Brookes Denkweise und nickte unterdessen hin und wieder. Brooke schien sein Nicken für Bestätigung und Zustimmung zu halten, obwohl er sich bemühte, nur dann zu nicken, wenn Brooke sich widersprach oder wenn das, was sie sagte, sich dem Absurden näherte. Schließlich verstummte sie.

Der Mixologe fragte sie nun, was in ihr vorgehe. Brooke erklärte, sie wisse, daß sie während der ganzen Sitzung gesummt oder die Verse eines der Songs der Gruppe, die ihr T-Shirt und ihre Mütze ziere, gehört habe.

Nun sagte der Mixologe: »Brooke, beginnen wir doch einfach mit den beiden Dingen, über die wir uns einig sind. Das erste ist, daß Sie »verdammt klug« sind. (Brooke lächelte.) Und das zweite ist, daß Sie tatsächlich nicht genug Zeit hatten, um die Dinge so gut zu verpacken wie sie es sonst immer tun, weil Sie diesen Termin vergessen hatten oder weil er Ihnen nicht rechtzeitig mitgeteilt wurde und Sie, als Sie davon erfuhren, sofort aufbrechen mußten, um pünktlich zu sein.«

»Was meinen Sie damit?«

»Premium-Brooke-Bullshit wird mit der stringenten Logik eines aggressiven Distrikt-Staatsanwalts begründet, der für den Angeklagten die Todesstrafe durchsetzen will. Sie werden heute Ihren üblichen Standards nicht gerecht.«

»Ich verstehe wirklich immer noch nicht, was Sie meinen.«

»Okay. Es gibt noch eine dritte Sache, über die wir uns einig sind. Sie sind nicht der einzige Mensch, der Rock-Musik mag.«

»Aber Sie sind doch Opern-Fan.«

»Country-Western und Oper, bitte! Aber hin und wieder falle ich der dunklen Seite der Macht anheim.«

»Ich höre, sprechen Sie weiter.«

»Okay. Sie schneien hier mit ihrer Standard-Nummer und ihrer schlecht vorbereiteten Begründung herein. Das ist zwar immer noch eine Eins minus, aber verglichen mit Ihrem üblichen stellaren Bullshit- und Wahrheitsverdrehungsniveau ziemlich schwach. Alles, was Sie heute sagen, ist gemessen an dem, was Sie sonst so fabrizieren, absolut nicht konkurrenzfähig.«

»Ich höre, nur zu!«

»Okay, seit Jahren opfern Sie sich auf, um Ihre Familie zusammenzuhalten. Sie haben nicht einmal Ihre Schwester verraten, als sie Sie verkuppelt hat ...«

»Aber ...«

»*Ich* rede jetzt. Sie können gerne Ihre Schlagfertigkeit beweisen. Aber erst wenn ich fertig bin. Sogar noch nachdem Ihre Schwester Sie an A-Loch und Scheißkerl (Brookes übliche Bezeichnung für zwei üble Burschen) verkuppelt hatte, haben Sie sich weiter um eine gute Beziehung zwischen ihr und Ihnen bemüht, und dann hat sie alles noch schlimmer gemacht. Als Ihre Eltern das entdeckten, haben sie Ihrer Schwester ordentlich die Meinung gegeigt und sie anschließend nach »Happy Acres« (in die Klapse) gebracht. (So nannte Brookes Familie die psychiatrische Anstalt, und der Mixologe erweiterte diese Bezeichnung später, als er versuchte, ein paar Dinge klarzustellen, zu »Happier Acres« und schließlich »Happier Still Acres«, wo Ihre Schwester momentan lebt.) Zu Hause bei ihnen ging es so drunter und drüber, daß Ihre Eltern sich fast hätten scheiden lassen. Sie haben versucht, ihre Ehe zu retten, und damit haben Sie sich dann Ihren eigenen Aufnahmeschein für »Happy Acres« verdient. Nun sind Sie endlich dabei, von Ihren Versuchen, alle anderen auf Ihre Kosten glücklich zu machen, zu genesen. Anläßlich Ihrer nächsten Vorstellung werden Sie – und das ist wirklich eine nette Geste – nicht nur Ihre traumatischen

Erinnerungen widerrufen. Das wäre zu langweilig. Sie werden einige widerrufen und Ihr Verständnis anderer und Ihrer selbst revidieren und sich dabei sogar mit einer Zuckerbretzel schmücken, um alle Beteiligten triefend von lauter Liebe und Gutwilligkeit zusammenzubringen. Was für eine faszinierende Übung in kreativer Geschichtsklitterung! Es mag ja ganz nett sein, einen solchen Ort einmal zu besuchen, aber ich glaube ehrlich gesagt nicht, daß Sie dort wirklich leben wollen.«

»Du liegst so fürchterlich daneben, Kumpel!«

»Sie wollen mir die Wahrheit sagen, aber Sie können sich nicht dazu zwingen, das auf normale Weise zu tun. Sie sind aber so verdammt clever, daß Sie das alles, ob bewußt oder unbewußt, schon mit Ihrem T-Shirt und Ihrer Mütze ausgedrückt haben.«

»Nein, Mann! Meine Eltern lieben diese Gruppe. Ich habe sie als Kind bei ihnen ständig gehört. Verdammt noch mal, mein mittlerer Name stammt aus einem ihrer Songs. Das ist derjenige, den ich im Kopf gesummt und gesungen habe.«

»Brooke, Sie sind verdammt clever, daß Sie es schaffen, die Dinge so zu arrangieren, daß ich sie durch Ihre glückliche Pferdekacke hindurch sehe. Singen Sie mir das Lied in Ihrem Kopf vor.«

»Ach je, ich kann mich an die meisten Worte nicht mehr erinnern.«

»Wie wäre es, wenn ich den Text bei Google suche, und wir singen den Song dann gemeinsam.«

»Sie machen wohl Witze.«

»Versuchen Sie es doch einmal mit mir.« Der Mixologe hatte den Song dreißig Jahre vorher das letzte Mal gehört, und er hat kein besonders gutes Gedächtnis für Songtexte. Er fand den Text tatsächlich im Internet und las ihn laut vor. Darin wurde die Geschichte einer Frau geschildert, die vom Kämpfen so erschöpft war, daß sie ihre Ideen und ihren Lebensplan aufgab und sich den Vorstellungen eines anderen Menschen unterwarf.

Während der Mixologe den gesamten Text des Songs vorlas, verfiel Brooke zunächst in Verzweiflung, und später hellte sich ihre Stimmung wieder auf.

»Wie zum Teufel haben Sie das zusammengebracht? Das … Das rettet mich. Ich war kurz davor, mich wieder zu hintergehen. Danke! Wow! Haben Sie dieses Reframing-Ding mit mir gemacht?«

Brooke konnte nicht viel mehr als lächeln und ein paar Tränen vergießen, und schließlich brachte sie aufrichtig ihre Dankbarkeit zum Ausdruck. Am Ende der Sitzung sagte sie, die nächste Sitzung werde besser werden. Der Mixologe versuchte, etwas in dem Sinne zu sagen, daß die meisten Sitzungen ohnehin nicht umwerfend seien. »Ich brauchte nur diese eine, Kumpel!« Als Brooke zu ihrem Vater im Wartezimmer zurückkehrte, umarmte sie ihn und lachte: »Heh, Dad! Ich hatte gerade eine Offenbarung!«

Ganz eindeutig waren Courtney und Brooke wesentlich intelligenter als die meisten anderen Patienten, und wenn der Mixologe sich nach diesen beiden noch einmal mit zwei ähnlichen Braintrusts hätte auseinandersetzen müssen, wäre wahrscheinlich sein Präfrontalkortex gegart worden. Es mag auf Leser so wirken, als hätte er seine Interventionen leicht und geschmeidig durchgeführt, aber tatsächlich bewegte er sich dabei wie eine Ente – auch wenn es so ausgesehen haben mag, als sei er durch das Wasser geglitten, hatte er tatsächlich mit den kleinen Füßen mit Schwimmhäuten so schnell gepaddelt, wie er konnte.

Das hier vorgestellte dynamische Duo veranschaulicht, wie hypomanische Abwehrstrukturen und der Druck, ein verbleibendes Trauma zu überwinden – so wie es nach der Beschreibung von Blos (1956) für die Adoleszenz charakteristisch ist –, sich zu einem gewaltigen Problem verbinden. An diesem Tag gelang es dem Mixologen, zwei Fliegen mit einer Klappe zu schlagen. Er würde zwar gern noch einmal einen solchen Nachmittag erleben, aber das wird wohl so schnell nicht wieder passieren. Doch kehren wir zu mir zurück.

Weil ich einen sanfteren und weniger schwierigen Pfad zur Traumaauflösung bieten kann, sofern ein Mensch nicht masochistisch ist, sich davor fürchtet, daß mir Erfolg beschieden sein wird, obwohl andere Techniken versagt haben, so ungeduldig ist, daß er sich nicht davon überzeugen läßt, daß »langsamer schneller ist« oder wenn er hinsichtlich seines Charakters obstruktiv oder oppositionell-trotzig ist, sollte der Betreffende sich vernünftigerweise freuen, mich zu seinem eigenen Besten nutzen zu können. Deshalb verdient jeder starke Widerstand gegen meine Nutzung, sofern er nicht von jemandem kommt, der aus religiösen oder persönlichen Gründen grundsätzlich alles ablehnt, was mit Hypnose zusammenhängt, oder sofern der Betreffende mir aufgrund der anderen weiter oben erläuterten Dynamiken und Probleme feindselig gesinnt ist, eine sorgfältige Untersuchung.

16 Meine Eröffnungszüge

Ich trete nicht in einem Vakuum auf. Zumindest sollte das nicht so sein. Wenn Sie mich einfach so in eine Behandlung hineinwerfen, ohne die Vorbereitungen zu treffen, die erforderlich sind, um meine Stärken und Talente zur Geltung zu bringen, kann ich mit sehr hoher Wahrscheinlichkeit nicht mein Bestes geben, und es kann sogar passieren, daß ich mit Glanz und Gloria versage. Bitte, tun Sie mir das nicht an! Ich habe nun einmal gerne Erfolg, und ob das der Fall ist, messe ich an den Triumphen der Patienten, denen ich helfe, die schmerzhaften Folgen ihrer traumatischen Erlebnisse zu überwinden.

Ich kann meine Funktion aber nur optimal erfüllen, wenn bestimmte Vorbereitungen getroffen worden sind. Die Abreaktionsphase der Traumaarbeit ist selbst mit mir »an Bord« sowohl für Therapeuten als auch für Patienten oft schwierig und eine große Herausforderung. Man muß diese Behandlungsphase im Zusammenhang der gesamten Psychotherapie verstehen. Insofern ist es vielleicht nützlich, sich in meinem Bereich der therapeutischen Welt ein wenig genauer umzuschauen.

Die Clouseau-Regel und Belafontes Gesetz

Meiner bescheidenen Meinung nach stammen zwei der besten Beiträge des Mixologen vom Ende der 1970er Jahre, und er hat sie erstmals in einem von der *American Psychiatric Association* im Jahre 1979 veranstalteten Kurs der Öffentlichkeit vorgestellt. Er präsentierte damals zwei einfache Regeln für die Arbeit mit DIS-Patienten, die *Clouseau-Regel* und *Belafontes Gesetz*. Die Clouseau-Regel bezieht sich hauptsächlich auf die Diagnose, ist aber auch von Nutzen, wenn es um den Abruf von Traumata geht, und zwar unabhängig davon, ob es um einen konventionellen oder einen verzögerten Abruf geht. Belafontes Gesetz bezieht sich primär auf die Behandlung, hat aber auch eine gewisse Bedeutung für die Diagnose.

Blake Edwards war Regisseur und Co-Autor des Drehbuchs für den *Rosaroten Panther*, einen berühmten Lehrfilm der Polizei über erfolgreiche Detektivarbeit. Wer hätte gedacht, daß dieser Film auch als Komödie reüssieren würde? Um angehenden Polizeidetektiven wichtige Grundlagen ihrer zukünftigen Arbeit zu vermitteln, läßt Edwards seinen unerschrockenen, wenn auch etwas hohlköpfigen Protagonisten erklären, wie er bei der Aufklärung eines Verbrechens vorgeht. Inspektor Clouseau verkündet: »Ich verdächtige jeden, und ich verdächtige niemanden!«

Dies ist die Regel des Mixologen für Differentialdiagnosen aller Art. Alles, was im Bereich des Möglichen liegt, sollte in Betracht gezogen werden, und nichts sollte dem Patienten aufgezwungen werden. Eine Differentialdiagnose sollte nie als ein für alle Male völlig abgeschlossen oder für alle Zeiten verbindlich korrekt angesehen werden. Vielmehr muß man sie immer wieder überprüfen. Man bedenke, wie vielen Alkoholikern und Psychopathen es anfangs gelungen ist, einen Diagnostiker zu täuschen! Und wie oft sind DIS-Fälle über Jahre falsch diagnostiziert worden! Putnam und Kollegen (Putnam, Guroff, Silberman, Barban & Post 1986) stellten im Rahmen einer Untersuchung fest, daß zwischen dem Erstkontakt von 100 DIS-Patienten mit psychiatrischen Ärzten und Institutionen und der Erstellung einer korrekten Diagnose durchschnittlich 6,8 Jahre vergingen.

Wenn die Clouseau-Regel auf Erinnerungen an erlebte Traumata angewandt wird, so besagt sie, daß alles, was berichtet oder beobachtet wird, geprüft werden sollte, so groß die Versuchung, es zu ignorieren, auch sein mag. Selbst Behauptungen, die unmöglich zutreffen können oder die sich schließlich als unzutreffend erweisen, können wichtige Informationen liefern. Der Mixologe hat dies in Zusammenhang mit Erinnerungen im allgemeinen erläutert (Kluft 1995) sowie bezogen auf allem Anschein nach unglaubwürdige Erinnerungen an rituellen Mißbrauch (Kluft 1997b) (natürlich sind nicht alle Erinnerungen dieser Art grundsätzlich unglaubwürdig!), die, wie er festgestellt hat, oft dazu dienen, problematische Bindungssituationen zu leugnen oder geschätzte Beziehungen zu verteidigen, in denen es zu Mißbrauch gekommen ist.

Belafontes Gesetz ist wichtiger für die Behandlung selbst, hat aber ebenfalls gewisse Implikationen für die Diagnose. Belafonte, ein berühmter karibischer Philosoph, verkündete eine wichtige Wahrheit, die jeder Therapeut in jeder Therapie beherzigen sollte. Er versteckte diesen wichtigen Rat für Psychotherapeuten geschickt in einem Calypso-Text, nämlich in seinem Song *Hosanna* aus dem Jahre 1956: »*House built on a weak foundation, will not stand, oh no!*« Bezogen auf die Diagnose erinnert uns Belafontes Gesetz daran, in unserer Einschätzung der Ichstärken und -schwächen der Patienten strikt bei der Wahrheit zu bleiben, damit wir ihnen keine Therapie zumuten, die diesen wichtigen Faktoren nicht Rechnung trägt. Wird dies unterlassen, kann ein Patient, der eine explorierende Therapie nicht ertragen kann, in einen Zustand der Dekompensation versetzt werden oder ein anderer, der völlig genesen könnte, muß sich aufgrund einer falschen Einschätzung mit einer unterstützenden/unterdrückenden Therapie begnügen, wohingegen eine besser auf seine Situation abgestimmte Therapie ihm eine optimale Behandlung ermöglicht hätte.

Gedanken über die traumatischen Erinnerungen von DIS/NNBDS-Patienten

Während der eigentlichen Arbeit am Trauma (der Phase des »Erinnerns und Trauerns« nach Herman [1992/1998] oder der Phase der »Traumaumwandlung« (Kluft 1991a]) kommt der Therapeut ziemlich schnell in eine Zwickmühle (in der er oft auch bleibt oder in die er wieder zurückkehrt). *Einerseits* würde er sich gerne dem erkannten Trauma zuwenden. Weder er noch der Patient ist darauf aus, sich zusätzlichen Kummer oder zusätzliche Schwierigkeiten einzuhandeln, zumal damit in der Regel zusätzliche Schmerzen verbunden sind. Therapeuten, die fürchten, daß sich jede Information, die aufgrund der Fortsetzung der Exploration zutage treten könnte, als kontaminiert oder konfabuliert erweist, liegt natürlich nichts daran, die Exploration weiterzutreiben, und das gleiche gilt für diejenigen, die fürchten, sie könnten den Patienten durch die Exploration zu stark belasten oder bei ihm gar eine Dekompensation auslösen.

Andererseits weckt die Aussicht auf den Beginn der eigentlichen Traumaarbeit bei allen Patienten, deren Leben weitgehend durch Amnesie verschleiert und deshalb noch nicht zugänglich ist, starke Sorgen. Das ist bei DIS-Fällen ganz sicher so.

(Der Mixologe brummt gerade, er habe eine Ausnahme hierzu erlebt. Er habe schon zu Beginn seiner beruflichen Laufbahn ein Mädchen behandelt, das behauptet habe, es sei von seiner psychotischen Mutter gefoltert worden. Unter Hypnose habe sich diese Patientin dann daran erinnert, daß ihre Mutter sich pedantisch aufschrieb, was sie mit ihr anstellte. Nach der Therapiesitzung fand sie zu Hause im Nachlaß der inzwischen verstorbenen Mutter ganze Kartons voller Notizbücher mit chronologischer Kennzeichnung und der Aufschrift »Experimente mit dem Mädchen«. Ich hoffe, jetzt ist diese Nervensäge endlich zufrieden! Zurück zum Thema!)

Wie kann man sich einen Weg durch das Unbekannte bahnen? Unter welchen der im folgenden beschriebenen Bedingungen würde sich ein Kapitän besser in der Lage fühlen, sein Schiff auf einer langen und gefährlichen Reise sicher ans Ziel zu bringen? *Bedingung 1:* Der Kapitän hat geeignete Seekarten zur Verfügung, die ihm ermöglichen, beim Navigieren die richtigen Entscheidungen zu treffen; allerdings muß er auch berücksichtigen, daß Meeresströmungen, Sandbanken und andere potentielle Hindernisse nicht immer so bleiben, wie sie auf den Karten eingezeichnet sind; und er muß akzeptieren, daß er seine Kenntnisse durch den aktuellen Wissensstand von Ortskundigen ständig ergänzen muß. *Bedingung 2:* Der Kapitän fährt sein Schiff furchtlos auf einem Kurs, den ihm Karten vorgeben, auf denen größere Bereiche als »Terra incognita« (unbekanntes Gebiet) bezeichnet werden, die mit entsetzlichen Drachen oder grotesken Seeungeheuern geschmückt sind. So faszinierend und merkwürdig diese Fabelwesen auch wirken mögen, würde doch jeder geistig gesunde und verantwortungsbewußte Kapitän, dem die Sicherheit seines Schiffs und der Menschen an Bord wichtig ist, wohl die erste der beiden beschriebenen Voraussetzungen bevorzugen. Und insoweit man das Territorium des Geistes kartieren kann, würde wohl hoffentlich jeder geistig gesunde und vernunftbegabte Therapeut ähnlich entscheiden.

Metaphorische Kartographie – Planen der Traumaverarbeitung

Wie kann ein Therapeut den Weg, den er einschlagen will, planen, so wie ein Pilot plant, auf welcher Route er fliegen will? Er kann dies nicht ganz genau planen, aber auch ein ungefährer Plan kann helfen und ist zweifellos zumindest dem Im-Dunkeln-Tappen in völliger Ungewißheit vorzuziehen.

Ein Park-Ranger ist besser in der Lage, die erforderlichen Dinge in die Wege zu leiten, um eine vermißte Gruppe von Wanderern zu retten, wenn diese angegeben hat, sie werde den Kammpfad hinauf zum Sunset Lake nehmen und wolle vor Anbruch der Dunkelheit zurück sein, als wenn man diesem Ranger mitgeteilt hätte: »Sie haben gesagt, es scheine ein schöner Tag zu werden; deshalb wollten sie wandern gehen.« Im ersten Fall weiß der Ranger zwar auch nicht genau, wo er die Vermißten finden kann, aber zumindest ist ihm klar, wie er mit der Organisation der Suche am Sinnvollsten beginnen kann. Die Wanderer könnten natürlich unterwegs beschlossen haben, ein anderes Ziel anzusteuern. Sie könnten auch andere Wanderer getroffen haben. Sie könnten gekidnappt worden sein. Oder ein von Aliens gesteuertes Raumschiff könnte sie abgeholt haben. Aber trotz all dieser teils plausiblen und teils weit hergeholten Möglichkeiten ist die Wahrscheinlichkeit, daß die Vermißten in der Nähe des Sunset Lake oder irgendwo auf dem Kammpfad zum Sunset Lake zu finden sind, in jedem Fall größer.

Im zweiten Fall ist es viel schwieriger, die vermißten Wanderer zu finden. Ein Ranger, der unter den zweitgenannten Voraussetzungen eine Suche plant, muß die verschiedensten Pfade in seine Bemühungen einbeziehen, und er muß bereit sein, den gesamten Bereich abzusuchen, den die Wanderer unter Berücksichtigung ihrer körperlichen Kondition, ihrer Erfahrung und der seit ihrem Aufbruch verstrichenen Zeit hätten erreichen können. Somit erfordert die Durchführung der Suche im zweiten Fall deutlich mehr Personal, Ausrüstung, Experten und Spezialistenteams.

Der Verlauf der Abreaktionsarbeit nach einem vorgefaßten Plan kann nicht völlig gegen spontane Abreaktionen und die Notwendigkeit situationsbedingter Korrekturen abgesichert werden, aber immerhin kann man ihn sorgfältig organisieren. Die beiden besten Werkzeuge des Therapeuten für die Vorbereitung einer adäquaten Traumaverarbeitung sind die Anamnese und die Kartierung. Vereinfachend könnte man auch sagen, daß beim Erstgespräch mit dem Patienten die Fundamente für eine Anamnese gelegt werden. Dabei ist zu berücksichtigen, daß in diesem Stadium möglicherweise noch nicht bekannt ist, ob Patienten unter einer dissoziativen Störung leiden. Vielleicht wissen sie selbst noch nicht, daß bei ihnen eine Störung dieser Art vorliegt, oder sie wollen nicht, daß ihre dissoziative Störung bekannt wird. Außerdem kann der Patient vieler Aspekte seines persönlichen Erlebens nicht bewußt sein, oder er ist nicht bereit, sich gegenüber anderen darüber zu äußern. Wenn eine andere dissoziative Störung als eine Depersonalisierungsstörung diagnostiziert wurde, sollte man vernünftigerweise annehmen, daß wichtige Aspekte des autobiographischen Gedächtnisses vermutlich noch nicht entdeckt sind, so fehlerhaft oder unzutreffend solche Erinnerungen auch sein mögen.

Die Lücken ausfüllen

Angesichts der Wahrscheinlichkeit, daß die anfänglich vom Patienten berichtete Darstellung unvollständig ist, müssen wir uns fragen, wie wir die Lücken füllen können, ohne daß wir den Patienten verfrüht in all das hineinschliddern lassen, was wir ihm zunächst ersparen wollten. Die Anamnese ist naturgemäß und ungeachtet der Intentionen des Therapeuten oder des Patienten zunächst bruchstückhaft. Stück für Stück und Schritt für Schritt teilt sich der Patient mit, und er muß im Laufe dieses Prozesses ebenso wie der Therapeut vieles aufnehmen. Nach Auffassung des Mixologen besteht zu Beginn der Therapie der direkteste Ansatz darin, jede Alter-Persönlichkeit, der man begegnet, um die Schilderung ihrer Geschichte zu bitten – so viel davon, wie sie mitteilen möchte und kann, ohne sich in Gefahr zu bringen. Weil Alter-Persönlichkeiten sehr zurückhaltend sein können, wenn man sie auffordert, Informationen über sich selbst und ihre Traumata zu offenbaren, fragt der Mixologe beim ersten Kontakt mit ihnen nur, ob sie ungewollt irgendwelche negativen Erfahrungen gemacht und solche Erlebnisse in ihrem speziellen persönlichen Gedächtnis gespeichert haben – mit der Folge, daß diese Fakten allen oder zumindest den meisten anderen Anteilen unbekannt sind. Dabei ist ihm klar, daß er nichts weiter tut, als an der Oberfläche zu kratzen, und daß er auf das noch nicht Erforschte immer wieder zurückkommen muß.

Wenn sich nach und nach immer mehr Alter-Persönlichkeiten zeigen und befragt oder auch nur beiläufig erwähnt werden, wird allmählich ein komplexeres Bild sichtbar, das sowohl das gesamte Alter-System als auch die Prozesse im Inneren des DIS-Patienten immer deutlicher erkennen läßt. Die Interaktionsmuster der verschiedenen Alter-Persönlichkeiten ergeben oft ein ausgezeichnetes Bild davon, wie ein Patient seine Kindheitsbeziehungen zu wichtigen Bezugspersonen und deren Beziehungen zueinander wahrnimmt, und manchmal werden dabei auch Informationen über Mißbrauchs- und Mißhandlungserlebnisse in relationaler, psychischer, körperlicher und sexueller Hinsicht offenkundig. Spricht der Mixologe mit einem DIS-Patienten, und dieser berichtet, einer seiner Anteile vergewaltige oder bedrohe einen anderen oder treibe auf andere Weise in seinem Geist sein Unwesen, ist ihm klar, daß es sich wahrscheinlich um Spiegelungen oder Reinszenierungen vertrauter Erlebnisse und/oder Dynamiken handelt.

Gewöhnlich häufen sich in den Anfangsstadien der Therapie Informationen über Flashbacks, Erinnerungen, Träume, Albträume und Reenactments zwischen den Alter-Persönlichkeiten und innerhalb der Therapeut-Patient-Dyade und tragen zu einem allmählich zusammenhängender werdenden Bild dessen bei, was geschehen sein könnte. Ohne selbst aktiv Nachforschungen angestellt zu haben, fängt der Mixologe auf diese Weise an, sowohl die expliziten als auch die impliziten Muster der Traumatisierung zu erkennen, und auf dieser Grundlage kann er erste Hypothesen entwickeln, über die er sich aber noch nicht äußert. Außerdem findet er eine Menge über noch nicht offenbarte schlechte Behandlungen heraus, indem er die inneren Dynamiken verfolgt und sich mit den zutage tretenden *zentralen kon-*

fliktträchtigen Beziehungsthemen (*Core Conflictual Relationship Themes* [Luborsky 1976]) befaßt.

Ergänzt wird diese erste Bestandsaufnahme der Lebensgeschichte im weiteren Verlauf der Arbeit durch die Erforschung von Phänomenen der oben beschriebenen Art. Der Mixologe beginnt schnell damit, andere Anteile um Kommentare zu dem zu bitten, was ohne sein Zutun angeboten oder von ihm beobachtet wurde, und es zu ergänzen. Auf diese Weise lädt der Mixologe allmählich immer mehr Alter-Persönlichkeiten ein, sich an seinen und des Patienten gemeinschaftlichen Bemühungen zu beteiligen. Nicht selten tauchen dabei zuvor unbekannte Alter-Persönlichkeiten auf, um ihre Kommentare einzubringen, der freien Assoziation näher zu kommen oder zumindest eine weniger stark zensierte Art des Redens zu entwickeln.

Das Kartieren – Erlebnisse eines Therapeuten: Anfängliche Beobachtungen und Erklärungen

Erst wenn die für die Anfangsphasen der Therapie wichtigen Aufgaben erledigt und die Patienten stärker und stabiler geworden sind, wendet der Mixologe seine Aufmerksamkeit gezielter der Anamnese zu. Dabei betrifft eine seiner ersten Bemühungen den Prozeß der Kartierung. Er nennt die Behandlungsphase, die jenen der »Einleitung der Therapie« und der »vorbereitenden Interventionen« folgt, »Anamnese und Kartieren«. Beim Kartieren geht es darum, sich mit den Elementen und Strukturen des Persönlichkeitssystems sowie seiner Funktionsweise vertraut zu machen.

Warum bevorzugt der Mixologe die Praxis des Kartierens, der aktiven Erforschung des Persönlichkeitssystems, statt abzuwarten, bis die Fakten ohne sein Zutun zutage treten? Als er noch herauszufinden versuchte, wie man eine DIS am besten behandelt, stand er stark unter dem Einfluß der folgenden beiden Erwägungen: Er fand heraus, 1) daß das, was man nicht weiß, verletzen oder sogar töten kann. Und 2) er entdeckte schon in der Anfangszeit seiner praktischen Arbeit, daß die meisten Pattsituationen, die er selbst bei seiner Arbeit mit DIS-Patienten erlebt hatte und die ihm aufgrund von Gesprächen mit Kollegen bekannt waren, mit Problemen zusammenhingen, die durch Anteile verursacht wurden, die im Rahmen der Behandlung noch nicht identifiziert worden waren (Kluft 1988a, b).

Eine Episode aus seiner frühen Arbeit mit DIS-Patienten veranschaulicht beide genannten Aspekte. Zwar verwarf er Martin Ornes Rat, wie er mit solchen Patienten in einer Behandlung verfahren solle, schon sehr bald, aber er stand noch immer unter dem Einfluß seiner Lehrer aus den Bereichen der Hypnose und der Psychoanalyse, die ihn zu glauben gelehrt hatten, daß vieles von dem, was Patienten berichten, eher ihrer Phantasie entsprungen als Bestandteil der Realität sei und daß weiterhin umfangreichere Recherchen einen Patienten dazu bringen könnten, 1) etwas zu berichten, wovon er bewußt oder unbewußt annehme, es werde den Therapeuten erfreuen; 2) Phantasien oder Informationen aus anderen Quellen so darzustellen, als handle es sich um autobiographisches Material; und 3) seine Realitätsprüfung und sein kritisches Urteil zu vernachlässigen, was wiederum die Kriterien für die Darstellung von Dingen als tatsächliche historische Ereignisse verwässere.

Als beispielsweise im Jahr 1974 eine DIS-Patientin, die ich hier BETTY nennen werde, berichtete, sie habe bestimmte Arten von Mißbrauch erlebt, die, wie dem Mixologen auffiel, erstaunlich denjenigen ähnelten, die »Sybil« (Schreiber 1973/1974) geplagt hatten, nahm er an, bei Bettys Berichten handle es sich um Lügen, Phantasien oder Artefakte einer Art von Kontamination der Erinnerung. Schließlich war Schreibers Buch damals erst ein Jahr auf dem Markt, und in der Öffentlichkeit war sehr viel darüber diskutiert worden. Weil die beschriebenen Phänomene Betty aber offensichtlich plagten, verarbeitete er sie zu ihrer großen Erleichterung.

Etwa 30 Monate später ergab sich für den Mixologen die Möglichkeit, mit Bettys Eltern zu sprechen. Er führte mit beiden sowohl einzeln als auch zusammen Gespräche. Weil er sich völlig sicher war, daß Betty über Ereignisse berichtet hatte, die nie stattgefunden hatten, fragte er ihren Vater danach und brachte dabei seine Anteilnahme angesichts dessen zum Ausdruck, daß er und seine Frau mit den schrecklichen Beschuldigungen, die Betty gegen sie vorbringe, fertig werden müßten.

Doch Bettys Vater seufzte und sagte dann: »Nein, Doktor, diese Dinge sind tatsächlich passiert.« Er fuhr fort, ihm sei klar, daß seine Frau unter paranoider Schizophrenie gelitten habe. Doch er habe trotz ihrer oft starken und sehr beeinträchtigenden Symptome versucht, ihr Behandlungen und Medikamente zu ersparen, weil sie gefürchtet habe, diese könnten sie völlig ihrer Kontrolle unterwerfen. Er wußte, daß seine Frau ihrer gemeinsamen Tochter viele grausame und unvorstellbare Dinge angetan und Betty sich dadurch in einigen Fällen Verletzungen zugezogen hatte.

Der Mixologe war sprachlos. Seine Zuversicht, er wisse, wie man mit den Mißbrauchs- und Mißhandlungsanschuldigungen von Patienten umgehen müsse, war völlig erschüttert. Nachdem ein bis zwei Minuten lang eine geradezu peinliche Stille geherrscht hatte, stammelte er: »Wenn Sie wußten, daß Ihre Frau Ihrer Tochter all diese schrecklichen Dinge antat, warum haben Sie das dann zugelassen? Weshalb haben Sie nicht eingegriffen, um Ihre Tochter davor zu schützen?«

Bettys Vater war mittlerweile ein wohlhabender leitender Manager eines großen Unternehmens. Er antwortete: »Wir sind den weiten Weg von den Bergen von Appalachia, wo ich und meine Frau aufgewachsen sind, hierhin gekommen, und bei uns zu Hause war die Kindererziehung Frauensache. Männer hatten sich in diese Dinge einfach grundsätzlich nicht einzumischen.« Dann verstummte er, schüttelte traurig einige Minuten lang den Kopf und versuchte, seiner Tränen Herr zu werden.

Dann sprach der Mixologe mit Bettys Mutter, die zwar teure Kleidung trug, aber trotzdem ziemlich unordentlich und sogar etwas ungepflegt wirkte. Ihr Blick war leer. Der Mixologe bemühte sich, die Ruhe zu bewahren, als er sie nach dem fragte, was Betty ihr vorgeworfen hatte. Sie antwortete: »Oh, ja, Doktor. Ich habe ein paar schlimme Dinge getan. Ich war damals verrückt. Aber jetzt nehme ich Medikamente ein.« Einen unbehaglichen Augenblick lang standen sie einander schweigend gegenüber. Dann schenkte sie dem Mixologen ein sehr seltsames und unpassendes Lächeln.

Wir springen nun in der Zeit ein Jahr vor. Es sah so aus, als hätte der Mixologe bei Betty eine erfolgreiche Integration erreicht. Er hielt seinen ersten Vortrag über DIS. Erinnern Sie sich noch? Er hat diesen Vortrag in seinem Prolog zu diesem Buch erwähnt – die Situation, in der er durch die weitschweifigen Ausführungen eines älteren Kollegen über dessen noch ältere Verwandten, die »in Zungen geredet« hatten, gestört worden war. Nun folgt der Rest jener Geschichte …

Als er den Saal verließ, übergab ihm eine Krankenschwester, die das Telefon betreute, ein rosafarbenes Blatt Papier mit einer Telefonnachricht. Betty, die Patientin, die er gerade als Fall einer erfolgreichen Heilung vorgestellt hatte, war soeben auf einer Intensivstation eingeliefert worden. Sie war mit einem Auto mit hoher Geschwindigkeit gegen eine Betonabgrenzung gefahren. Sie hatte schwere, fast tödliche Verletzungen erlitten und lag tagelang im Koma. Sie hatte eine schwere Gehirnerschütterung und zahlreiche Knochenbrüche. Um sie alle zu versorgen, mußte Betty mehrmals operiert werden.

Wochen vergingen, bis Betty soweit geheilt und stabilisiert war, daß man sie in eine psychiatrische Abteilung überstellen konnte. Der Mixologe führte mehrere lange Gespräche mit ihr. Er fand keine nachvollziehbare Erklärung für den offensichtlichen Selbstmordversuch. Er versuchte sogar, zu Bettys vorher separaten Alter-Persönlichkeiten in Kontakt zu treten, aber sie blieben entweder integriert oder waren nicht erreichbar. Dann versuchte er mit Betty eine Altersregression in die Situation unmittelbar vor dem Unfall, fand aber dadurch nichts Neues heraus.

Dem Personal der psychiatrischen Station fiel jedoch auf, daß Betty Gedächtnisprobleme hatte. Manchmal erinnerte sie sich nicht an Anweisungen, die man ihr gegeben hatte. Und auch bei vielem, was in der Station geschehen war, versagte ihre Erinnerung. Anfänglich wurden diese Probleme für Nachwirkungen der schweren Gehirnerschütterung infolge des Unfalls gehalten.

Dann kam es bei Betty einige Male zu Selbstverletzungen, an die sie sich anschließend jeweils nicht erinnern konnte. Die Hypothese, daß es sich um Nachwirkungen der Gehirnerschütterung handle, erklärte diese Episoden nicht hinreichend.

Der Mixologe befand sich in einem Dilemma. Zu versuchen, die Alter-Persönlichkeiten zu kontaktieren, von denen er wußte, daß sie existierten bzw. zumindest existiert hatten, und mit ihnen zu arbeiten, war eine Sache. Aber er fand, es sei etwas völlig anderes, nach eventuell existierenden weiteren Alter-Persönlichkeiten »auf die Jagd« zu gehen. War nicht das Risiko zu groß, daß er dadurch suggestiv weitere Alter-Persönlichkeiten erzeugte?

Zwei Wochen lang eierte der Mixologe mit seinen Plänen herum. (Man bedenke, daß dies alles noch im »Zeitalter des ausreichenden Versicherungsschutzes« stattfand.) Ihn lähmte seine Unschlüssigkeit darüber, ob es im wohlverstandenen Interesse seiner Patientin liege, die Möglichkeit der Existenz weiterer Alter-Persönlichkeiten zu erforschen, oder ob dies ein entsetzlicher Irrtum wäre, eine Demonstration äußerst schlechten Urteilsvermögens. Aber dann traten Umstände ein, die ihn zu einer Entscheidung zwangen, so bedrängt er sich auch fühlen und so sehr ihm dies auch widerstreben mochte.

Das Pflegepersonal der Station berichtete ihm, daß Betty von Selbstmord rede. Betty selbst jedoch behauptete kategorisch (und resolut), die Berichte der Pfleger seien unzutreffend. »Sie müssen mich mit jemandem verwechselt haben«, protestierte sie. Am nächsten Tag berichtete man ihm, Betty müsse Medikamente gehortet haben, um eine »Suiziddosis« zusammen zu bekommen. Sie hatte in der psychiatrischen Station schon einmal einen Suizidversuch unternommen, aber einer wachsamen Pflegerin war aufgefallen, daß mit ihr etwas nicht stimmte, und daraufhin hatte sie rasch die Vitalzeichen der Patientin kontrolliert. Dadurch hatte sich herausgestellt, daß Bettys Blutdruck gefährlich niedrig war, und die Pflegerin hatte eine Notfallhilfe veranlaßt. Zwecks Behandlung ihrer fast tödlichen Überdosis wurde Betty wieder auf die Intensivstation verlegt.

Zum Glück war Betty körperlich ziemlich gesund, weshalb sie relativ schnell wieder in die psychiatrische Abteilung zurückkehren konnte. Der Mixologe befragte sie sehr aggressiv über die Episode, aber Bettys Antworten waren nichts weiter als Proteste einer beleidigten Unschuld. Nachdem der Mixologe eine Woche mit Recherchen und Überlegungen dieser Art zugebracht hatte, reifte in ihm die Überzeugung, daß die Argumente, die gegen forschere Nachprüfungen sprachen, zwar politisch korrekt und akademisch ehrbar sein mochten, aber im übrigen unwesentlich seien. Im Grunde handelte es sich bei dem, was gegen ein forscheres Vorgehen sprach, um unbestätigte Behauptungen. Solchen Erwägungen und dem Streben nach »Ehrbarkeit« war entgegenzuhalten, daß die meisten Möglichkeiten, die hätten erklären können, was geschehen war, mit einem bisher noch nicht entdeckten Aspekt der dissoziativen Störung seiner Patientin zusammenhängen mußten – sofern der Mixologe sich scheute, sich auf übernatürliche Ursachen, eine Form von partial-komplexen Anfällen, über die bisher noch nicht berichtet worden war, oder schlicht auf eine Tatsachenverfälschung zu berufen.

Der Mixologe versuchte sein Glück mit einer hypnotischen Altersregression in die Zeit des Suizidversuchs, aber ohne Erfolg. Es sollten noch einmal ein halbes Dutzend Jahre vergehen, bis er die Schwierigkeiten der Durchführung einer Altersregression bei DIS-Patienten verstand (Kluft 1986b). Die Erforschung von Bettys Situation war der Anlaß für die Entwicklung einiger Techniken, die er später veröffentlichte (1982). Mit Hilfe dieser neuen Verfahren entdeckte er drei weitere Alter-Persönlichkeiten, über deren Existenz sich vorher nicht einmal die Patientin selbst im klaren gewesen war. Einer dieser Anteile gestand, er sei für die suizidalen Verhaltensweisen verantwortlich, und alle drei hüteten weitere, bisher noch nicht bekannte traumatische Erinnerungen. Nachdem diese drei Alter-Persönlichkeiten ihre Probleme durchgearbeitet hatten, verlief die Integration mittels hypnotischer Suggestion ohne weitere Zwischenfälle, und damit hatte der Mixologe nun tatsächlich die erste erfolgreiche vollständige Integration einer DIS-Patientin erreicht. Betty blieb viele Jahre lang vollständig integriert, wie durch wiederholte Überprüfungen festgestellt wurde. Später zog sie in einen anderen Bundesstaat, was weitere Überprüfungen unmöglich machte.

Wie Sie schon wissen, lautet der Lieblingsspruch des Mixologen: »Keine gute Tat bleibt unbestraft.« Viele Jahre später engagierten Bettys Eltern einen sehr prominenten Anwalt, um den Mixologen einzuschüchtern und eventuell auch zu verklagen, weil man ihnen nicht erlaubt hatte, Bettys Kinder zu einem Besuch über Nacht bei sich zu behalten. Sie erklärten nun beide, sie hätten Betty niemals mißhandelt. Sie drohten, den Mixologen zu verklagen, weil er Betty falsche Erinnerungen über Mißhandlungen in ihrer Kindheit suggeriert habe. Als er dem Anwalt aus seinen alten Notizen über den Fall vorlas und erklärte, er hoffe, dieses Material nicht vor einem Gericht vorlesen zu müssen, schlug das angriffslustige Verhalten des Mannes blitzschnell in eine deutlich versöhnlichere Haltung um, und damit gelangten die lächerlichen und unlauteren Anschuldigungen zu einem ziemlich abrupten Ende.

Kehren wir nun noch einmal zum theoretischen Fundament der Durchführung des Kartierens zurück. Was der Mixologe mit Betty erlebt hatte, war für ihn das gewesen, was man in der heutigen Umgangssprache einen »*Gamechanger*« nennen würde. Er hatte eine Patientin fast verloren, weil er in seinen Handlungen einer theoretischen Auffassung gefolgt war, die einige seiner Mentoren und einige tonangebende Fachleute vertreten hatten und die dagegen sprach, nach weiteren Alter-Persönlichkeiten zu suchen, um durch diese Nachforschungen keine solchen neuen Anteile zu produzieren.

Wenn man zuläßt, daß theoretischen Positionen eine höhere Bedeutung zugesprochen wird als klinischen Beobachtungen und praktischem Erfahrungswissen, tritt an die Stelle empirischer Wissenschaft wissenschaftliche Fiktion (= Science Fiction) oder etwas, das man »glaubensbasierte Wissenschaft« nennen könnte – in jedem Fall eine Bevorzugung paradigmengetriebener Überzeugungen gegenüber Tatsachen. Und damit kehren wir auf das Niveau jener Scholastiker einer längst vergangenen Zeit zurück, die fortfuhren, die aristotelischen Ansichten über die Biologie zu propagieren, obwohl diese schon damals häufig im Widerspruch zu den beobachteten Phänomenen standen.

Die Pragmatik des Kartierens

Seither hat sich unsere Sicht der DIS stark weiterentwickelt. Ich möchte an dieser Stelle nur darauf hinweisen, daß eine Untersuchung der naturwissenschaftlichen Grundlagen der DIS (Kluft 1985) und ein Bericht über zahlreiche Konsultationen wegen DIS-Behandlungen, die nicht zufriedenstellend verlaufen waren (Kluft 1988b, c) demonstrierten, daß ein Therapeut im Normalfall nicht damit rechnen kann, daß sich während einer Behandlung alle Alter-Persönlichkeiten aus eigenem Antrieb zeigen. Nur ein Bruchteil eines typischen Alter-Systems taucht einerseits häufig auf und ist andererseits auch zugänglich. Die meisten Alter-Persönlichkeiten sind nur selten und kurzzeitig Besucher in der Arena des interpersonalen therapeutischen Diskurses, selbst wenn sie das aktuelle Geschehen mithören und es regelmäßig aus dem Hintergrund beeinflussen.

Loewenstein und seine Kollegen (Loewenstein, Hamilton, Alagna, Reid & Devries 1987) haben eine Studie über einen Einzelfall publiziert, in dessen Verlauf ein Patient aufgefordert wurde, sich als die Alter-Persönlichkeit, die zu verschiedenen nach dem Zufallsprinzip ausgewählten Zeitpunkten gerade anwesend waren, namentlich zu melden. Das Ergebnis dieser Studie entsprach dem, was Kluft (1985) im klinischen Alltag beobachtet hatte, nämlich daß wesentlich mehr Alter-Persönlichkeiten im Alltagsleben eine Rolle spielten, als man zuvor angenommen hatte, daß äußere Beobachter die meisten von ihnen nicht voneinander unterscheiden konnten, und daß sie auch die meisten stattfindenden Switche gar nicht mitbekamen. Neuere Ausführungen zu diesem Thema in Kluft (2005).

Als der Mixologe anfing, sich mit Kollegen, die ebenfalls DIS-Patienten behandelten, auszutauschen, stellte er fest, daß deren Ansätze sich von seinem Vorgehen stark unterschieden. Viele forderten ihre Patienten auf, von ihrer inneren Welt und deren Bewohnern ein Bild zu zeichnen. Oft entstanden so Porträts von Myriaden von Persönlichkeiten sowie Zeichnungen, Gemälde oder Tonskulpturen von phantastischen Behausungen, Landkarten oder Schlössern mit Räumen, Gebäudeteilen oder Bereichen, die für bestimmte Anteile reserviert waren. In anderen Fällen zogen Kollegen hilfsbereite Anteile zu Rate und baten sie, eine Liste sämtlicher ihnen bekannten Alter-Persönlichkeiten zusammenzustellen. Dabei wurden häufig ganz bestimmte Arten von Alter-Persönlichkeiten konsultiert, vor allem diejenigen, die viel zu wissen schienen, und insbesondere die von Cornelia Wilbur beschriebenen (berichtet in Kluft 1984b) oder die inneren Selbst-Helfer oder ISHs, die Ralph Allison (1974) entdeckte.

Im Gegensatz zu vielen der frühen Pioniere hegte der Mixologe eine tiefe Skepsis angesichts der verbreiteten Überzeugung, DIS-Patienten seien generell intelligent, stark und kreativ, und bestimmte Alter-Persönlichkeiten seien mit besonders überragenden oder speziellen Qualitäten ausgestattet. Er sah in diesen Überzeugungen eine subtile Wiederholung jener Begeisterung, mit der man im 19. Jahrhundert irrigerweise den Hysterikerinnen begegnet war (Ellenberger 1970/1973). Von vielen anderen Kollegen unterschied er sich weiterhin durch sein ausdrückliches Interesse an klinischer Forschung, so primitiv diese Bemühungen anfangs auch gewesen sein mögen. Er entwickelte für diese Zwecke ein sehr grobes Screening-Instrument und ein strukturiertes Interview. Seine Verpflichtungen im Rahmen seiner Arbeit in der Klinik, die sowohl die Betreuung psychiatrischer Notfälle als auch (in einem Rotationsverfahren) die Aufnahme neuer Patienten umfaßte, ermöglichte ihm, eine große Zahl von Patienten auf dissoziative Störungen hin zu untersuchen. Außerdem hatte er die Möglichkeit, uneindeutige Antworten auf seine Screening-Fragen durch eine elaboriertere diagnostische Methode zu ergänzen.

Es gelang ihm schnell, die größte Zahl von DIS-Patienten zu identifizieren, die jemals von einem einzelnen Behandler diagnostiziert und publiziert worden war. Abgesehen davon, daß ihm dies zu einem gewissen Ruhm verhalf, konnte er aufgrund dessen viele wichtige Beobachtungen und Entdeckungen in Zusammenhang mit der DIS machen. Beispielsweise stellte er fest, daß viele stereotype Wahrnehmungen der DIS problematisch oder sogar völlig unzutreffend waren und daß die Störung im allgemeinen eher verborgen blieb, wohingegen man sie bisher eher für ziemlich auffällig gehalten hatte. Diese Erkenntnisse hat er an anderer Stelle zusammengefaßt (Kluft 1985).

Für die Thematik dieses Buches ist folgendes wichtig: Weil der Mixologe die klassische Sicht der DIS als eines Systems, das aus einer kleinen Zahl dramatisch unterschiedlicher Persönlichkeiten besteht, nicht für eine akkurate Darstellung des Wesentlichen dieses Zustandes hielt, fing er an, die DIS besser zu verstehen und ihre verborgeneren Manifestationen zu erkennen – ein Prozeß, der noch nicht abgeschlossen ist.

Weil ihm klar war, daß die am leichtesten zu beobachtenden und am besten zugänglichen klinischen Phänomene wahrscheinlich nur die Spitze eines Eisbergs waren, fing er an, sich dafür zu interessieren, wie man dieser wesentlich größeren Komplexität schon zu einem früheren Zeitpunkt der Behandlung bewußter werden könnte. Seine frühen Bemühungen, in vielerlei Hinsicht denjenigen anderer nicht unähnlich, unterschieden sich von diesen trotzdem in mancher Hinsicht deutlich. Viele seiner Kollegen waren der Auffassung, bestimmte Arten von Persönlichkeiten seien ständig präsent. Ihre Bemühungen, die Persönlichkeitssysteme ihrer Patienten besser zu verstehen, schienen immer auf die Entdeckung der postulierten Typen hinauszulaufen. Im Gegensatz dazu begegneten dem Mixologen, der diese Arten von Alter-Persönlichkeiten nicht für zentrale Merkmale der DIS hielt, die postulierten Standard-Typen weniger häufig (Kluft 1989c). In einem Anfall von Humor entwarf er sogar einmal eine Landkarte der Vereinigten Staaten, auf der zu sehen war, wo man bestimmte Arten von Alter-Persönlichkeiten am wahrscheinlichsten finden würde. Ohne anzuzweifeln, daß die DIS ein natürlich vorkommendes Phänomen ist, war er sensibel für sozialpsychologische und soziokognitive Auswirkungen auf ihre Phänomenologie.

Statt die antizipierte (und dadurch implizit suggerierte) Präsenz bestimmter Arten von Persönlichkeitszuständen zu bestätigen, forderte der Mixologe einfach alle schon bekannten Alter-Persönlichkeiten auf, alle übrigen, die ihnen bekannt waren oder deren Existenz sie vermuteten, zu benennen. Durch das Abgleichen der Berichte der verschiedenen Alter-Persönlichkeiten erhielt er eine noch längere Liste. Außerdem forderte er seine Patienten auf, in sich hineinzuhorchen und herauszufinden, welcher Teil ihres Geistes in einer Verbindung zu bestimmten Vorfällen oder Zeitverlusterlebnissen stand. Faßte er dann die gesammelten Informationen zusammen, verfügte er in der Regel über eine wesentlich umfangreichere Liste, als eine von den ihm bereits bekannten Alter-Persönlichkeiten zusammengestellte es gewesen wäre.

Dieses Verfahren leistete ihm oft gute Dienste, aber er blieb weiterhin davon überzeugt, daß man das Mapping (die Kartierung) effektiver gestalten könnte. Mitte der 1980er Jahre entwickelte Dr. Fine (1991, 1993) eine überzeugende Alternative, die er bald auch selbst bevorzugte. Nachdem er Dr. Fines Modell einige Monate lang benutzt hatte, ergänzte er es durch einige eigene Ideen.

Dr. Fines Methode ist so wirksam wie täuschend simpel. Sie fordert den Patienten auf, seinen Namen in die Mitte eines unbeschriebenen Blatts Papier zu schreiben. Anschließend werden alle Alter-Persönlichkeiten aufgefordert, ebenfalls ihre Namen auf dieses Blatt zu schreiben, und zwar an die Stelle, die ihnen als die passendste erscheint – entweder in die Nähe der anderen Alter-Persönlichkeit, der sie sich am nächsten fühlen, oder in die Nähe derjenigen, zu der sie die größte Affinität haben. Sie können auch nach innen sprechen und die Alter-Persönlichkeit, die ohnehin schreibt, darum bitten, für sie als Schreiber zu fungieren und ihre Beiträge zu notieren. Alter-Persönlichkeiten ohne Namen sowie diejenigen, die ihren Namen nicht preisgeben wollen, werden gebeten, entweder selbst ein Zeichen – beispielsweise einen Gedankenstrich, einen Punkt, einen Kreis oder ein X – auf das Papier zu setzen oder eine andere Alter-Persönlichkeit damit zu beauftragen.

Schon bald sorgte sich der Mixologe, daß er in der Regel eine unvollständige oder in irgendeiner Hinsicht einseitige Liste erhielte. Vielen Alter-Persönlichkeiten widerstrebte es, ihre Präsenz einzugestehen – aus Furcht, aufgrund von Einschüchterung durch andere Alter-Persönlichkeiten, infolge von Widerstand oder Verwirrung, weil in einer anderen Sprache gesprochen wurde oder weil sie es nicht gewöhnt waren, selbst angesprochen zu werden, sowie aus zahllosen anderen Gründen. Dr. Fine war all dies bewußt.

Der Mixologe wußte zwar, daß es eine perfekte Methode niemals geben würde, aber er war trotzdem von Dr. Fines neuem Verfahren sehr angetan und suchte deshalb um so intensiver nach Möglichkeiten, diese neue Chance noch ein wenig stärker zu nutzen. Nach einigen Experimenten entwickelte er ein Modell, das mit Dr. Fines klassischem Ansatz beginnt, dem etwas sehr Leichtes eigen ist. Anschließend untersucht er, was er vorgefunden hat, und danach reflektiert er hörbar darüber, daß er sich fragt, ob noch weitere Anteile, die sich zunächst nicht äußern wollten, nun bereit seien, ihre Anwesenheit zu erkennen zu geben, und sei es auch weiterhin nur unter dem Vorbehalt, ihren Namen nicht zu nennen oder ihre Präsenz nur durch ein Zeichen anzudeuten. Daraufhin gibt er dem Patienten einen

Stift von anderer Farbe. Nach Abschluß dieser zweiten Übung erhält der Patient eine dritte und letzte Gelegenheit, mit einem Stift von einer dritten Farbe oder mit einer anderen Art von Schreibinstrument eine Markierung vorzunehmen. In jeder dieser Phasen betrachtet er die großen leeren Flächen auf dem Batt und murmelt etwas wie: »Soviel ungenutzter Grund! Stimmt es denn wirklich, daß hier niemand lebt?« Erstaunlich häufig wird ihm dann über weitere Alter-Persönlichkeiten berichtet. Immer wenn er den Eindruck gewinnt, daß Widerwille oder Sorge aufkommt, fordert er seine Patienten auf, sich nicht zu zwingen, etwas mitzuteilen, wenn dies bei ihnen zu viele Befürchtungen weckt. Gewöhnlich wird das Zurückgehaltene daraufhin im Laufe der nächsten Sitzungen mitgeteilt. Wie zu erwarten, entwickelte Dr. Fine unabhängig ähnliche Modifikationen und Erweiterungen. Sie und der Mixologe waren sich darüber im klaren, daß man auf jeder neuen Untersuchungsebene dafür sorgen mußte, daß möglichst wenig suggestive Artefakte entstehen, wobei ihnen aber auch völlig klar war, daß man diese Gefahr niemals völlig bannen konnte.

Während der Mixologe mehr über diese zusätzlichen Wesenheiten herausfand, erfuhr er auch immer mehr über die Lebensgeschichte und die Erfahrungen seiner Patienten, und oft wurde er auch über die Existenz weiterer Alter-Persönlichkeiten informiert. Indem er weiterhin Fines Modell folgte und danach fragte, wie es um verschiedene Alter-Persönlichkeiten bestellt sei und warum bestimmte sich auf der Karte neben anderen befänden, erhielt er immer mehr Informationen über das Leben, die Konflikte und die traumatischen Erlebnisse seiner Patienten. Nachdem er die zentralen Sorgen bestimmter Gruppen von Alter-Persönlichkeiten identifiziert hatte, stellt er fest, daß die Arbeit mit einer dieser Gruppen eine Art Kettenreaktion initiieren könnte, durch die mehrere weitere Gruppen von Anteilen aktiviert werden können. Im Laufe der Zeit gelang es ihm, Gelegenheiten zu nutzen, um mehr über die bekannten Anteile herauszufinden, oder er führte selbst solche Situationen herbei. Am besten werden diese Zusammenhänge in Fine (1991, 1993) dargestellt.

Als der Zeitpunkt für die Verarbeitung des traumatischen Materials gekommen zu sein schien, versuchte der Mixologe einzuschätzen, wie sich die Arbeit mit jeder dieser Gruppen von Anteilen auf die übrigen auswirken würde und wie jede Gruppe auf das Material und den Affekt der anderen Gruppen reagieren würde. Er verhandelte mit den verschiedenen Anteilen darüber, wo zu beginnen für sie am akzeptabelsten und erträglichsten wäre. Dadurch wollte er verhindern, daß andere Anteile plötzlich ins Geschehen eingriffen, um die laufenden Bemühungen zu blockieren oder zu sabotieren. Er versuchte dann, mit einem Trauma oder mit einer bestimmten Gruppe von traumatischen Szenarien zu beginnen, die anderen wichtigen Clustern von Anteilen nicht völlig unbekannt waren, auch wenn sie diese nicht in allen Einzelheiten und in ihrer ganzen Tiefe kannten.

So verringerte er die Wahrscheinlichkeit, daß die Verarbeitung durch Anteile unterbrochen würde, die durch das Material, an dem gearbeitet wurde, schockiert waren oder die es zu unterdrücken versuchten. Der Mixologe wollte die Situation so beeinflussen, daß die frühen Bemühungen um Abreaktion verglichen mit dem Schlimmsten vom Schlimmsten relativ mild ausfielen und daß die Bereitschaft des Alter-Systems, sich mit den zu verarbeitenden Geschehnissen zu befassen, möglichst wenig durch Konflikte um die Zulassung des Materials zur Verarbeitung gestört würde. Er hoffte, die anfänglichen Erfolge würden eine »Ja-Haltung« (Erickson, Rossi, E. & S., 1976/1978) erzeugen, durch die positive Erfolgserwartungen entstünden, die den Prozeß in der zukünftigen Arbeit motivieren und weitertreiben würden (Kluft 2012a).

Beim Anblick einer Karte können viele grundlegende Fragen auftauchen. Was hat es mit den Zeichen auf sich, die man darauf sieht? Handelt es sich dabei um Anteile ohne Namen, um Anteile, die ihre Namen nicht nennen, oder um Anteile, die ihren Namen nicht kennen? Bezogen auf ein bestimmtes Zeichen kann man fragen: »Teil des Geistes, für den dieses Zeichen steht – zeigt es an, daß du keinen Namen hast / nicht bereit bist, deinen Namen mitzuteilen / dir über deinen Namen nicht im klaren bist?« Die Antworten darauf können entweder sprachlich oder durch hörbar wiederholten inneren sprachlichen Ausdruck oder in Form ideomotorischer Signale erfolgen.

Was beinhalten die größten Lücken und freien Bereiche auf der Karte? Man kann fragen: »Wie erklärst du dir diesen großen leeren Bereich zwischen A und B?«

Ist ein Cluster von Alter-Persönlichkeiten identifiziert worden, können Sie fragen: »Habt ihr alle das gleiche erlebt / die gleiche Art von Erlebnissen gehabt / die gleiche Rolle / oder seid ihr alle in einer bestimmten Zeit im Leben dieser Person entstanden?« Wenn einige Alter-Cluster sehr weit von anderen entfernt positioniert zu sein scheinen, kann man fragen: »Spiegelt dieser Abstand, daß ihr dieser anderen Gruppe nicht gewahr seid / daß ein sehr großer Unterschied zwischen eurer Natur und eurer Einstellung besteht / daß ihr aus verschiedenen Zeiten im Leben dieser Person stammt?« Diese allgemein gehaltenen Fragen fördern häufig nicht nur allgemeine Beobachtungen, sondern auch spezifische Informationen zutage. Oft lassen die gewonnenen Informationen Sorgen wegen bestimmter Gefühle, Funktionen, Mißhandlungen, Täter usw. erkennen. Die einzigen Details, die der Mixologe hinsichtlich dieser neu entdeckten Anteile zunächst verfolgt, sind das subjektiv empfundene Lebensalter des jeweiligen Anteils, das Alter des Patienten, in dem der betreffende Anteil nach seiner eigenen Ansicht abgetrennt wurde, und ob ein Anteil akut suizidal ist oder schädigende Intentionen gegenüber einer Person oder einer anderen Alter-Persönlichkeit hat.

Sogar so bruchstückhafte Informationen sind sehr wertvoll. Beispielsweise könnten wir auf diese Weise herausfinden, daß einige Anteile eines Patienten in altersbezogenen Clustern miteinander verbunden sind, daß einige sich auf Erlebnisse mit bestimmten Tätern beziehen, daß manche auf bestimmte Funktionen fokussieren und andere darauf spezialisiert sind, wieder anderen zu helfen oder sie zu beschützen. Die meisten der Patienten, die der Mixologe in früheren Kapiteln als Beispiele angeführt hat, hatten entweder 1) zu simple Alter-Systeme, als daß sie zur Illustration nützlich gewesen wären, oder 2) sie hatten besonders komplexe Systeme, und ihre Kartierung war nicht nur kompliziert, sondern die Interaktion der Cluster von Anteilen ließ sich nicht ohne weiteres verständlich beschreiben. Wir werden uns nun noch einmal Gwen zuwenden und einige stark vereinfachte Aspekte der Kartierung ihres Systems zur Illustration des Gemeinten nutzen.

Beispiel Gwen

Gwen war von mehreren Mitgliedern ihrer Familie sexuell mißbraucht und als Kind zur Prostitution und zu pornographischen Darstellungen gezwungen worden. Sie entwickelte sich zu einer sinnlichen jungen Frau, die verblüffend einem berühmten Filmstar ähnelte. Bis in die späten Zwanziger gelang es ihr nicht, sich der Ausbeutung in Form von Prostitution und Pornographie völlig zu entziehen, und auch als sie schon über die Dreißig war, setzte sich dies noch gelegentlich fort.

Man hatte Gwen gezwungen, an sadomasochistischen Handlungen teilzunehmen und entwürdigende und demütigende Prozeduren über sich ergehen zu lassen. Sie wurde gefoltert und zu sexuellen Handlungen mit verschiedenen Arten von Tieren gezwungen. Trotzdem gelangen ihr im Studium glänzende Leistungen, und sie schaffte sogar den Doktorgrad. Als sie zum Mixologen zur Behandlung kam, war sie nicht in der Lage, ihren Beruf auszuüben, weil die Alter-Persönlichkeiten, die in ihrer Ausbildung wichtige Rollen gespielt hatten, nicht mehr aktiv waren. So komplex die Kartierung ihrer Anteile auch war, sie bestand aus Clustern, die mit Mißbrauchserlebnissen auf bestimmten Altersstufen verbunden waren. Beispielsweise gab es viele Gruppen von Punkten in einer Ecke der Karte, die Alter-Persönlichkeiten repräsentierten, welche sich auf Episoden bezogen, in denen man sie gezwungen hatte, sexuell mit Tieren zu verkehren. Dies hatte sie seit ihrer Kindheit und bis Mitte Zwanzig erlebt. In einer anderen Ecke waren die Repräsentationen von Anteilen versammelt, die mit Situationen zusammenhingen, in denen sie als Erwachsene zur Prostitution gezwungen worden war. Diese Alter-Persönlichkeiten wurden am stärksten von Scham geplagt. Ungefähr in der Mitte des Blatts war ein halbes Dutzend Anteile mit Namen »Gwen« eingezeichnet, die sich völlig glichen und deren Erinnerungen einander weitgehend, aber nicht vollständig überschnitten. Die wenigen Kind-Anteile, die nicht von Traumata berührt worden waren, waren in einer anderen Ecke am Rand des Blatts eingezeichnet, und bei einem Cluster von großen Punkten, der zwischen jener Ecke und dem Zentrum des Blatts positioniert war, handelte es sich um Beschützer der nicht traumatisierten Kind-Anteile. In der Mitte zwischen dem Zentrum und den Ecken waren Alter-Persönlichkeiten eingezeichnet, die durch Inzesterlebnisse mit Familienangehörigen entstanden waren. In der Nähe der Cluster jener Anteile, die unter inzestuösem Mißbrauch gelitten hatten, befanden sich die durch Verwandte, die Gwen vergewaltigt hatten, entstandenen. In der Nähe der »Gwens« befanden sich mehrere überkritzelte Namen, die nicht mehr zu entziffern waren; sie repräsentierten die Anteile, auf denen Gwens berufliche Kompetenz basierte. Über das Blatt verstreut waren Xe, die Anteile mit besonderen, nur zeitweise verfügbaren Stärken repräsentierten.

Der Mixologe stellte fest, daß die Anteile mit beruflichen Fähigkeiten nicht erschlossen und genutzt werden konnten, um Gwen zu helfen, ihren Lebensunterhalt zu verdienen, bis an dem Schmerz, unter dem sie litt, gearbeitet und dieser deutlich verringert worden war. Indem der Mixologe Anteile aus verschiedenen Gruppen bat, ihm ihre Ansichten und ihre Bereitschaft weiterzuarbeiten mitzuteilen, fand er heraus, daß die Anteile, deren Bereitschaft, am Erlebten zu arbeiten, am ausgeprägtesten war und deren Probleme für die übrigen am wenigsten bedrohlich waren – wobei es gleichzeitig als besonders wichtig angesehen wurde, an ihnen zu arbeiten –, mit der schlechten Behandlung durch ihren brutalen Bruder zusammenhingen. Während die Patientin ihre Eltern in einem ambivalenten Licht sah, sah sie diesen Bruder überwiegend negativ. Außerdem erwiesen sich die Anteile, die auf diesem Bruder basierten, als fügsam. Sie erklärten: »Wir mögen ihn eigentlich auch nicht besonders.«

Mit diesem Wissen ausgestattet, befragte der Mixologe andere Cluster darüber, ob und wie sie sich mit den Dingen, die den Bruder betrafen, verbunden fühlten. Mehrere auf Gwens Mutter basierende Anteile verhielten sich dem Bruder und den ihn repräsentierenden Anteilen gegenüber beschützend. Obwohl sie Bedenken äußerten, erklärten sie sich bereit, sich nicht einzumischen.

Dann begann die Traumabehandlung in Form der Arbeit mit jenen Anteilen, die tatsächlich auf Gwens Bruder basierten. Sie berichteten, wie der Bruder Gwen mißbraucht hatte, und sagten, sie reinszenierten immer noch Mißbrauchsszenarien, in denen Anteile, die auf Gwen in ihrer Zeit als Kind und Teenager basierten, zum Opfer wurden. Sie waren aktiv geworden, weil sie annahmen, ihr Mißbrauch von Gwens Kind- und Teenager-Anteilen sei eine Schutzmaßnahme, die habe verhindern sollen, daß die Opfer-Anteile in der Therapie Dinge enthüllten und deshalb dann von die Täter schützenden Anteilen oder von den Tätern selbst noch härter bestraft würden. In Kenntnis dieser Details aus Gwens Lebensgeschichte war es möglich, Szenarien zu formulieren, an denen mit meiner Hilfe der Prozeß der Abreaktion vollzogen werden konnte. Die auf dem Bruder basierenden Anteile erklärten sich bereit, über den Mißbrauch durch den Bruder zu berichten und auch selbst in der Therapie mitzuarbeiten, nachdem die Anteile, die auf Gwens Erlebnissen als Opfer basierten, behandelt worden waren.

Die eigentliche Behandlung begann mit der Anwendung der vollständigen Technik der Fraktionierten Abreaktion. Von Zeit zu Zeit fragte der Mixologe nach, ob eine andere Alter-Persönlichkeit oder eine Gruppe von Anteilen aufgebracht oder besorgt sei oder fürchte, durch die Arbeit aktiviert zu werden. Hin und wieder verbanden psychodynamische Vorgänge die Erlebnisse dieser Gruppe mit den Erlebnissen anderer. Beispielsweise war Gwens Bruder ziemlich sadistisch, und Verbindungen zwischen seiner Gemeinheit und ihrer Folterung während bestimmter pornographischer Aufnahmen mußten durchgearbeitet werden. Diese Episoden, die problematisch hätten werden können, wurden mit Hilfe einiger der im folgenden beschriebenen Methoden entschärft.

Natürlich sollte man aus einem konkreten Kartierungsbeispiel wie diesem keine verallgemeinernden Schlußfolgerungen ableiten. Ebenso wie bei Träumen kann es auch hierbei nur zu leicht passieren, daß man aufgrund von Dingen, die offensichtlich sind und als auf der Hand liegend erscheinen, Schlüsse zieht und dabei tiefere Dynamiken übersieht, weshalb das Resultat solcher Überlegungen zwar als plausibel erscheint, aber unvollständig ist, an wichtigen Aspekten vorbeigeht oder der Situation in anderer Hinsicht nicht völlig gerecht wird.

So logisch es erscheinen mag, innerhalb eines bestimmten Clusters von Anteilen zu arbeiten, bis alles, was in diesem Rahmen eine Rolle spielt, angesprochen worden ist – und oft ist das auch tatsächlich möglich –, kommt es andererseits auch nicht selten vor, daß etwas, das erfolgreich begann, plötzlich aus Gründen, die klar werden oder auch nicht, Angst oder Aversion hervorruft. Tritt dies ein, können Konsultationen mit sämtlichen Alter-Persönlichkeiten ergeben, daß zwischen dem, was anzusprechen allgemein als akzeptabel empfunden wird, und etwas, das der Patient auf gar keinen Fall ansprechen will, eine bisher nicht erkannte Beziehung besteht. In solchen Fällen ist es nicht sinnvoll, im betreffenden Moment mit der Arbeit fortzufahren, oder die Möglichkeiten dazu sind beschränkt. Manchmal braucht der Patient aber auch einfach nur eine Pause von der Traumaarbeit.

Beispielsweise arbeitete Gwen daran, daß ihr Bruder sie mißhandelt hatte, und diese Arbeit ging gut voran, bis die Therapie einen bestimmten Punkt erreichte. Bei Beginn der Verarbeitung dieser Episode packte Gwen das Entsetzen. Anfangs hatte es in jeder Hinsicht so ausgesehen, als ob es unproblematisch sei, an diesem Material zu arbeiten. Weitere Nachforschungen ergaben jedoch, daß auf dieses allem Anschein nach unproblematische Ereignis fast unmittelbar eine Situation folgte, in der Gwen von ihrer Mutter zum Hause eines besonders unangenehmen Kunden gebracht worden war und dieser sie so mißhandelt hatte, daß sie einige Tage lang nicht hatte gehen können. Mit der Episode mit ihrem Bruder hatte Gwen umgehen können, aber als sie sich dem Material näherte, an das sie sich nicht heranwagen wollte, wurde der affektive und körperliche Schmerz der zweiten Episode reaktiviert und von Gwen als unerträglich empfunden.

Einer der Mängel selbst der intensivsten Bemühungen bezüglich der Kartierung ist, daß diese die dissoziativen Muster des Patienten nur so dokumentieren kann, wie sie in Form des Alter-Systems verkörpert sind, und so, wie der Patient sie als ihm zu einem bestimmten Zeitpunkt zugängliche subjektive Wahrheiten darzustellen vermag. Die Barrieren, die das Zugängliche und Bekannte umgeben, werden manchmal durch andere Arten der Verbindung durchbrochen, beispielsweise durch zeitliche Sequenzierung, Ähnlichkeiten hinsichtlich des Affekts oder die Erforschung paralleler Dynamiken oder Symbole, die alle dissoziative Barrieren sowohl überbrücken als auch transzendieren können, trotz aller Bemühungen des Alter-Systems, dies zu verhindern.

Gwens Situation wurde hier stark vereinfacht beschrieben, um ihre Darstellung überhaupt möglich zu machen. Bei den meisten Arten von Traumata setzt der Mixologe mit seiner Arbeit innerhalb eines bestimmten Clusters ähnlicher Anteile an (siehe Fine 1991), geht nötigenfalls anschließend zu anderen Arten von Material über, die in zeitlicher und/oder dynamischer Kontiguität zu den Erlebnissen des zunächst bearbeiteten Clusters auftauchen, und rekapituliert anschließend das bereits prozessierte Trauma aus der Perspektive von Scham und Demütigung. Bei Gwen gelang es durch konventionelle Traumaverarbeitung nie, etwas vollständig aufzulösen, ohne daß das gesamte Szenario nicht noch einmal hätte durchgearbeitet werden müssen, wobei auf dysphorisches Arousal und auf Scham fokussiert wurde.

17 Die Crew des FAT-Man

So wirksam ich bin, mache ich mich doch selten ganz allein an die Arbeit. Dr. Fine und der Mixologe ziehen es vor, mich zusammen mit einem starken Team einzusetzen, und meist gelingt ihnen das auch. Natürlich bin ich selbst saustark, aber andererseits ist in meiner Struktur nichts dafür vorgesehen, Dinge in Gang oder zu einem zufriedenstellenden Abschluß zu bringen. Auf den ersten Blick könnte man denken, mir fehle sowohl das Gaspedal als auch die Bremse. Aber meine Stufenstruktur ist eigentlich ein ganz brauchbares Gaspedal, und die Unterbrechungen des Abreaktionsprozesses, die für meine Struktur charakteristisch sind, wirken in der Regel ganz gut als Bremse, wenn ich einen Prozeß verlangsamen will. Aber was mir wirklich fehlt, ist ein Zündsystem, das mich in Gang setzt, und eine Möglichkeit, in den »Park«-Modus zu wechseln und die Zündung auszuschalten. Und das In-Gang-Setzen und Abschalten sind in meiner Welt tatsächlich ziemlich wichtig.

Die Crew des FAT-Man – Teil I: Die Traumaverarbeitung in Gang setzen

Obwohl viele Patienten keine Probleme damit haben, über ein Thema zu reden und es auf das für die Traumaverarbeitung erforderliche Intensitätsniveau zu bringen, gilt das leider nicht für alle. Grundsätzlich läßt sich nicht voraussehen, ob Patienten in der Lage sein werden, aus einem konventionellen Gespräch heraus zur Traumaarbeit überzugehen. Ebensowenig sicher ist, ob diejenigen, die über diese Fähigkeit verfügen, diese in einem konkreten Fall zeitnah mobilisieren können werden. Sich darauf zu verlassen ist nicht nur unsicher, sondern Prozeß und Resultat lassen sich oft auch nur schwer beeinflussen. Praktisch jedem Therapeuten, der intensiv mit traumatisierten Patienten arbeitet, ist schmerzlich klar, daß solche Situationen, wenn sie sich aus dem natürlichen Lauf der Dinge ergeben, meist zu einem sehr späten Zeitpunkt in einer Therapiesitzung auftreten, was die Arbeit an ihnen natürlich stark erschwert. Abrupt auftretende dysphorische Emotionen können sehr störend oder sogar destruktiv wirken.

Hypnose und die Technik der Fraktionierten Abreaktion

Die im folgenden aufgeführten Techniken sind nicht vollständig, aber sie vermitteln einen Eindruck davon, welche praktischen Möglichkeiten es gibt, die Arbeit mit mir einzuleiten. Hypnose in der einen oder anderen Form, mit oder ohne Kenntnis ihres Vorliegens, spielt höchstwahrscheinlich immer eine wichtige Rolle bei meiner Anwendung.

Nun mögen Sie entgegnen: »Aber die meisten Therapeuten, und dazu zähle auch ich, verrichten diese Arbeit doch, ohne jemals in Hypnose ausgebildet worden zu sein. Worüber zum Teufel reden Sie denn da?« (Für alle Leser, die sich mit klinischer Hypnose nicht auskennen, hat der Mixologe in Anhang III eine kurze Einführung verfaßt, die sie möglichst lesen sollten, bevor sie sich weiter mit dem vorliegenden Kapitel befassen.)

Eine plausible Erklärung könnte beginnen, indem man darauf hinweist, 1) daß die Hypnotisierbarkeit bei einer DIS ohnehin besonders stark ist (Frischholz, Lipman, Braun & Sachs 1992); 2) daß bei der Hypnotisierbarkeit eine starke genetische Komponente im Spiel ist (Raz, Fan & Posner 2006); und 3) daß Menschen – dies wurde bereits weiter oben erwähnt – auf drei verschiedene Arten in den Zustand der Hypnose eintreten können (Spiegel & Spiegel 2004). Die ersten beiden Punkte besagen, daß man bei DIS-Patienten grundsätzlich von einem gewissen Talent für den Eintritt in hypnotische Zustände ausgehen und dieses somit nutzen kann.

Hypnose kann also grundsätzlich in jeder Behandlung eines DIS-Patienten eine Rolle spielen. Daß dies nicht immer und für jeden intuitiv offensichtlich ist, hängt mit dem obigen dritten Punkt zusammen und wird durch ihn erklärt.

Es gibt drei Wege in die Hypnose. Im ersten Fall wird bei einem Patienten durch irgendeine Art von Induktionsritual, das von einer anderen Person ausgeführt wird, ein hypnotischer Zustand hervorgerufen. Dies wird oft *Heterohypnose* genannt und ist den meisten Psychotherapeuten und Psychiatern bekannt. Bei der zweiten Möglichkeit, oft *Autohypnose* oder *Selbsthypnose* genannt, wird die Induktion vom Patienten selbst durch absichtliche, auf ihn selbst bezogene Bemühungen ausgeführt. Im dritten Fall erfolgt der Eintritt in eine hypnotische Trance durch einen inneren oder äußeren Reiz oder Trigger (Auslöser), ohne daß ein Hypnotiseur oder der Patient selbst absichtlich versucht, eine Trance zu induzieren. In solchen Fällen spricht man von einer *spontanen Trance*.

Nachdem die Entscheidung getroffen wurde, einen bestimmten Teil eines bereits entwickelten Szenarios zu verarbeiten, reicht es oft, wenn man den Patienten bittet, sich diesen Teil mit offenen oder geschlossenen Augen vorzustellen, um den Betreffenden auf irgendeine Weise in Hypnose zu versetzen. Die Bitte des Therapeuten kann in solch einer Situation wie eine heterohypnotische Suggestion wirken. Durch die motivierte Teilhabe des Patienten an der therapeutischen Allianz können autohypnotische Bemühungen mobilisiert werden, das Wiedererleben der Szene so zu intensivieren, daß daran gearbeitet werden kann. Außerdem können auch schon Erinnerungen an ein schreckliches und dissoziogenes Trauma eine Trance auslösen und das gewünschte Szenario wieder aufleben lassen. Auch frühere Tranceerlebnisse im Rahmen dieser Art von Arbeit können eine unausgesprochene Erwartung hervorrufen oder eine Art Konditionierung erzeugt haben. Jeder Faktor dieser Art und jede Kombination solcher Faktoren erhöht die Wahrscheinlichkeit, daß ein Patient erneut in einen hypnotischen Zustand eintritt, sobald die Traumaarbeit näherrückt oder mit ihr begonnen wird. Deshalb ist wahrscheinlich selbst dann Hypnose im Spiel, wenn der Therapeut keinen Finger hebt und kein einziges Wort sagt, um einen hypnotischen Zustand zu initiieren, und sogar dann, wenn Therapeut und Patient gleichermaßen entschlossen sind, Hypnose unbedingt zu vermeiden, und sogar, wenn der Therapeut keinerlei Ahnung von Hypnose hat.

Hypnose ist ein nützlicher Katalysator für eine Behandlung. Sie ist aber weder an und für sich eine Behandlung noch ein Allheilmittel. Auch wenn Hypnose ganz bewußt eingesetzt wird, kann man nicht davon ausgehen, daß sie automatisch die gewünschten Reaktionen hervorruft. Die Bemühungen des Therapeuten können beeinträchtigt werden durch unzureichende Technik, durch vom Patienten selbst hervorgerufene Trancezustände, durch innere Kämpfe zwischen verschiedenen Anteilen des Patienten um Dominanz oder durch defensive Dissoziation, die darauf zielt, antizipierten Schmerz zu meiden. Auch noch viele andere Dinge sind möglich, aber vielleicht erscheint Ihnen die Situation aufgrund der bisherigen Darstellung schon als kompliziert genug.

Therapeuten, die mit dissoziativen Patienten arbeiten, kommen hoffentlich irgendwann selbst zu dem Schluß, daß ihnen und ihren Patienten sehr damit gedient ist, wenn sie sich in den traditionellen Hypnosemethoden ausbilden lassen. Hingegen vermittelt eine Ausbildung in Ericksonscher Hypnose, so wertvoll sie in anderer Hinsicht auch sein mag, häufig ein so anderes Bild von Hypnose, daß viele

Aspekte, die der Mixologe für wichtig hält, übersehen oder zu wenig beachtet werden. Je besser Sie sich mit Hypnose auskennen, um so besser verstehen Sie, was es mit dissoziativen Störungen und ihrer Behandlung auf sich hat, selbst wenn Sie nie formell mit Hypnose arbeiten.

Der Mixologe erklärt immer wieder: »Ich erlerne alle Techniken, die ich finden kann, damit ich sie nicht zu nutzen brauche.« Damit meint er, daß man durch das Studium einer Technik ein Gefühl dafür entwickelt, wie sie funktioniert. Und aufgrund dieses Gefühls kann man das erworbene Wissen oft effektiv nutzen, ohne die Technik selbst einzusetzen (ANWESENDE SIND HIERVON NATÜRLICH AUSGESCHLOSSEN!!!).

Diplomatie

Die wichtigste Technik für die Vorbereitung auf meinen effektiven Einsatz ist Diplomatie. Der Eintritt des Therapeuten in die innere Welt eines dissoziativen Patienten ähnelt in vielerlei Hinsicht dem Dilemma, mit dem sich eine Nation konfrontiert sieht, die einen Teil ihres Militärs nach Übersee verlegen muß, damit es dort, weit entfernt vom nächsten Stützpunkt, eingesetzt werden kann. Ganz gleich, wie weit der Einsatzort entfernt liegt, muß das Heimatland die Soldaten dort ausreichend versorgen, damit sie ihren Auftrag ausführen können. Vielleicht ist das auf dem Seeweg möglich, aber das ist wahrscheinlich zeitaufwendiger und störanfälliger als eine direkte Luftbrücke. Doch alle Vorzüge einer Versorgung aus der Luft ändern nichts daran, daß die Flugzeuge des kriegführenden Landes meist den Luftraum anderer, unbeteiligter Länder überfliegen müssen. Und wenn man einen solchen Überflug organisieren will, ohne den Unmut und Widerspruch der betroffenen Länder heraufzubeschwören, muß man zuvor diplomatische Verhandlungen führen.

Ebenso müssen wir, bevor wir uns der eigentlichen Traumaverarbeitung zuwenden, darüber nachdenken, »wessen« Gebiet wir durchqueren müssen, wenn wir unser Vorhaben erfolgreich zum Abschluß bringen wollen. Obwohl auf diesen Punkt schon an anderer Stelle im vorliegenden Buch hingewiesen wurde, ist es wichtig, dies hier noch einmal zu wiederholen. Viele DIS-Patienten sind von den Tätern, die sie mißbraucht oder mißhandelt haben, später wegen Ungehorsams oder weil sie das Verhalten der Täter öffentlich machten, streng bestraft worden. Diese Charakteristika können in den auf den Tätern basierenden Anteilen weiter ihren Ausdruck finden, sie können aber auch in Form von Angriffen auf sich widersetzende Anteile oder ihre Surrogate in der inneren Welt des Alter-Systems sowie durch Angriffe auf den Körper zur Geltung kommen, wenn dieser von dem Anteil, von dem die Offenbarungen stammen, besetzt oder wertgeschätzt wird.

Dees Vater-Anteile brachten in jede Therapiesitzung ein Messer mit, um ihre viktimisierten Kind-Anteile von Offenbarungen abzuhalten. Als Gwen über die Mißhandlungen zu reden begann, die ihre Mutter ihr zugefügt hatte, übernahmen die auf ihrer Mutter basierenden Alter-Persönlichkeiten zu Hause die Führung und verhielten sich an den meisten Abenden gegenüber anderen Anteilen Gwens demütigend. Beispielsweise machten sie Fotos von Gwens mit Dreck beschmiertem Körper, nahmen Videos davon auf, wie ihre Brüste mit einem Gürtel geschlagen wurden, oder produzierten kurze Filmsequenzen, die zeigten, wie heißer Wachs auf ihre Brustwarzen tropfte. Gwen schämte sich viele Jahre lang zu sehr, um über diese Erlebnisse zu berichten. Wenn bei der Arbeit mit Bob das Gespräch auf seinen Vater kam, der ihn mißhandelt hatte, brachten die mit den väterlichen Mißhandlungen zusammenhängenden Anteile Bob zum Heulen, und er erstarrte dann bis zum Punkt völliger Bewegungsunfähigkeit und schrie vor Schmerz.

Am besten bespricht man die bevorstehende Arbeit mit Anteilen, 1) die sich wahrscheinlich rächen werden; 2) die aktiviert werden könnten, weil sie ähnliche oder zeitlich angrenzende Traumata erlebt haben; und 3) die das Gefühl haben, daß sie andere Menschen, andere Alter-Persönlichkeiten oder den Patienten als ganze Person vor eventuellen Offenbarungen und Erkenntnissen und ihren Auswirkungen schützen müssen. Der Mixologe verbringt manchmal Monate mit solchen Verhandlungen, um die Gefahr von Selbstschädigungen, Krisen und Destabilisierungen verschiedenster Art möglichst gering zu halten. Deshalb kommt es während der Traumaarbeit in seiner Praxis nur sehr selten zu Selbstschädigungen.

Wenn die Alter-Persönlichkeiten, die in Kürze mit der Traumaverarbeitung beginnen werden, das sichere Gefühl haben, nicht in die schwierige Lage zu kommen, sich allein durchschlagen zu müssen, und wenn andere Anteile ihnen überzeugend genug versichert haben, daß gegen die Verarbeitung nichts einzuwenden ist, wird die Arbeit leichter. Der logische nächste Schritt befaßt sich mit der Frage, was geschieht, wenn die Therapie sich Material nähert, das einige Anteile weiterhin als inakzeptabel ansehen. Wurde in der Therapie geduldig und umsichtig verfahren, und hielt sich die Traumaverarbeitung an die zuvor vereinbarten Grenzen, wird während der Verringerung der allgemeinen dissoziativen Defensitivät wahrscheinlich anderes Material ungebeten aufzutauchen beginnen, und infolge dessen werden selbst die aufsässigsten Alter-Persönlichkeiten – wenn auch nur widerwillig – akzeptieren, daß eine planvolle Verarbeitung unter kontrollierten Bedingungen hektischen Bemühungen, Informationen und Affekte angesichts stärker werdender Schmerzen zurückzuhalten, vorzuziehen ist, zumal dem Patienten im letzteren Fall droht, von einer Riesenwelle des Schmerzes überspült zu werden. Hypnotische Techniken sind von Nutzen, wenn es darum geht, solche Prozesse zu kanalisieren und unter Kontrolle zu bringen (Kluft 1982, 1988a, 1989a, 1994, 2012a).

Kurz und gut: Alles, womit wir uns befassen, kann ein zweischneidiges Schwert sein und ebenso positiv wie auch negativ wirken. Wenn die dissoziativen Abwehrstrukturen eines Patienten mobilisiert werden, um die Traumabehandlung zu stoppen oder zu sabotieren, ist es fast immer voreilig, an Abreaktionen zu arbeiten. Besser ist es dann, mit der Vorbereitungsarbeit fortzufahren, so daß alle mit dem zu verarbeitenden Trauma verbundenen Anteile oder zumindest eine repräsentative Teilgruppe von ihnen die beabsichtigte Traumaarbeit gestatten oder sogar billigen. Andernfalls wird die Gefahr eines ungünstigen Kosten-Nutzen-Verhältnisses größer und eine Retraumatisierung möglich. Es ist immer einerseits nützlich und andererseits demütigend, sich zu vergegenwärtigen, daß in jedem Moment eine oder mehrere bisher unbekannte Alter-Persönlichkeiten, eine ganze Gruppe davon oder sogar eine oder mehrere vollständige Schichten von Anteilen neu ins Bild treten können, oder daß man deren Existenz erschließen kann, und daß solche Ereignisse eine Revision der gesamten bisherigen Kartierung des Systems erzwingen können.

Trägheit überwinden

Dieses Unterkapitel wirkt möglicherweise ziemlich verwirrend. Deshalb könnte es nützlich sein, sich das nächste Unterkapitel, *Veranschaulichung des Verlaufs der Traumaverarbeitung*, sowohl *vor* der Lektüre des vorliegenden als auch *danach noch einmal* durchzulesen, um die darin enthaltenen verallgemeinernden und abstrakten Erläuterungen besser in ihrem Zusammenhang zu verstehen.

Meist ist es leicht, einen Anfang zu machen. Der Mixologe tritt zu diesem Zweck zu der Alter-Persönlichkeit in Kontakt, die im betreffenden Moment traumatische Erinnerungen verarbeitet, und kann dann mit seiner Arbeit beginnen. Falls die betreffende Alter-Persönlichkeit in Schlaf versetzt wurde oder für die Zeit zwischen den Therapiesitzungen auf andere Weise separiert wurde, müssen die schützenden Suggestionen aufgehoben werden. Falls eine Diskussion über das optimale Vorgehen erforderlich ist, wird sie eingeleitet, und es ist zu hoffen, daß auf dieser Grundlage eine konstruktive Lösung gefunden werden kann. Nicht selten benötigen die Alter-Persönlichkeit, die an Traumata gearbeitet hat, und die ihr am nächsten stehenden Anteile eine Pause oder einen Aufschub. Manchmal liegt der Schluß nahe, daß ein bestimmter Tag für Traumaarbeit nicht besonders günstig ist. Vielleicht stellt sich auch heraus, daß es sinnvoller wäre, an einem anderen Traumaaspekt zu arbeiten.

Verständlicherweise sind nur wenige über die Aufforderung erfreut, mit dem Kopf zuerst in einen Schmerzenssee zu springen. Manchmal ist eine Zigarre nur eine Zigarre. Wenn der Therapeut die Situation unter anderem mittels ideomotorischen Signalisierens prüft und auf diese Weise kein Hindernis identifizieren kann, kann er sich für das Weitermachen entscheiden.

Eine Strategie, die Verarbeitung »fremdzustarten«, besteht in der Intensivierung des Affekts. Dazu wird die Alter-Persönlichkeit, von der angenommen wird, daß sie arbeiten will, angesprochen, die zu verarbeitende Situation wird visualisiert, und Suggestionen werden (nötigenfalls) eingesetzt, um die relevanten Gefühle auf das erforderliche Intensitätsniveau zu bringen. Dies kann mit Hilfe einer allgemeinen Suggestion geschehen, doch halte ich es für effektiver, die Dimmer-Metapher (oder eine vergleichbare Methode) mit ihren Implikationen (und ihrem Potential) einer präziseren Kontrolle zu nutzen. Ich ziehe nun einmal elegante Einfachheit einem chaotischen Durcheinander vor. Und tun wir das nicht alle?

Auch die von Watkins (1971) entwickelte Technik der Affektbrücke (TAB) ist in solchen Fällen sehr nützlich. Diese ehrenwerte und sehr wirksame Methode wird oft beschrieben, ohne daß ihr Urheber genannt wird, und manchmal wird sie zu allem Überfluß auch noch mit anderen Namen bezeichnet. Durch Induzieren einer Trance oder durch Nutzung der autohypnotischen Fähigkeiten des Patienten wird ein Affekt, der im konkreten Behandlungszusammenhang wichtig ist, hervorgerufen oder suggeriert und anschließend intensiviert. Dann wird der Patient aufgefordert, sich an diesem Affekt entlang vor und zurück zu bewegen, als handle es sich um eine Brücke, die Zeit und Raum überspannt und zu anderen Situationen führt, in denen der Patient den Affekt gespürt hat. TAB kann genutzt werden, während die relevante Alter-Persönlichkeit die Exekutivkontrolle inne hat, oder man kann mit ihrer Hilfe zu dem Material gelangen, bevor man die Alter-Persönlichkeit kontaktiert. Der Mixologe wendet sich so gut wie nie dem Material zu, bevor er Kontakt zur entsprechenden Alter-Persönlichkeit hergestellt hat, denn er sorgt sich wegen der Gefahren, die mit einem unabsichtlichen Sprung ins Unbekannte verbunden sind, ebenso wie vor Begegnungen mit Anteilen, die in der Therapie noch keine Rolle spielen.

Bennett Braun benutzte die Affektbrücke sehr intensiv im Rahmen seines BASK-Modells (Braun 1988a, b). Dr. Braun und Dr. Fine beschrieben die Nutzung dieser

Methode zur Erschließung und Erforschung dessen, was mit den einzelnen BASK-Elementen zusammenhängt. Während der Mixologe die Affektbrücke schätzt, nutzt er die klassische Altersregression nur sehr selten.

Fast jede Visualisierungstechnik kann von Nutzen sein, wenn die Traumawahrnehmungen eines Patienten mobilisiert werden sollen, damit an ihnen gearbeitet werden kann. Manchmal entsteht ein Trauma so, daß das Opfer nichts gesehen haben kann. Geräusche und andere Sinneswahrnehmungen liefern oft wichtige Anhaltspunkte für den Beginn der therapeutischen Arbeit.

Wenn es so aussieht, als komme »man nicht von dort nach hier«, und wenn explorierende Hypnosearbeit nicht angebracht zu sein scheint, sind bestimmte Elemente von EMDR ein probates Hilfsmittel. Ein paar Serien bilateraler Stimulation können die Traumaverarbeitung initiieren oder reaktivieren. Die für EMDR typische bilaterale Stimulation wird dann als Katalysator genutzt, und das klassische EMDR-Protokoll ist für das angestrebte Ziel nicht unbedingt optimal. Natürlich könnte die Traumaverarbeitung auch mit Hilfe von EMDR erfolgen.

Bei der Nutzung von EMDR zur Behandlung dissoziativer Patienten sollte man nicht von der Annahme ausgehen, daß Kompetenz in der EMDR-Arbeit mit Kompetenz in der Behandlung von DIS gleichzusetzen ist. Um dieses Thema geht es oft in Internet-Diskussionsforen zum Thema EMDR. Eine weitere EMDR betreffende Frage ist, ob sich diese Behandlungsmodalität eignet, um Erinnerungen wieder zugänglich zu machen. Man hört oft, daß EMDR vehement vom Vorwurf der Verzerrung von Erinnerungen durch Hypnose abgegrenzt wird.

Liest man Shapiros Bücher jedoch genau (z. B. 1995/1999), wird klar, daß die Evokation und Exploration von Erinnerungen ein fester Bestandteil der EMDR-Arbeit ist. Vorher unzugängliche Erinnerungen werden durch eine EMDR-Behandlung erschlossen. Es ließe sich wohl nicht gesichert belegen, daß bei der Nutzung von EMDR zur Behandlung stark hypnotisierbarer Patienten, so wie DIS-/NNBDS-Patienten es generell sind, hypnotische Mechanismen keine Rolle spielen. In jedem Fall empfiehlt es sich, alle politischen und gruppenspezifischen Dispute auf sich beruhen zu lassen und die für die Nutzung von Hypnose empfohlenen Vorsichtsmaßnahmen auch bei der Nutzung von EMDR zu beherzigen.

Diejenigen, die EMDR als Behandlungsmodalität bevorzugen, sollten vielleicht die neuere Literatur zu diesem Thema zu Rate zu ziehen (siehe z. B. Luber 2009; Paulsen 2009), die sich zunehmend behutsamer äußert. Der Mixologe hält das *Wreathing Protocol* von Fine und Berkowitz (2001) für besonders nützlich und findet, daß Paulsens (2009) Integration von EMDR und Ego-State-Therapie viel zu bieten hat. Paulsen hat im Rahmen verschiedener Projekte mit Jack Watkins zusammengearbeitet, und was sie schreibt, spiegelt, daß Watkins' Erfahrung sie stark beeinflußt hat.

Wenn ein Trauma erschlossen worden ist und es den für die Verarbeitung erforderlichen Intensitätsgrad erreicht hat, ist in der Regel auch die involvierte Alter-Persönlichkeit erschlossen. Wenn nicht, ist es meist ziemlich leicht, mit der Verarbeitung fortzufahren, indem man die betreffende Alter-Persönlichkeit einfach auffordert vorzutreten. Wurde jedoch eine der im folgenden beschriebenen Shutdown-Techniken benutzt, muß sie eventuell außer Kraft gesetzt werden, damit man fortfahren kann. Um das Gemeinte vorab durch ein Beispiel zu erläutern: Wenn das Unbehagen abgetrennt und in einer gewissen Distanz von den aktiven Alter-Persönlichkeiten isoliert wurde und eventuell aufgebrachte Anteile zwischen den Therapiesitzungen in einen Schlafzustand versetzt wurden, müssen die relevanten Alter-Persönlichkeiten erneut kontaktiert und das zuvor separierte Gefühl muß wieder zugänglich gemacht werden.

Es folgt nun eine Perle aus dem klinischen Erfahrungsschatz. Wahrscheinlich könnte man in den meisten Fällen darauf verzichten, die Separierung rückgängig zu machen; doch damit würde man eine sehr destruktive Botschaft übermitteln. Denken Sie einmal darüber nach. Die Stärke des Shutdown und die Separierungstechniken basieren auf den subjektiven Überzeugungen des Patienten, dessen autohypnotische Tendenzen bei der Perpetuierung der ursprünglichen Suggestionen des Therapeuten eine Rolle spielen.

Wenn dann in Ihrer Verfahrensweise zum Ausdruck kommt, daß Sie der Stärke dieser schützenden Suggestionen abschätzig gegenüberstehen, kann dies deren Stärke und Nützlichkeit sabotieren. Sie sagen damit praktisch, daß Sie so verfahren können, als würden diese Suggestionen gar nicht existieren. Wer kann auf eine Wand vertrauen, die keine Wand ist, auf eine Barriere, die sich als nichtig erweist? Sollte man tatsächlich eine Abwehrstruktur durchlöchern und dem Patienten dann empfehlen, sich auf diese Abwehrstruktur zu verlassen? Ich halte das nicht für gut.

Dem Mixologen wurde Anfang bis Mitte der 1970er Jahre klar, daß er die Auflösung solcher Suggestionen leicht vergaß und dadurch einige eigentlich nützliche Techniken unterminierte. Er löste dieses Problem, indem er suggerierte, daß diese Schutzmaßnahmen, sofern er sie etablierte, bis fünf Minuten nach dem Beginn der folgenden Sitzungen oder bis er sie ausdrücklich außer Kraft setzte, aktiv blieben. Warum legte er keinen genauen Zeitpunkt fest? Weil jeder einmal zu spät kommen kann und weil die Patienten in diesem Fall mit einer Suggestion dastünden, die, wenn sie ihr buchstäblich folgen würden, bewirken könnte, daß sie im Warteraum des Therapeuten von schmerzhaftem traumatischem Material überflutet werden.

Nicht viele Therapeuten erkennen, daß eine der leichtesten Arten, den Gefühlszustand und die mit einem Trauma verbundenen bildlichen Vorstellungen wieder zugänglich zu machen, darin besteht, einen anderen Anteil, der dieses oder ein vergleichbares Trauma selbst erlebt hat oder dessen Zeuge er war, zu bitten, sich der Alter-Persönlichkeit, die an dem Trauma arbeiten soll, zu nähern und die gewünschten Reaktionen mit Hilfe von Affektübertragung und durch Übermittlung von Vorstellungsbildern über die Alter-Grenzen hinweg zu entfachen. Diese Methoden können sowohl bewirken, daß der Patient dem Erlebnis näherkommt, als auch, daß das Erlebnis dem Patienten nahegebracht wird.

Nun werden Sie vielleicht fragen, warum es denn eigentlich so wichtig sein soll, von Anfang an auf den Affekt zu zielen. Man könnte doch auch nur darüber sprechen und ihn in den allgemeinen Strom mentaler Inhalte eingehen lassen. Tatsächlich sprechen sich einige Fachleute genau dafür aus. Doch statt hier über alternative Möglichkeiten der Traumaverarbeitung zu debattieren, ziehe ich es vor, die Sache im folgenden vereinfacht darzustellen. Wenn die Abreaktion in einer Traumabehandlung eine wichtige Rolle spielen soll und wenn wir eine vollständige Abreaktion zu erreichen wünschen, müssen wir das Phänomen der stimmungsabhängigen Erinnerung (*mood dependent memory* – Bower 1980) berücksichtigen. Erinnerungen, die in einem bestimmten affektiven Zustand enkodiert wurden, lassen sich am besten wieder abrufen, wenn dieser affektive Zustand erneut eintritt. Häufig kann anfangs nicht zugängliches Material erst wieder erschlossen werden, wenn ein affektiver Zustand wiederholt aktiviert wird. Fast jeder Traumatherapeut hat gelernt, daß sich bei der Traumaverarbeitung manchmal ein bestimmtes Details als Schlüssel zum Rest der affektiven Ladung erweist, der es ermöglicht, die Arbeit, die zu einer gewünschten und nützlichen, aber lange hinausgezögerten Veränderung führt, zu erledigen. Was immer die Wahrscheinlichkeit erhöht, daß alle eventuell nützlichen Informationen zutage treten, kann für die Therapie von Nutzen sein.

In den letzten Jahren hat der Mixologe seine Abreaktionsarbeit ein wenig erweitert. Und hin und wieder scheint sich dies darauf auszuwirken, wie er mich einsetzt. Häufig versuchen Traumatherapeuten, die Wirkung der Traumaarbeit abzuschwächen, indem sie ihre Patienten dazu anleiten, sich vom traumatischen Material mittels jener leichten Depersonalisation/Derealisation zu distanzieren, zu der es bei der Projektion der Traumabilder auf eine Projektionsfläche kommt, wobei sie einerseits hoffen, auf diese Weise das duale Erleben von Damals und Jetzt aufrechterhalten zu können, und andererseits, die Bilder dem konventionellen Verständnis von Menschen zu erschließen, die den Eindruck gewinnen, daß sich etwas auf der Projektionsleinwand befindet. Der Mixologe nutzt die Leinwandtechnik gewöhnlich gleich zu Beginn der Traumaarbeit, greift aber später nicht unbedingt mehr darauf zurück.

Hin und wieder benutzt er auch die von David Spiegel (1981) entwickelte sogenannte *Split-Screen*-Technik. Dabei wird die Projektionsfläche zunächst vertikal in zwei gleich große Bereiche unterteilt, von denen der eine die rechte und der andere die linke Hälfte der Gesamtfläche umfaßt. Einer dieser Teile dient der Entwicklung und Verarbeitung traumabasierter Vorstellungsbilder; im anderen werden tröstliche und Sicherheit vermittelnde Szenen heraufbeschworen und präsent gehalten. Während der Traumaarbeit wird der zweite Bereich zu einer kleinen Bild-im-Bild-Repräsentation reduziert. Den Patienten wird beigebracht, sich, wenn sie das Bedürfnis haben, sich aus der Situation zu entfernen oder das Szenario, an dem gearbeitet wird, zu unterbrechen, auf das positivere Bild zu konzentrieren, das dann so lange größer wird, bis es das Traumaszenario überschattet.

Nutzt der Mixologe im Rahmen seines derzeitigen Behandlungsmodells eine Variante der Spiegelschen Split-Screen-Technik, läßt er nun zuerst den Split-Screen und das positive Bild entstehen. Anschließend kreiert er in einer der unteren Ekken der Projektionsleinwand einen roten Knopf, der während der Traumaverarbeitung benutzt werden kann, und außerdem installiert er auf die gleiche Weise den »Sicherheitsbildschirm«. Muß sich der Patient aus dem Traumaszenario entfernen, »drückt« er den Knopf auf der Traumaprojektionsfläche, indem er ihn in den Mittelpunkt seiner Aufmerksamkeit und in sein Sehfeld rückt. Die traumatische Szene und das mit ihr verbundene Unbehagen werden automatisch in einen riesigen Tresor gesperrt, wodurch der angenehmen Szene auf dem anderen Teil der Projektionsfläche die dominierende Rolle zufällt. Erst danach beginnt er mit der Arbeit an der Vergegenwärtigung des traumatischen Materials. Wenn die Zeit für die Arbeit am Trauma gekommen ist, kann der Patient den roten Knopf auf dem Sicherheit vermittelnden Teil der Projektionsleinwand »drücken«, so wie es weiter oben beschrieben wurde. Aber der Himmel allein weiß, was dem Mixologen nächste Woche einfallen wird! Die Inspiration für diese Technik des roten Knopfs war der rote Knopf der Schußsteuerung in der unteren rechten Ecke des Bildschirms für ein Computerspiel, den *Deer Hunter, v1.9.3*, von Atari. Wenn Patienten besonders aufgewühlt sind, vergessen sie leicht die Instruktionen, die sie bezüglich des Hin- und-Herwechselns zwischen den beiden Teilen des Projektionsschirms erhalten haben; der Mixologe hat allerdings noch nie einen Patienten gehabt, der vergessen hätte, einen Panikknopf zu drücken!

Veranschaulichung des Verlaufs der Traumaverarbeitung

Wir werden das soeben Erläuterte nun durch eine Folge von Vignetten etwas anschaulicher machen. ALICE war relativ leicht dazu zu bringen, mit der Verarbeitung der Vergewaltigung zu beginnen. Anteile, die die Arbeit an innerfamiliären Mißbrauchs-/Mißhandlungserlebnissen unmöglich gemacht hatten, weil sie sich so vor der Vergeltung und Zurückweisung derjenigen schützen wollten, deren Zuneigung sie immer noch zu erlangen hofften, fühlten sich durch diese Vergewaltigung ebenfalls traumatisiert, und dies geschah erneut, als die Erinnerungen an die erlebte Vergewaltigung ins Bewußtsein durchbrachen. Sie waren zur Verarbeitung dieses speziellen Materials motiviert. Keine mit dem Vergewaltiger identifizierte Alter-Persönlichkeit war entstanden. Auch war genügend an anderen Traumata gearbeitet worden, um Alices Angst vor der Arbeit an Erinnerungen, die sich auf die sexuelle Gewalt von Menschen, die nicht zur Familie gehörten, bezogen, zu verringern. Sie hatte keine Angst davor, mit der Traumaarbeit fortzufahren. Die Traumatisierung im Erwachsenenalter hatte ihre Kind-Persönlichkeiten nicht berührt. Der Mixologe hatte bei ihr ungehinderten Zugang zu den Traumata und konnte an ihnen arbeiten, ohne Widerstand oder Behinderungen fürchten zu müssen. Er brauchte nichts weiter zu tun, als die nicht an der anstehenden Arbeit beteiligten Alter-Persönlichkeiten abzuschirmen und dann den Anteil, dessen Erlebnisse verarbeitet werden sollten, zu bitten hervorzukommen.

Bei MIA war im bisher präsentierten Material ein wichtiger Aspekt der Situation noch nicht zur Sprache gekommen, und zwar einer, der in der Traumaverarbeitung oft eine wichtige Rolle spielt. An Mias schrecklicher fünftägiger Folter hätte der Mixologe in jedem Fall erst zu einem späteren Zeitpunkt arbeiten wollen. Doch aus Gründen, die er damals noch nicht in ihrer vollen Bedeutung einzuschätzen wußte, trat das fragliche Material ungebeten zutage, so daß er sich gezwungen sah, darauf einzugehen, weil er es nicht mehr separat halten konnte. (Später erfuhr er, daß es Jahrzehnte vorher an einem Jahrestag des Kidnappings aufzutauchen begonnen hatte.) Statt sich dem entsetzlichen Geschehnis sofort zuzuwenden, beharrte er darauf, mit Mia zunächst an anderen traumatischen Erlebnissen zu arbeiten, um ihre Kooperationsfähigkeit an weniger anspruchsvollen Aufgaben zu schulen und ihr so zu ermöglichen, erste Erfahrungen mit dieser Art von Arbeit zu sammeln, so wie es weiter oben erläutert wurde. Alle Anteile, die bei den Greueltaten der Motorradgang eine Rolle gespielt hatten, wurden zwischen den Therapiesitzungen in hypnotischen Schlaf versetzt, und nur derjenige, mit dem als nächstem gearbeitet werden sollte, wurde in der jeweiligen Sitzung geweckt. Wie bereits berichtet wurde, erwies sich dieses Verfahren als sinnvoll, bis Mias Alter-Persönlichkeiten anfingen, die Schutzmaßnahme durch Selbsthypnose zu blockieren und ihren eigenen, völlig ungeeigneten Plan zu entwickeln.

Wenn alle logischen Argumente für die eine oder andere Vorgehensweise bekannt sind, zeigt die Realität oft deren Bedeutungslosigkeit. Der Mixologe stellt im Rahmen seiner klinischen Arbeit oft fest, daß einer der häufigsten Gründe für die Entscheidung, an einem bestimmten Trauma zu arbeiten, schlicht und einfach der ist, daß es aus klinischer Sicht kaum eine andere Wahl gibt. Die »Wahl« scheint der Therapeut-Patient-Dyade oft aufgezwungen zu werden, weil das mit dem betreffenden Trauma verbundene Material entweder bereits aufzutauchen beginnt und dieser Prozeß nicht gestoppt werden kann oder weil eine solche Entwicklung als unvermeidlich erscheint.

In seiner mehr als vierzigjährigen Erfahrung im Behandeln traumatisierter und gefolterter Patienten war das, womit der Mixologe bei Mia konfrontiert wurde, das Schlimmste überhaupt. Abgesehen von den reichlich vorhandenen Dokumenten über diesen Fall legen auch Mias weiterhin bestehende körperliche Zeichnungen, die sich auch durch sehr umfangreiche plastische chirurgische Operationen nicht völlig beseitigen ließen, beredt Zeugnis von dem ab, was sie durchgemacht hatte. Problematisch war bei ihr nicht, den Zugang zu den traumatischen Erlebnissen zu erschließen und mit der Verarbeitung zu beginnen, sondern es ging darum, einen Mechanismus zu entwickeln, mit dessen Hilfe sich das traumatische Material und ihre mit ihm verbundenen Gefühle kanalisieren ließen, denn andernfalls hätte das, was bei ihr aktiviert wurde, auf sie überwältigend wirken können. Wie wir schon wissen, gelang das zwar zunächst wie gewünscht, aber dann wurden die Bemühungen des Mixologen durch das unkontrollierte Eingreifen zahlreicher Alter-Persönlichkeiten der Patientin zunichte gemacht – mit schrecklichen Konsequenzen.

Bei Gwen mußte der Mixologe der Tatsache Rechnung tragen, daß jedesmal, wenn er an einem Thema gearbeitet hatte, nach eine Weile andere Probleme zutage getreten waren oder die Situation ganz generell zu brisant geworden war, als daß er seine Arbeit hätte fortsetzen können. Obwohl Gwen sehr zäh war, mußte sie in solchen Situationen zurückweichen oder sich aus dem Staub machen. Weil an jedem Traumabereich zu jedem Zeitpunkt der Behandlung jeweils nur kurz gearbeitet werden konnte, aber alle im Laufe der Zeit immer wieder an die Oberfläche traten, konnten die ausgeklügelten Pläne des Mixologen nie wie geplant in linearer Folge realisiert werden. Weil die Probleme aber immer wieder auftauchten und dann erneut bearbeitet wurden, gelang es, ihre Verarbeitung allmählich Stück für Stück zu vollenden.

Nachdem der Mixologe wiederholt versucht hatte, den Prozeß unter Kontrolle zu bringen und einzugrenzen und sich dabei am ursprünglich mit Gwen vereinbarten Verfahren zu orientieren, wurde ihm allmählich klar, daß Gwens Albträume und Träume fast immer ausschlaggebend dafür waren, welches traumatische Material zu erforschen sie motiviert war (oder sich gezwungen fühlte). Da sie sich an viele Träume (oft an zwei bis drei pro Nacht) erinnerte, führte diese Verfahrensweise zu recht guten Ergebnissen.

BOBS Erlebnisse beim Militär, sowohl in Vietnam als auch an nicht näher bezeichneten anderen Orten, wurden von Alter-Persönlichkeiten bewahrt, deren Erinnerungen häufig noch tief in seinem Inneren abgeschottet lagen. Der Mixologe mußte immer wieder Hypnose einsetzen, um die Anteile, an deren Erinnerungen gearbeitet werden sollte, zu kontaktieren, und anschließend mußte er eine Affektbrücke, Altersregression oder eine projektive Technik benutzen, um die starken Abwehrstrukturen – diese Dissoziationen innerhalb der Dissoziation – in den Alter-Persönlichkeiten zu überwinden. Während der Mixologe sich mit dem Meuchelmörder und anderen finsteren und geheimnisvollen Gestalten abgab, wußte er nicht einmal, was genau es war, bei dessen Abreaktion er Bob half. Obwohl er oft auf der Basis begründeter Vermutungen aktiv werden konnte, respektierte er Bobs Bedingungen und behielt sie für sich.

SANDRA konnte das Material, das sie verarbeiten mußte, erreichen, indem sie die Augen schloß und sich an ihr Schlafzimmer erinnerte. Sie befand sich dann schon nach wenigen Augenblicken wieder in den Situationen, um die es ging.

Im nächsten Unterkapitel werde ich mich damit befassen, wie man Sitzungen am besten beendet. Hier möchte ich zunächst nur darauf hinweisen, daß Techniken, die für den Sitzungsabschluß verwendet werden, oft außer Kraft gesetzt werden müssen, damit man mit der Verarbeitung fortfahren kann. Es wurde auch schon erwähnt, daß man manchmal mit Hilfe entsprechender Suggestionen erreichen kann, daß das separierte restliche unverarbeitete Material und die mit ihm verbundenen, in einen Schlafzustand versetzten Anteile einige Minuten nach Beginn der nächsten Sitzung wieder zugänglich sind. Zuweilen müssen dabei auch mit dem Sitzungsabschluß assoziierte Vorstellungsbilder berücksichtigt werden.

SHARONS Geschichte veranschaulicht dies. Am Ende jeder Therapiesitzung gelang es ihr (im metaphorischen Sinne) mit Hilfe von Hypnose, ihre unerträglichen Erinnerungen und Gefühle in einem speziellen Buch zu verstauen, in dem jede Alter-Persönlichkeit ein eigenes Kapitel hatte. Wenn in Sharons Behandlung Traumata verarbeitet werden sollten, wurde bei ihr ein hypnotischer Zustand induziert, und sie wurde zu einer Bibliothek geführt, wo ihr spezielles Buch geschützt und niemandem außer ihr selbst ausgehändigt wurde. Man brachte ihr bei, dieses Buch aufzusuchen, es an der richtigen Stelle zu öffnen und sich ein Bild von dem, worüber gesprochen werden mußte, anzuschauen. Während sie dies tat, wurde dieses zu einer lebendigen Darstellung auf einem Bildschirm, und die Alter-Persönlichkeit, die mit der betreffenden Erinnerung verbunden war, übernahm die Führung. Das Bild selbst erwachte zum Leben, und es wirkte wie ein dreidimensionaler Film von dem traumatischen Erlebnis, den man mit einer normalen Videosteuerung starten und stoppen konnte. (Hier soll nicht der Anschein erweckt werden, es handle sich um mehr als eine Metapher. Das Gedächtnis liefert nicht unbedingt zuverlässige Videoaufzeichnungen von Ereignissen, die in der Vergangenheit liegen.)

Ich hoffe, daß die obigen Beispiele einige der vielen Dutzend von Möglichkeiten, in einer Sitzung mit der Traumaverarbeitung zu beginnen, veranschaulichen. Im günstigsten Fall entscheiden Erwägungen, die der Sicherheit des Patienten und seinen einzigartigen Bedürfnissen Rechnung tragen, über die Wahl zwischen den verschiedenen Möglichkeiten und anderen Interventionen, so daß letztendlich ein Ansatz verfolgt werden kann, der möglichst gut auf diesen konkreten Patienten und dessen spezielle Situation abgestimmt ist.

Die Crew des FAT-Man – Teil II: Abschluß, Containment und Sicherheit zwischen den Therapiesitzungen

Die wichtigsten Resultate jeder Sitzung im Laufe einer Traumabehandlung sind Sicherheit und Restabilisierung des Patienten am Ende der Sitzungszeit. Jede Sitzung, die gut endet, stärkt das Selbstvertrauen des Patienten und sein Gefühl, in der Therapie gut aufgehoben zu sein. Hingegen gefährdet jede unbefriedigend endende Sitzung eben die Voraussetzungen, die für die nächsten Behandlungsschritte eine wichtige Rolle spielen. Joseph Wolpe, M. D., lehrte den Mixologen immer wieder ein Prinzip, das ich reduzieren möchte auf: »Hör auf, solange du noch einen Bonus hast und der Patient sich wie ein Gewinner fühlt!« Wolpe riet, die aktive Arbeit in einer Sitzung nach erfolgreichem Abschluß eines Schritts des Therapieprotokolls zu beenden. Er warnte davor, mit einem neuen Schritt zu beginnen, wenn nicht völlig sicher sei, daß sich auch dieser in der noch verfügbaren Zeit erfolgreich abschließen lasse. Erfolg verstärkt sich selbst. Leider gilt das manchmal auch für Mißerfolg.

Wenn man dies bedenkt und sich in aller Bescheidenheit eingesteht, daß selbst die wirksamsten Techniken und die Bemühungen der begabtesten, bestausgebildetsten und mitfühlendsten Therapeuten nicht zwingend in der Lage sind, die Wirkung einer überwältigenden menschlichen Tragödie auf die Betroffenen in erträgliche Bahnen zu lenken, kann der erste Schritt auf dem Weg zum sicheren Abschluß einer Therapiesitzung nur darin bestehen, sich bei der Planung der Traumaarbeit vor Beginn der Sitzung in Bescheidenheit, Mäßigung und Geduld zu üben und jeden Schritt der eigentlichen klinischen Arbeit äußerst umsichtig und sorgfältig auszuführen. In Zweifelsfällen empfiehlt es sich immer, weniger zu tun, als man eigentlich vor hatte. Allerdings gibt es gelegentlich Fälle, in denen man keine andere Wahl hat, als an zuviel Material zu arbeiten, einfach weil Containment ohnehin schon nicht mehr möglich oder der Therapeut davon überzeugt ist, daß das, was eigentlich noch ausgeklammert werden sollte, ohnehin durchbrechen wird, wie auch immer er versuchen mag, dies zu verhindern. In solchen Fällen ist der Therapeut wahrscheinlich ohnehin schon zu der Überzeugung gelangt, daß es unverhältnismäßig riskant und gefährlich wäre und auf den Patienten destabilisierend wirken könnte, wenn er beim Auftauchen dieses Materials allein wäre und somit keinerlei Unterstützung zur Verfügung hätte (Kluft 1997a). Es geht schlicht darum, das geringere von zwei Übeln zu wählen. Wenn der Mixologe mit solch einer Situation konfrontiert wird und es für notwendig hält, »alles auf eine Karte zu setzen«, ist ihm klar, daß er ein kalkuliertes Risiko eingeht, das seine weitere klinische Arbeit an diesem Tag völlig zum Erliegen bringen oder zunichte machen könnte, das aber für einen Patienten, bei dem die Gefahr einer stärkeren Dekompensation oder parasuizidaler Verhaltensweisen besteht, eine wichtige Schutzmaßnahme sein kann.

Die zweite Leitlinie, die zu beherzigen nützlich, wenn nicht sogar unverzichtbar ist, wenn man eine Sitzung zu einem sicheren Abschluß bringen will, ist *Klufts Drittelregel* (1991a). Ja genau. Seine. Dabei geht es darum, darauf zu achten, wie stark der Patient aktuell leidet, um zu verhindern, daß die zur Stabilisierung und zum geordneten Abschluß der betreffenden Sitzung erforderliche Zeit die tatsächlich noch verfügbare Zeit übersteigt. Nachdem der Mixologe in Beratungsgesprächen Berichte über viele ähnliche Situationen gehört hatte, gelangte er zu der Überzeugung, daß der Aspekt der Sicherheit bei Abschluß einer Sitzung so wichtig sei, daß man unbedingt genug Zeit reservieren muß, um den Patienten am Ende der Sitzung in eine möglichst sichere Situation zu geleiten.

Aufgrund seiner Beobachtung, daß viele Abreaktionen erst spät im Verlaufe einer Sitzung einsetzten, entschloß sich der Mixologe nicht nur, den Beginn der Abreaktionen zu beeinflussen, sondern die Abreaktionen auch bewußt einzuschränken, und um dieses Containment zu unterstützen, entwickelte er zahlreiche hypnotische Interventionen. Er entdeckte aber noch etwas anderes: Wenn er die Arbeit an Traumata nicht bis zum Ende einer Sitzung fortsetzte – was oft zur Folge hatte, daß eine Sitzung nicht adäquat abgeschlossen werden konnte –, sondern sie nach etwa zwei Dritteln der verfügbaren Zeit beendete, hatte er selbst dann oft noch genügend Zeit, einen angemessenen Sitzungsabschluß zu erreichen, wenn seine entsprechenden Bemühungen zunächst erfolglos geblieben waren. Er hatte dann immer noch Zeit für einen weiteren Versuch – für einen Plan B und eventuell sogar einen Plan C.

Klufts Drittelregel (1991a) besagt, daß man, wenn man mit geplanter Traumaarbeit nicht im ersten Drittel einer Sitzung beginnen kann, so daß man die restliche Zeit des ersten Drittels und das gesamte zweite Drittel der Sitzung dafür zur Verfügung hat und das dritte Drittel für den Abschluß und die Restabilisierung verwenden kann, mit der Traumaarbeit nicht fortfahren sollte. Unter Berücksichtigung aller relevanten Faktoren ist es das kleinere von zwei Übeln, beabsichtigte Traumaarbeit zu verschieben, statt damit fortzufahren und zu riskieren, daß man den Patienten in einer Situation zurücklassen muß, die für ihn gefährlich werden kann. (**Der Mixologe:** *Rückblickend wird mir klar, daß wahrscheinlich sowohl Wolpes weiter oben erwähnte Injunktionen als auch Milton Ericksons Konzept der Aufrechterhaltung einer »Ja-Haltung« [Erickson, Rossi, E. & S., 1976] meine Formulierung der Drittelregel beeinflußt haben, obwohl mir das zum damaligen Zeitpunkt nicht klar war.)*

Okay. Das hättest du auch getrost mich sagen lassen können. Aber da dieses ganze Buch ja aufgrund von Protest gegen die Nichtanerkennung fremder Leistungen entstanden ist, werde ich einmal ein Auge zudrücken. Nur mach' dir so etwas nicht zur Gewohnheit! Und jetzt zurück zu mir, bei dem die Aufmerksamkeit ja eigentlich sein sollte, du Tölpel! Wir waren gerade dabei zu erklären, wie man eine Sitzung gefahrlos beenden kann.

Die *Dialektisch-Behaviorale Therapie* (Linehan 1993/1996) und EMDR (Shapiro 1995/1999, 2001/2012) haben eigene Möglichkeiten des Abschlusses einer Traumabehandlung entwickelt, mit denen wir uns hier nicht beschäftigen werden. Kurz gesagt, nutzt der erste Ansatz meditative Techniken, um Sitzungen abzuschließen, und der zweite bedient sich zur Zeit vieler Beruhigungstechniken zu diesem Zweck.

Der Traumaverarbeitungsansatz des Mixologen nähert sich dem Abschluß der Traumaarbeit und der Gewährleistung der Sicherheit des Patienten aus drei Perspektiven. Man kann sie zusammenfassend als Abkürzen und Beenden 1) der Traumaverarbeitung, 2) von Aufruhr und Angst und 3) der Trance zusammenfassen. Der *erste* Punkt bezieht sich auf Traumaexpositionen während der Sitzung. Der *zweite* betrifft Maßnahmen, die auf die Beendigung der Sitzung als Ganzes zielen, wobei es darum geht, zu erreichen, daß sich der Patient in einem (unter den gegebenen Umständen) optimalen emotionalen Zustand befindet. Der *dritte* Punkt zielt auf die Auflösung aller Reste einer Heterohypnose, Autohypnose oder spontanen Trance – wobei es im letzteren Fall nicht immer möglich ist, mit herkömmlichen Mitteln einen Zustand der Erdung zu erreichen.

Bevor wir uns mit den drei genannten Perspektiven näher beschäftigen, sind ein paar einleitende Bemerkungen erforderlich. Eine der häufigsten falschen Vorstellungen bezüglich des Umgangs mit Abreaktionen ist die irrige Annahme, beim richtigen Umgang mit einer Abreaktion gehe es hauptsächlich um die Verarbeitung von traumatischem Material. Die meisten Therapeuten haben dies zwar zu Beginn der Traumaarbeit im Blick, verlieren es aber aus den Augen, wenn die Abreaktion ihren Lauf nimmt, und fokussieren dann immer stärker und irgendwann ausschließlich auf die Traumaarbeit.

Traumaarbeit ist aber nicht gleichbedeutend mit einer »Auszeit« hinsichtlich des Eingehens auf allgemeine therapeutische Anliegen. Wird der Eindruck erweckt oder behauptet, solche Dinge würden in einer aktuellen Situation keine Rolle spielen, bestehen sie häufig weiter, werden intensiver und sind von erheblicher Bedeutung.

Abgesehen von den spezifischen Problemen der Traumaverarbeitung spielen in der Therapeut-Patient-Dyade auch alle Übertragungs- und Gegenübertragungskomponenten eine Rolle und können sich auf die Traumaarbeit selbst auswirken oder sie sogar dominieren.

Jede Intervention und jede Äußerung des Therapeuten im Laufe der Traumaarbeit kann eine starke Wirkung auf den Patienten haben, auch wenn diese vom Therapeuten nicht beabsichtigt war, und sie kann das Geschehen in der Therapiesitzung beeinflussen oder sogar bestimmen. Solche Äußerungen des Therapeuten können eine ähnlich starke Wirkung haben wie die verbalen Äußerungen, die ein Patient während des traumatischen Erlebnisses, an dem gerade gearbeitet wird, gehört hat.

Umsichtige Therapeuten, die sich solcher Einflüsse bewußt sind, beobachten ständig ihre Gefühle, ihren Ausdruck und ihre Interventionen. Sie wissen, daß sich ein Therapeut *a priori* in der Position eines Zuschauers befindet, der vom Patienten als zufrieden oder angeregt wahrgenommen wird, als jemand, der auf Kosten des Patienten *Schadenfreude** (Freude daran, daß andere leiden) empfindet, sich mit Tätern identifiziert oder sogar selbst zum Leiden des Patienten beiträgt.

---

* Im Original deutsch, Anm. d. Übers.

Abkürzen und Beenden der Traumaverarbeitung: Den Patienten in das Hier und Jetzt zurückführen

Nehmen wir einmal an, eine Traumaszene wird 30 Sekunden oder fünf Minuten lang oder wie lange auch immer präsentiert. Der Patient ist vorab mehr oder minder nachdrücklich gewarnt worden oder auch nicht, doch falls die Traumaverarbeitung mit dieser Präsentation noch nicht abgeschlossen wird, muß etwas geschehen, um die Traumabilder zu unterbrechen und einzugrenzen und um zu verhindern, daß sie ein Eigenleben entwickeln. Eine wiederbelebte Erinnerung, die nicht wieder verblaßt, ähnelt in gewisser Hinsicht dem, was die erste Generation kognitiv orientierter Therapeuten »autonome Phantasie« nannte. Sah der Mixologe sich mit dem Fortbestehen des Traumaszenarios über die mit dem Patienten vereinbarte Zeitspanne hinaus konfrontiert, wendete er anfangs eine Technik an, die er Aaron T. »Tim« Beck (1979/1986) in Demonstrationen zu Ausbildungszwecken hatte benutzen sehen. Dr. Beck sagte mit fester Stimme »Stopp!«, um problematische Imaginationen und/oder Denkmuster zu unterbrechen.

Der Mixologe hat an früherer Stelle in diesem Buch erwähnt, wie er festgestellt habe, lasse sich eine solche abrupte und aufschreckende Methode durch verschiedene sanftere Verfahren ersetzen. Er stellte fest, daß es zuweilen ausreichte, klar darauf hinzuweisen, daß ein Abschluß unverzichtbar war. Manchmal führte die folgende simple Ankündigung zu erstaunlich guten Ergebnissen: »Ich glaube, wir haben für den Moment genug geschafft. Uns bleibt jetzt nicht mehr genug Zeit, um noch wesentlich weiterzukommen und danach auch noch Ihre Situation wieder zu stabilisieren.« Danach ging er zu einem beiläufigeren Gespräch über und verband den Patienten auf diese Weise wieder mit dem Hier und Jetzt. Als wundervoller Übergang erwies sich oft auch folgender Satz: »Ich schlage vor, daß wir die Verarbeitung jetzt unterbrechen und feststellen, ob einer der übrigen Anteile zu dem, womit wir uns beschäftigt haben, etwas zu sagen hat.« Dies verstärkte er oft, indem er die an der Abreaktion beteiligten Anteile aufforderte, zurückzutreten oder einzuschlafen. Beide genannten Suggestionen wirkten besser, wenn sie durch Hypnose gefördert wurden oder wenn die autohypnotischen Fähigkeiten des Patienten genutzt wurden. Eine Alternative hierzu sind sogenannte direktive Countdowns.*

Alternativen zum (hypnotischen) Schlaf sind das Schaffen eines angenehmen und sicheren Ortes für die Alter-Persönlichkeiten, die positive oder stärkende

---

* Rückwärtszählen im Stil einer autoritären hypnotischen Induktion, Anm. d. Übers.

Empfindungen erlebt haben, und das Schaffen eines sicheren Ortes, an dem sich verletzbare Anteile weniger gefährdet und geschützter fühlen. Beispielsweise können Kind-Anteile den Schlaf fürchten, aber trotzdem einen speziellen Spielraum akzeptieren, in dem sich alles Spielzeug befindet, das sie sich wünschen, und wo sie auch ein Nickerchen machen können, wenn ihnen danach ist.

Wenn es Patienten trotz etlicher Expositionen in einer Sitzung nicht gelungen ist, eine traumatische Episode vollständig zu verarbeiten, die Sitzung aber zum Abschluß gebracht werden muß, empfiehlt es sich oft, zur Förderung eines positiven Abschlusses direkte Suggestionen zu nutzen. Eine Möglichkeit, die bei Standardabreaktionen im allgemeinen nützlicher ist als bei fraktionierten Abreaktionen, die aber auch in dem ungewöhnlichen Fall, daß eine fraktionierte Episode schwierig zu unterbrechen ist, gute Dienste leisten kann, ist ein Countdown. Dem Patienten wird zu diesem Zweck erklärt, daß alles, was zutage treten muß, um eine Restabilisierung der Situation zu ermöglichen, in den nächsten fünf Minuten auftauchen wird. Der Mixologe weist dann jeweils auf das Verstreichen einer Minute hin und animiert alles, was ans Tageslicht drängt, sich zu zeigen. In der letzten Minute nennt er häufiger die bis zum Fristablauf noch verbleibenden Sekunden, beginnend mit einem Rest von dreißig Sekunden, beim Erreichen eines Rests von zehn Sekunden zu einem Countdown im Stil eines Raketenstarts der NASA übergehend. Nur sehr selten mußte der Mixologe dieses Verfahren wiederholen.

Auch die hypnotische Technik der Zeitverzerrung kann sich als nützlich erweisen. Der Therapeut suggeriert, daß die Zeit schneller oder langsamer vergehen wird, um entweder auf den Abschluß hinzuarbeiten oder um die subjektive Empfindung, mehr Zeit zu haben, zu fördern.

Es kann auch nützlich sein, den Patienten die Szene, die verarbeitet werden soll, auf einer Projektionsleinwand visualisieren zu lassen, oder, falls er dies ohnehin schon regelmäßig tut, ihn an diese Gepflogenheit zu erinnern. Sobald etwas auf einer solchen Projektionsfläche erscheint, kann man alle Erwartungen, die in der Kultur des Patienten mit Projektionsflächen und projizierten Objekten verbunden werden, ins Spiel bringen. Das Bild kann gedimmt, verkleinert, gestoppt und ausgeschaltet werden, wenn die konkrete Situation dies erfordert. Viele Aspekte der Nutzung von Projektionsflächen werden andernorts in diesem Buch beschrieben, verbunden mit der Warnung, daß man solche bildlichen Vorstellungen nicht als akkurate »Aufnahmen« historischer Ereignisse verstehen sollte.

Man kann auch einen Kompromiß arrangieren und so dem Umstand Rechnung tragen, daß sich die Verarbeitung nicht vollständig unterbrechen läßt, das weitere Aussickern traumatischen Materials jedoch auf akzeptablere Weise umgedeutet werden kann. Dies ist sehr nützlich, wenn man einen Patienten davor schützen will, von Ängsten vor Kontrollverlust überwältigt zu werden. Durch die *Slow-leak*-Technik (Kluft 1982, 1988a) wird ein metaphorischer Kontext geschaffen, in dem suggeriert wird, daß das Trauma nur in einer Geschwindigkeit und auf eine Weise »aussickert«, mit welcher der Patient fertig werden kann.

Ich habe bereits früher erwähnt, daß die an der Traumaverarbeitung beteiligten Alter-Persönlichkeiten in einem permanenten Belastungszustand verharren können, bis die Verarbeitung ihrer Erlebnisse abgeschlossen ist. Möglicherweise ist es am besten, einerseits an der Linderung dieses Belastungszustandes zu arbeiten und andererseits die betroffenen Anteile in der Zeit zwischen den Sitzungen in einen Schlafzustand zu versetzen; letzteres ist wichtig, damit sie die allgemeine Funktionsfähigkeit des Patienten nicht unmittelbar stören und weil ihr Leiden, solange sie aktiv sind, in das Erleben von für die Alltagsfunktionsfähigkeit wichtigen Anteilen einsickern kann. Wie sich die Belastung von Anteilen reduzieren läßt, wird im nächsten Unterkapitel beschrieben.

Oft ist es am besten, einen sicheren Ort zu schaffen oder, falls er schon existiert, den Patienten diesen aufsuchen zu lassen, oder auch einen angenehmen und ablenkenden Ort, an dem die betroffenen Anteile schlafen können und wo sie sich nach ihrem Aufwachen sicher fühlen. Hypnotische Suggestionen sind bei diesen Maßnahmen von unschätzbarem Wert (Kluft 1982, 1988a, 1989a, 1994, 2012a).

Der Mixologe sagt in solchen Situationen etwas wie: »Nun wollen wir denjenigen unter euch helfen, die an einem sicheren Ort sein oder schlafen müssen, damit ihre Situation ab jetzt und bis zur nächsten Sitzung stabil bleibt. Für diejenigen unter euch, die an einem sicheren Ort sein müssen, um sich sicher fühlen zu können und damit ihre Situation stabil ist, gilt: Ihr werdet an euren sicheren Orten abgeschottet und geschützt sein, aber ihr könnte mich trotzdem hören und mir eure Gedanken mitteilen. Ihr werdet an jenem Ort sein, nachdem ich bis drei gezählt habe. Eins. Zwei. Drei. Und falls ihr zu denjenigen gehört, die schlafen müssen, um sich sicher und stabil zu fühlen, werden eure Augen bei Eins sehr, sehr schwer werden und sich bei Zwei sanft, aber fest schließen. Und bei Drei werdet ihr in einen schmerzlosen, traumlosen, gesunden und erfrischenden Schlaf fallen und daraus erst wieder erwachen, wenn ihr zur nächsten Sitzung kommt und aufgefordert werdet, aufzuwachen und in die Behandlung zurückzukehren. Nun werden eure Augen bei Eins sehr, sehr schwer. Und bei Zwei schließen sie sich sanft und fest. Und dann treibt ihr in einen schmerzlosen, traumlosen, gesunden und erfrischenden Schlaf und wacht daraus erst wieder auf, wenn ihr in der nächsten Sitzung seid und aufgefordert werdet, bei Drei wieder aufzuwachen.«

Anschließend wird um die an der Abreaktionsarbeit beteiligten Anteile oft noch eine weitere metaphorische Barriere errichtet, um deren Reaktion auf innere und äußere Ereignisse zwischen den Sitzungen zu mildern und zu verhindern, daß sie den Geist mit ihrem Schmerz überspülen. Diese Technik wird im nächsten Unterkapitel ausführlicher beschrieben.

Bei dieser Art von Containment geht es also einerseits darum, die Abreaktionsarbeit selbst zu beenden, und andererseits darum, Schritte zum Schutz der an der Verarbeitung beteiligten (und ihnen nahestehender) Anteile zu initiieren, um zu verhindern, daß sie zwischen den Sitzungen aufwachen und durch Auslöserreize aktiviert werden.

Abkürzen und Beenden von Aufruhr und Angst: Weshalb das Containment von Dysphorie wichtig ist

Im letzten Abschnitt ging es darum, wie man eine formelle Abreaktion beenden kann. Außerdem wurde erklärt, wie man betroffene Alter-Persönlichkeiten zu geschützten Orten bringen kann, die vom Alltagsgeschehen abgeschottet sind. Ebenso wichtig ist es, das allgemeine Belastungsniveau von Anteilen, die für die Alltagsbewältigung eine Rolle spielen, zu verringern.

Nach Abschluß der Abreaktionsarbeit in einer Sitzung fragt der Mixologe im Rahmen eines Gesprächs den Patienten über den soeben abgeschlossenen Prozeß: »Wie fühlen Sie sich nach alldem?« Anschließend fragt er weiter: »Wie fühlen Sie sich in Anbetracht dieser Dinge bezüglich Ihrer eigenen Person?« Auf diese Weise versucht er, dem Patienten zu helfen, das in der Sitzung Behandelte in einen angemessenen Kontext zu stellen und außerdem herauszufinden, ob bei ihm irrationale Schuld- und Schamgefühle bestehen. Verletzbare Anteile können, wie erwähnt, an einen sicheren Ort gebracht werden, ihnen kann gestattet werden, sich (in der Phantasie) angenehmen Ablenkungen zu widmen, und man kann sie zwischen den Sitzungen in einen Schlafzustand versetzen, um zu verhindern, daß sie durch ihre Aufgebrachtheit oder Verletztheit die Funktionsfähigkeit der Anteile stören, die Alltagspflichten erfüllen und mit den alltäglichen Belastungen fertig werden müssen. Nach seiner Auffassung leistet Nathansons (1992) »Kompaß der Scham« sehr nützliche Dienste, wenn man Patienten helfen will, mit Demütigungen fertig zu werden.

Der Mixologe zögert nicht, zahlreiche hypnotische Affektregulationstechniken zu nutzen – beispielsweise die Dimmertechnik –, um seine Patienten zur Verringerung von Restbelastungen anzuleiten. Außerdem nutzt er konventionelle und ideomotorische Befragungen und sogar hypnoprojektive Methoden, um festzustellen, ob er etwas übersehen hat, das den Belastungsgrad bei einem Patienten unangenehm hoch hält. Ist dies der Fall, untersucht er, ob die fragliche Angelegenheit dringlich ist oder nicht und ob sich der Druck, den sie erzeugt, in der nächsten Sitzung abbauen lassen wird. Die im vorliegenden Unterkapitel beschriebenen Techniken stammen aus Kluft (1982, 1994, 2012a).

Eine weitere ehrenwerte Technik, die der Mixologe favorisiert, besteht darin, Patienten zu ermutigen, ihr noch unverarbeitetes starkes Leiden anschaulich zu visualisieren. Häufig sehen die Patienten daraufhin Kisten oder Säcke voller Unbehagen vor sich sowie schwere Gegenstände, Bücher oder Aufzeichnungen, die Informationen enthalten, Kübel voller Unrat oder sogar Berge von Fäzes. Der Mixologe suggeriert dann, daß der Patient den materiellen Ausdruck seines Belastungszustandes in einem riesigen Tresor unterbringt, wobei er meist von eins bis zehn zählt. Er fordert den Patienten oft auf, »die Schwierigkeiten so in den Tresor zu legen, wie es für Sie am besten ist. Tragen Sie sie hinein, werfen Sie sie, treten Sie sie oder schaufeln Sie sie … was immer Sie bevorzugen. Ich zähle unterdessen von eins bis zehn.«

Anschließend wird der Patient aufgefordert, bei Eins die Tresortür zu schließen, bei Zwei ein normales Schloß zuzusperren und außerdem ein Zeitschloß so einzustellen, daß sich die Tür fünf Minuten nach Beginn der nächsten Sitzung (oder auf eine entsprechende Aufforderung hin) öffnet, nachdem bis drei gezählt wurde. Es kann sein, daß der Patient den Tresor und alles, was sich darin befindet, sowie alle sicheren Orte und diejenigen, an denen Alter-Persönlichkeiten schlafen, »mit einem Puffer, einer Barriere oder einem Kraftfeld« umgibt, so daß sein Geist vor belastendem Druck sowohl von außen als auch von innen geschützt ist, wobei die Barriere immer stärker wird, während er von eins bis dreißig zählt.

Manchmal kann man die dissoziativen Strukturen des Alter-Systems des DIS-Patienten nutzen. Direktes oder ideomotorisches Befragen hilft dem Therapeuten oft herauszufinden, ob die für die Alltagsfunktionsfähigkeit wichtigen Anteile durch die Abreaktionsarbeit oder einen anderen Stressor erschöpft worden sind, und er kann dann dafür sorgen, daß andere Anteile diese Aufgaben übernehmen und so den eigentlich verantwortlichen eine Ruhepause ermöglichen. Dieses Verfahren wird *Alter-Substitution* genannt.

Mit der Alter-Substitution verwandt ist eine kompliziertere Intervention mit Namen *Rekonfiguration*. Dabei werden die Alter-Persönlichkeiten aufgefordert, ihre Art, zueinander und zur äußeren Welt in Beziehung zu treten, zu verändern, um ein stabileres Coping zu ermöglichen. Stellt ein Therapeut beispielsweise fest, daß mehrere Kind-Anteile in Schwierigkeiten sind und sich nicht sicher fühlen, daß ein auf einem Täter basierender Anteil diejenigen bedroht oder bestrafen will, die sich an der Abreaktionsarbeit kooperativ beteiligt haben, und daß die Gastgeber-Persönlichkeit erschöpft ist und kurz vor dem Zusammenbruch oder der Deaktivierung steht, kann der Therapeut mehrere aufeinander abgestimmte Interventionen durchführen: Die Kind-Anteile werden (entweder im Wach- oder im Schlafzustand) an einen sicheren Ort gebracht, wo sie von einer schützenden Alter-Persönlichkeit bewacht werden. Der zu Strafaktionen neigende Anteil kann im Gespräch dazu gebracht werden, sein Vorhaben aufzugeben – wozu er oft bereit ist, wenn man ihm als Gegenleistung in Aussicht stellt, daß er sich eine Zeitlang einer von ihm bevorzugten Aktivität widmen kann. Der erste und zweite Wunsch von zum Bestrafen neigenden Anteilen zielt meist auf eine Aktivität, die im Sinne der Therapie kontraproduktiv ist, weshalb er respektvoll abgelehnt werden muß, damit sich der Patient etwas Pragmatischerem und Konstruktiverem zuwendet. Gewöhnlich nennen Patienten nach einer solchen Verhandlung eine dritte oder vierte Wunschaktivität, die ungefährlich ist oder zumindest keine anderen Anteile verletzt. Schließlich kann der erschöpfte Gastgeber (der Anteil, der im betreffenden Zeitabschnitt oder Bereich im Leben des Patienten am häufigsten »draußen« ist) entweder durch unterstützende Alter-Persönlichkeiten verstärkt werden, oder man kann ihm gestatten, sich zurückzuziehen und sich auszuruhen, zu schlafen oder sich einer stärkenden Aktivität in der inneren Welt der Alter-Persönlichkeiten zu widmen. Inzwischen übernimmt ein anderer Anteil, der die Rolle des Gastgebers spielen kann, dessen Platz und teilt diesem, bis er seine Aufgaben wieder selbst erfüllen kann, seine Erinnerungen an seine Aktivitäten in der Vertretungszeit mit. Erst nachdem an allen wichtigen Aspekten der Destabilisierung des Alter-Systems gearbeitet wurde, kann die Rekonfiguration als zufriedenstellend abgeschlossen gelten.

In seltenen Fällen kann auch hypnotisch geförderte *Symptomlinderung* oder *Symptomsubstitution* nützlich sein. Wird durch Belastungen ein problematisches Symptom oder Verhalten aktiviert, kann man eventuell einen weniger problematischen Ersatz vorschlagen, bis es möglich ist, das, was das problematische Symptom stimuliert, aufzulösen. Der belastende Faktor gelangt weiterhin zum Ausdruck, doch macht er seine Sorgen auf weniger belastende und weniger dysfunktionale Weise bemerkbar.

Abkürzen und Beenden der Trance: Weshalb es wichtig ist, Hypnose und Dehypnose zu verstehen

Die folgende Spruchweisheit ist wohl allgemein bekannt: »Wenn du nicht weißt, wohin du gehst, wirst du kaum sagen können, wann du ankommst.« Eingedenk der Hypnoseforschung des Mixologen (Kluft 2012b) bin ich geneigt, dem hinzuzufügen: »Wenn du nicht weißt, von wo du kommst, kannst du schwerlich wissen, ob und wann du zu deinem Ausgangspunkt zurückkehrst.« Es ist eine Sache zu versuchen, die zu Beginn einer Therapiesitzung aktive Persönlichkeitskonfiguration wiederherzustellen, durch entsprechende Suggestionen belastendes Material wieder zu separieren, bestimmte Alter-Persönlichkeiten für die Zeit zwischen den Sitzungen in einen Schlafzustand zu versetzen und den Patienten wieder auf das Hier und Jetzt hin zu orientieren. Doch nichts von alldem zeigt zuverlässig an, ob der betreffende Patient, der wahrscheinlich während der Traumaarbeit in einen veränderten Bewußtseinszustand oder in eine Trance eingetreten und darin verblieben ist (entweder weil dies vom Therapeuten induziert wurde oder weil er selbst es herbeigeführt hat oder weil ein Affekt oder Trigger eine solche Veränderung hervorgerufen hat), den veränderten Bewußtseinszustand oder die Trance wieder verlassen hat.

Die meisten Therapeuten, darunter auch viele in Hypnose ausgebildete, nehmen an, daß Patienten, wenn ihre Augen offen sind und sie zu normaler Interaktion in der Lage zu sein scheinen, den Zustand der Hypnose verlassen haben und sich wieder im Wachzustand befinden. Aber diese Annahme berücksichtigt nicht, daß Patienten sich weiterhin in einer partiellen Trance oder einem Zustand der Wachhypnose befinden können.

Die Hypnose ist ein sehr komplexes und anspruchsvolles Fachgebiet. Allen, die sich eingehender mit ihr befassen wollen, empfehle ich das Buch von Nash und Barnier (2008), ein sehr umfassendes Lehrbuch und eine Ressource von unschätzbarem Wert. Alle, die sich entweder noch nie mit Hypnose befaßt haben oder die über die Anfangsgründe der Hypnose nie hinausgekommen sind, kennen oft wichtige Probleme und Themen aus dem Bereich der Hypnose nicht, und insbesondere wissen sie nicht, wie man mit den komplexen Psychopathologien stark hypnotisierbarer Patienten umgehen sollte.

Der Mixologe hat sich unter anderem jahrelang mit bestimmten Aspekten der Hypnoseforschung beschäftigt. Er hat (mit wechselhaftem Erfolg) versucht, im Reich der dissoziativen Störungen als eine Art Botschafter des Reichs der Hypnose zu fungieren und im Reich der Hypnose als Botschafter des Reichs der dissoziativen Störungen. Er wird wohl nie über die Ironie der Tatsache hinwegkommen, daß die DIS und verwandte Formen der NNBDS (Nicht Näher Bezeichnete Dissoziative Störungen) – Zustände, in denen Hypnose sowohl für die Psychopathologie als auch für ihre Behandlung von zentraler Bedeutung ist – in der Regel von Therapeuten behandelt werden, die Hypnose kaum oder gar nicht verstehen und meist auch nicht schätzen. Dies bestätigt die weitverbreiteten Vorurteile gegen Hypnose und dissoziative Störungen unter Psychiatern und Psychotherapeuten. Können Sie sich vorstellen, eine Schizophrenie oder eine Bipolare Störung zu behandeln, ohne deren biologische Grundlagen zu berücksichtigen? Natürlich nicht! Aber nun zurück zu unserer Aufgabe.

Diejenigen, die sich mit dem oberflächlichen Eindruck zufrieden geben, den ein Patient erweckt, der aus einer Trance erwacht zu sein scheint, nehmen sich kaum jemals die Zeit, darüber nachzudenken, daß die Manifestationen von Hypnose, auf die sie in ihrer Einschätzung Bezug nehmen, eine starke psychologische und soziokognitive Dimension haben. Zu verschiedenen Zeiten hat man unterschiedliche Erwartungen bezüglich dessen formuliert, wie ein Hypnotisand wirken und sich im Zustand der Hypnose verhalten sollte. Diese Konventionen haben die erwartete Rolle eines Menschen im hypnotischen Zustand als Hypnose definiert, so wie Hypnose im Rahmen bestimmter Paradigmen verstanden wurde. Sie können die zentralen hypnotischen Phänomene umfassen, müssen es aber nicht. Die Erwartungen – ob sie die Essenz der Hypnose erfassen mögen oder nicht – ermöglichen Schlußfolgerungen über den Eindruck, den Menschen nach dem Verlassen des hypnotischen Zustandes vermitteln sollten (d. h., von Hypnose, wie sie durch eine bestimmte Konstellation von Erwartungen im Rahmen eines vorgegebenen Paradigmas definiert wird).

Nach meiner Auffassung ähneln Schlußfolgerungen, die auf solchen Beobachtungen basieren, dem Versuch, eine körperliche Krankheit aufgrund des bloßen Anblicks einer vollständig angekleideten Person zu diagnostizieren, in der Hoffnung, man könne das Problem des Patienten durch eine gründliche Analyse seines Kleidungsstils erkennen. Dies ist so, als wollte man ein Buch aufgrund seines Covers beurteilen. Nun werden Sie vielleicht entgegnen: »Nach 200 Jahren oder mehr muß es doch eine Definition geben, die unsere Bedürfnisse erfüllt! Oder etwa nicht?«

Nein. Wie man eine zufriedenstellende Definition der Hypnose entwickeln könnte, ist nach wie vor heiß umstritten, und für einen bestimmten Zweck entwikkelte Definitionen genügen häufig jenen nicht, die eine Definition für einen anderen Zweck brauchen (Kluft 2012b, c). Eigentlich müßte allgemein klar sein, daß es ohne eine Einigung darüber, was Hypnose ist und wann sie vorliegt, ziemlich problematisch bleiben muß, sich darüber zu äußern, was Hypnose *nicht* ist und wann sie *nicht* vorliegt.

Warum ist das wichtig? Viele, und dazu zählen auch Hypnosespezialisten, sind der Auffassung, daß Menschen eine Trance verlassen, wenn sie dazu bereit sind. Mit dieser Ansicht versuchen sie ihre Auffassung zu unterfüttern, es sei nicht der Mühe wert, sich zu sehr mit Dehypnose zu beschäftigen. Spielt Dehypnose oder Wiederaufwecken wirklich eine Rolle?

Nun, vergegenwärtigen wir uns doch noch einmal einige Charakteristika eines Probanden im hypnotischen Zustand. Anschließend können Sie selbst ein Urteil fällen. Eine umfassendere Auseinandersetzung mit diesem komplexen Thema ist im hier vorgegebenen Rahmen nicht möglich.

Im hypnotisierten Zustand weist ein Mensch angeblich bestimmte Charakteristika auf, die im Zusammenhang einer aus therapeutischen Gründen hervorgerufenen Trance von Nutzen sind, sich aber außerhalb der sicheren Umgebung einer psychotherapeutischen Behandlung als sehr problematisch erweisen können. Zu den für eine Trance charakteristischen Eigenschaften zählen eine erhöhte affektive Reaktionsfähigkeit, die schnelle Mobilisierung und Intensivierung von Übertragungszuständen, eine Verringerung der allgemeinen Realitätsorientierung (Shor 1958), eine gewisse Beeinträchtigung der Fähigkeit zur kritischen Einschätzung von Informationen und eine verstärkte Reaktionsbereitschaft gegenüber impliziten und expliziten Suggestionen.

Meinen Sie, daß Ihnen, Ihren DIS-Patienten oder irgendwelchen anderen Patienten damit gedient wäre, daß ihr Therapeut, wenn sie seine Praxis mit einer niedrigeren Schwelle für starke emotionale Reaktionen auf verschiedene Stimuli verließen, ihre Anfälligkeit für so starke Trigger verringern könnte? Wäre es für Sie, Ihre DIS-Patienten und andere unter Ihren Patienten (oder deren Familien und Freunde) von Nutzen, wenn Sie diejenigen unter ihnen, die nach Verlassen Ihrer Praxis dazu neigen, zu anderen Menschen in ihrer aktuellen Lebenssituation oder aus früheren Lebenszusammenhängen auf dysfunktionale und für sie schädliche Weise in Verbindung zu treten, an solchen kognitiven Verzerrungen hindern oder zumindest die Häufigkeit ihres Vorkommens verringern könnten? Wie steht es mit einer Verringerung der Menge an Informationen und an Wissen, die Sie, Ihre DIS-Patienten oder andere unter Ihren Patienten bei der Auseinandersetzung mit Lebenssituationen zur Geltung bringen können? Ist es in Anbetracht dessen, daß die Datenbasis von DIS-Patienten ohnehin fragwürdig ist, sinnvoll, Ihre DIS-Patienten mit einer vermeidbaren zusätzlichen Beeinträchtigung ihrer Fähigkeit, wichtige Informationen zur Geltung zu bringen, in das Alltagsleben zu entlassen? Würden wir wollen, daß wir selbst oder unsere Patienten die Praxis eines Therapeuten in einem Zustand verlassen, in dem nicht nur die Menge und Art der verfügbaren Informationen reduziert ist, sondern auch ihre kognitiven Prozesse weiterhin behindert sind? Fühlen wir uns wohl bei der Vorstellung, einen unserer Patienten oder andere für Reviktimisierung anfällige Menschen in einem Zustand verstärkter Suggestibilität aus unserer Praxis wegzuschicken?

Würden Sie wirklich wollen, daß Ihre DIS-Patienten in einem so verletzlichen Zustand Ihre Praxis verlassen? Würden Sie sich einen Therapeuten wünschen, der es Ihnen erlaubt, in einem solchen Zustand seine Praxis zu verlassen? Ich glaube nicht.

Obwohl ein stark hypnotisierbarer Patient durchaus in einen Trancezustand zurückfallen kann, ohne daß eine Intervention stattgefunden hat oder erkennbar ein äußerer Trigger aktiviert worden ist, sollte ein Therapeut doch alles in seiner Macht Stehende tun, um Patienten zu helfen, seine Praxis im echten Wachzustand zu verlassen.

Nun könnten Sie einwenden: »Moment mal, ich lasse meine Patienten doch so lange im Wartezimmer / in einem leeren Raum / in einer Orgonkiste / in einem umgedrehten Kanu ein paar Straßen weiter bleiben, bis sie das Gefühl haben, aufbrechen zu können, und bis sie sich wieder normal fühlen. Reicht das denn nicht?«

Die Antwort ist ein sonores »Nein!«. Wenn Sie nicht wissen, wie Sie einigermaßen sicher einschätzen können, ob ein Patient den Trancezustand verlassen hat, ist alles, was Sie sich zurechtlegen, sowohl für Sie selbst als auch für Ihren Patienten nichts weiter als eine ungerechtfertigte Beruhigung.

Leider war es bis vor Kurzem allgemein üblich, eine Einschätzung unter Berücksichtigung aller bekannten Fakten für das Beste zu halten, was man erreichen kann. Zwar haben sich viele im Bereich der Hypnose erfahrene Kollegen kaum jemals darüber getäuscht, wie akkurat sie die Situation eines Patienten [im Hinblick auf Trance und Wachheit] durch ihr Raten einschätzen konnten, doch haben sich viele in dieser Hinsicht mehr oder minder stark Selbsttäuschungen hingegeben oder tun dies noch immer. Diese Überschätzung des eigenen Urteilsvermögens ist bedauerlich und kann sogar gefährlich werden.

Die geschilderte Situation beunruhigt den Mixologen schon seit Jahren, die Hypnosetherapeuten als Gruppe jedoch erst seit kurzer Zeit. Bevor er in seiner »wissenschaftlichen Persönlichkeit« kürzlich neue Untersuchungsergebnisse vorlegte (Kluft 2012b), herrschte in weiten Kreisen die Überzeugung, daß jemand, der entsprechend geschult sei, erkennen könne, ob sich ein Patient weiterhin in einer Trance von problematischer Stärke befinde, obwohl es gute Gründe gab, das Gegenteil anzunehmen. Außerdem neigten Hypnosespezialisten zu der naiven Auffassung, Hypnose sei ihrem Wesen nach grundsätzlich ein gutartiges Phänomen. Davon ausgehend nahm man an, wenn jemand nach einer Übung oder Behandlung in einem leichten Trancezustand verbleibe, löse sich dieser bald problemlos auf, und man brauche sich wegen dieser Resttrance keine Sorgen zu machen. Mittlerweile liegen zahlreiche Untersuchungen vor, die zeigen, daß diese Auffassung nicht zutrifft (z. B. Gruzelier 2000; MacHovek 1986), die aber von Praktikern und Lehrern der Hypnose kaum beachtet werden.

Kurz nach Beginn des neuen Jahrtausends erlebte der Mixologe in Ausbildungsworkshops dreimal negative und unerwünschte Folgen einer Hypnose. Im Anschluß an die Auseinandersetzung mit diesen Erlebnissen gelang es ihm, in 30 Fällen bei Ärzten, Psychotherapeuten und Psychiatern negative Folgen einer Hypnoseausbildung zu identifizieren. Während immer mehr Fälle dieser Art bekannt wurden, stellte sich heraus, daß bei jedem problematischen Ereignis die Dehypnose versagt hatte. Außerdem waren, alle herkömmlichen Überzeugungen und Erwartungen Lügen strafend, nur zwei dieser 30 Fälle den jeweiligen Workshopleitern aufgefallen. Und im Gegensatz zu den allgemeinen Überzeugungen und Erwartungen waren nur zwei der untersuchten 30 Fälle dem Veranstalter des Workshops aufgefallen. Außerdem waren die Probleme nicht nur den kompetenten und sehr erfahrenen Workshopleitern nicht aufgefallen, sondern auch diejenigen, die darunter litten, hatten sie nur selten erkannt oder gar darüber berichtet.

Hedy Howard, M. D., war während ihrer Ausbildung am *Institute of Pennsylvania Hospital* eine überragende Studentin von Peter B. Bloom, M. D., (einem bekannten Hypnoseexperten) und dem Mixologen. Sie nahm Kontakt zum Mixologen auf, weil auch sie sich für Probleme der Dehypnose interessierte und weil sie zum besseren Verständnis dieses Problems Untersuchungen durchführen wollte. Sie wollte herausfinden, ob man feststellen könne, daß sich ein Patient in Hypnose befinde oder nicht.

Der Mixologe stand diesem Vorhaben alles andere als optimistisch gegenüber. Howard war zweifellos eine sehr originelle Denkerin und auch recht kompetent und erfahren in der praktischen Anwendung von Hypnose, aber eine Hypnosewissenschaftlerin war sie nicht. Er fragte sich, ob ihre geistige Offenheit sie in die Lage versetzen werde, die Lösung zu einem Problem zu finden, das die Hypnosewelt schon seit zwei Jahrhunderten quälte, nur weil sie die Dinge sehr bedächtig sah und sie sich weder durch bewußten noch durch unbewußten Druck dazu bringen ließ, irgendeiner auf den wissenschaftlichen Bereich übertragenen Form von politischer Korrektheit zu entsprechen.

Bestimmte Ansichten darüber, wie man Phänomene beobachten, dokumentieren und deuten sollte, werden leicht mit dem Festhalten an bestimmten Paradigmen assoziiert (Kuhn 1996). Wenn man sich lange in einem Bereich bewegt, in dem ein bestimmtes Paradigma die Sicht der Dinge bestimmt, besteht permanent die Gefahr, daß ungerechtfertigte Annahmen im Geist der Teilnehmer am intellektuellen Diskurs zu als verbindlich geltenden Schlußfolgerungen und quasi zu Glaubensartikeln werden.

In weniger als zwei Monaten gelang es Dr. Howard, einen Ansatz zu entwickeln, auf den der Mixologe reagierte, als hätte ihn ein Blitz aus heiterem Himmel getroffen. Was sie auszudrücken versuchte, verstand er nur teilweise. Er beschäftigte sich mit den Themen, die sie untersucht hatte, nach wie vor im Sinne älterer akademischer Paradigmen, und er brauchte noch weitere zwei Monate, um seinen Geist so weit zu öffnen, daß er »kapierte«, was Dr. Howard meinte, und um schätzen zu können, was ihr gelungen war.

Haben Sie das mitbekommen, werter Leser? Der Mixologe brauchte etwas länger, um zu verstehen, was Dr. Howard herausgefunden hatte, als sie dazu gebraucht hatte, diese ganze neue Sichtweise zu entwickeln! Und da man dem Mixologen trotz seiner vielen Mängel nicht nachsagen kann, er sei geistig nicht offen, veranschaulicht dies sehr eindrucksvoll, wie schwer es für die Anhänger eines bestimmten Paradigmas ist, etwas zu verstehen, was für die Anhänger eines anderen Paradigmas völlig selbstverständlich ist, genau so, wie Kuhn (1996) es beschrieben hat!

Dr. Howard hat bestätigt, daß der Mixologe ihre Forschungsarbeit zutreffend beschrieben hat, aber sie fürchtet, daß seine prägnante und knappe Zusammenfassung ihre Bemühungen als tiefsinniger und zielgerichteter erscheinen läßt, als sie tatsächlich sind. Wir werden Dr. Howard mit diesen Sorgen allein zurücklassen und unseren Weg fortsetzen.

Im Wesentlichen kam Dr. Howard zu der Überzeugung, daß sie kaum zu einer Definition der Hypnose gelangen würde, die sie für ihre Zwecke würde nutzen können, nachdem dies anerkannten Experten 200 Jahre lang nicht gelungen war. Ihr wurde klar, daß sie nicht weiter käme, wenn es ihr nicht gelänge, das Phänomen Hypnose so eindeutig zu definieren, daß man feststellen könnte, wann es vorlag und wann nicht. Deshalb suchte sie nach Phänomenen, die parallel zum Vorliegen und Nichtvorliegen von Hypnose auftraten bzw. nicht auftraten, weil sie hoffte, daß sich einige davon sowohl als so operational als auch als so einfach erweisen würden, daß sowohl Kliniker als auch Hypnoselehrer sie praktisch nutzen könnten.

Es gibt in einem anderen Bereich der Welt der Hypnose eine interessante Analogie hierzu. Augenrollen soll nach Spiegel und Spiegel (2004) anzeigen, in welchem Maße Menschen zur Demonstration hypnotischer Phänomene in der Lage sind; doch Augenrollen gibt keinen Aufschluß über herkömmliche Konstrukte der Hypnotisierbarkeit, so wie sie normalerweise gemessen und verstanden werden (Hilgard 1982). Vielmehr treten erhöhte Augenrollwerte oft in Zusammenhang mit starker Hypnotisierbarkeit und niedrige Augenrollwerte in Zusammenhang mit geringer Hypnotisierbarkeit auf. Deshalb ist die Messung des Augenrollens eine nützliche Möglichkeit zur groben Einschätzung der Hypnotisierbarkeit.

Dr. Howard fand die Meßverfahren, nach denen sie suchte, in der Literatur über Schlafforschung, die das Konzept der Wachheit auf verschiedene Arten untersucht und mißt. Sie entwickelte einen Ansatz, der eine prähypnotische Einschätzung subjektiver Indizes für Wachheit elizitieren und sogar skalieren konnte. Nach erfolgter Hypnose und anschließender Dehypnose konnte sie ihre Probanden einfach fragen, ob sie zu ihren eigenen prähypnotischen Grundlinien zurückgekehrt seien. Dieses Instrument wurde zunächst durch einige Feldstudien getestet, und es erwies sich als praktikabel und nützlich. Seine psychometrischen Eigenschaften werden zur Zeit noch untersucht (Kluft 2012b, c, d), und das Instrument selbst wird verfeinert (H. Howard, persönliche Mitteilung im August 2012).

Somit ermöglichte Dr. Howard es, die Einschätzung zu operationalisieren, ob ein Proband sich weiterhin in Hypnose befand oder nicht. Durch ihre Art, an der Lösung dieses Problems zu arbeiten, setzte sie nicht nur die Bemühungen vieler angesehener Wissenschaftler fort, sondern sie ging auch eine Meile in den Moccasins des legendären James Tiberius Kirk, des Kommandanten von *Star Ship Enterprise*. Sie ärgern sich, daß ich in Science Fiction abgleite? Zum Teufel, ist Ihnen eigentlich klar, daß Sie die ganze Zeit über einer Redetechnik zugehört haben? Da werden Sie ja wohl mit ein bißchen *Star Trek* zurechtkommen.

Die *Cognoscenti* (d. h., die »Trekkies«) unter Ihnen werden sich wohl denken können, worauf ich hinaus will. In der Space-Akademie wurden Simulationsübungen sowohl benutzt, um die Kadetten mit Situationen vertraut zu machen, in die sie hineingeraten konnten, als auch dazu, ihre Charakterstärke und ihre Bereitschaft zu befehlen einzuschätzen. Jeder Kadett wurde mit der respekteinflößenden und gefürchteten Kobayashi-Mari-Simulation konfrontiert. In diesem No-Win-Szenario gehen in einem so überwältigenden Katastrophen-Crescendo so viele Dinge schief, daß es noch kein Kadett jemals geschafft hat, sein Raumschiff unbeschadet durch die simulierte Mission hindurchzuführen. Alle sterben dabei. Doch der ehrfurchtgebietende James T. Kirk weigerte sich, diese Niederlage zu akzeptieren. Er unterzog sich diesem Test ein zweites Mal, und ihm wurde klar, daß man dabei nicht gewinnen konnte. Nachdem er dies erkannt hatte, reprogrammierte er die Simulation – und besiegte sie daraufhin. Und genau das tat auch Dr. Howard: Sie reprogrammierte das unschlagbare Problem, und dadurch gelang es ihr, es zu schlagen (Howard 2008).

Nun können wir also Probanden einige Charakteristika ihrer grundlegenden Wachheit erkennen, bewerten und auflisten lassen. Nach einer formellen Hypnose oder autohypnotische oder spontane Trancephänomene auslösenden Prozedur bitten wir sie, erneut ihre Wachheit einzuschätzen. Wird dann eine Diskrepanz zwischen der Messung vor Eintritt der Hypnose und derjenigen nach Abschluß des hypnotischen Zustandes festgestellt, die in keinem Zusammenhang mit den angestrebten Therapiezielen steht, muß der veränderte Bewußtseinszustand (die Trance) weiterhin bestehen. Ist dies auch nur in einem gewissen Maße der Fall, können einige oder alle weiter oben beschriebenen Verletzlichkeiten den Patienten oder Probanden weiterhin beeinflussen, und weitere Bemühungen um die Auflösung der Trance sind erforderlich.

Um zu mir zurückzukommen (das wird aber auch Zeit!): Die *Howard Alertness Scale* (HAS) (Howard 2008) hilft mir, nach mir aufzuräumen. Der Mixologe versucht, die Prinzipien der HAS bei allen Patienten anzuwenden, bei denen er eine formelle Hypnose induziert. Er hält es nicht für sinnvoll und im Interesse der Sicherheit nicht für optimal, einen Patienten mit einer deutlichen Resttrance in das Alltagsleben zu entlassen. Mit Hilfe der HAS läßt sich schnell und leicht feststellen, ob meine Anwendung, so nützlich ich auch gewesen sein mag, einen Patienten in einen tranceartigen Zustand versetzt hat, dessen Aufrechterhaltung im Alltag nicht in seinem wohlverstandenen Interesse liegt.

Mit Dr. Howards Erlaubnis wurde die bei Erscheinen dieses Buches aktuelle Version der Skala zusammen mit dem Kommentar des Mixologen über ihre Anwendung in *Anhang IV* wiedergegeben.

Einige Leser werden sich vermutlich fragen, warum hier nicht auch die allgemein bekannten und oft praktizierten Bemühungen, die Erdung wiederherzustellen, zur Sprache gekommen sind. Häufig wird ein Patient, der das Gefühl hat, sich in einer anderen Zeit und an einem anderen Ort in einem dissoziativen Zustand zu befinden, aufgefordert, auf seine Empfindungen und Wahrnehmungen im Hier und Jetzt zu fokussieren, weil man hofft und erwartet, ihn dadurch in der Gegenwart zu verankern. Das Erkennen vertrauter Gegenstände in der Praxis des Therapeuten, das Registrieren von Empfindungen, die mit dem Sitzen verbunden sind, das Gewahrsein des eigenen Körpers, die Möglichkeit, sich umherzubewegen, und das Wahrnehmen der Strukturen und Merkmale der Möbel, auf denen der Patient sitzt – all dies kann einem Patienten helfen, sich zu reorientieren. Ebenso nützlich ist es, den Patienten aufzufordern, auf eindeutige Unterschiede zwischen dem Hier und Jetzt und dem Dort und Damals zu achten, wobei zu bedenken ist, daß diese Unterschiede durch halluzinierte Überlagerungen verdeckt sein können.

Aber Erdung ist nicht das gleiche, wie wenn man jemanden völlig aus dem Dort und Damals herausholt, ihn von dysphorischen Aspekten seines traumatischen Erlebnisses befreit und eventuelle Trancereste auflöst. Sie können zum Experten im Gewahrsein Ihrer Couch, Ihres Stuhls und der Praxis Ihres Therapeuten werden, ohne Ihre weiterhin existierenden Verbindungen zum Trauma, zum Leiden, zu anderen Zeiten und Orten und zur Trance zu verlieren.

Vor vielen Jahren, als es praktisch noch keine Handys gab, arbeitete der Mixologe einmal mit einer DIS-Patientin, die alle Hypnose außer ihrer Autohypnose abwehrte. Nach einer besonders schwierigen Sitzung verließ sie seine Praxis, und es sah so aus, als befinde sie sich wieder in ihrem alltäglichen Geisteszustand. Doch zwei Stunden später saß sie erneut in seinem Wartezimmer, allem Anschein nach gefaßt und gesammelt, aber offensichtlich in Sorge.

»Doktor«, sagte sie, »ich glaube, jemand hat mein Auto gestohlen. Es steht nicht da, wo ich es geparkt habe. Darf ich Ihr Telefon benutzen, um die Polizei zu rufen?«

Der Mixologe hatte eine Freistunde. Er schlug der Patientin vor, zunächst mit ihr gemeinsam das Auto suchen; wenn sie es nicht fänden, könnten sie immer noch die Polizei rufen. Die Praxis des Mixologen befindet sich in einem Gebäude mit einem großen Parkplatz und einer zweistöckigen Parkgarage. Trotz intensiver Nachforschungen auf diesem Gelände blieb das Auto verschwunden. Der Mixologe hatte seine Patientin bei dieser Suche einfach nur begleitet. Er hatte angenommen, daß sie ihr Auto erkennen würde, wenn sie es sähe. Bevor er die Polizei anrief, fragte er die Patientin: »Welche Farbe hat Ihr Auto? Was für ein Modell ist es? Was steht auf dem Nummernschild?«

Die Patientin antwortete, es handle sich um einen blauen viertürigen Peugeot Sedan. Der Mixologe stutzte. Die Firma Peugeot war in den USA schon lange nicht mehr aktiv und hatte seit über zehn Jahren dort keine Autos mehr verkauft. Deshalb gab es nur noch wenige Exemplare dieser Marke. Außerdem sollte das Autokennzeichen aus einem Bundesstaat stammen, der in einer völlig anderen Gegend der USA lag.

»Wann haben Sie Ihr Auto gekauft?« fragte er.

»Vor ein paar Monaten. Es war fast neu.«

Die gut geerdete Patientin des Mixologen wußte, wer er war, warum sie bei ihm in Behandlung war, und sie erkannte jedes Detail seines Behandlungsraums. Doch in einem wichtigen Teil ihres Geistes befand sie sich in einer Zeit, die 17 Jahre zurücklag! Zunächst wollte sie das nicht glauben. Sie war sicher, daß alles, was das aktuelle Datum beweisen sollte, gefälscht war und sie täuschen sollte.

Schließlich forderte der Mixologe sie auf, eine Liste der Automarken die sie kannte, zusammenzustellen. Die Liste war lang, umfaßte aber einige ausländische Fahrzeugtypen, die in den USA nicht mehr im Handel waren, sowie mehrere Modelle amerikanischer Hersteller, deren Produktion nach Jahren schwindender Verkäufe eingestellt worden war. Er schlug der Patientin vor, mit ihm die Parkflächen noch einmal abzugehen und dabei zu versuchen, alle Modelle zu identifizieren, die sie genannt hatte. (Jüngere Leser möchte ich darauf hinweisen, daß einer der Autohersteller, von denen im folgenden die Rede sein wird, nach einer langen Pause kürzlich wieder angefangen hat, in Amerika Autos zu verkaufen.)

Die Patientin bezeichnete den Mixologen als verrückt, ließ sich aber gut gelaunt auf seinen Vorschlag ein. Nach halbstündiger Suche und nachdem sie keine Fiats, Renaults und American Motors-Fahrzeuge gefunden hatte, wurde sie nachdenklich und gab zu: »Vielleicht haben Sie wirklich recht.«

Dann kehrten beide in die Praxis zurück, und sie gestattete dem Mixologen, mit Hypnose zu arbeiten. Er kontaktierte eine Alter-Persönlichkeit, die den gleichen Namen hatte wie diejenige, mit der er den Parkplatz abgesucht hatte, die aber auf die Gegenwart hin orientiert war und während der gemeinsamen Arbeit in der Therapie oft als Gastgeber fungiert hatte. Nach einigen Rekonfigurationen rief der Mixologe seine »gewöhnliche Patientin« hervor, und es gelang ihm auch, sie zu erreichen. Sie identifizierte einen grünen Buick, der direkt neben dem Eingang zur oberen Etage des Parkhauses stand, als ihr Auto, und fuhr gleich anschließend damit nach Hause.

Die Moral von dieser Geschichte ist, daß man der Versuchung widerstehen sollte, ähnliche, aber einander überschneidende und nicht völlig identische Konzepte oder Verfahrensweisen als ein und dasselbe anzusehen. Patienten zu erden ist komplizierter, als allgemein angenommen wird, und während typische Erdungsmethoden für den anfänglichen Umgang mit Patienten, die unter einer dissoziativen Störung leiden und weggetreten sind, festsitzen oder desorientiert sind, akzeptabel sein mögen, sollte man nicht annehmen, daß sie einen Patienten, der sich soeben mit traumatischem Material auseinandersetzen mußte und bei dem möglicherweise noch eine Resttrance besteht, völlig restabilisieren können. Der Begriff »Erdung« bezeichnet in der Regel ein wesentlich simpleres und primitiveres Konzept, als der dreigliedrige Abschluß es ist, den der Mixologe benutzt und empfiehlt, wenn es darum geht, Patienten zu einem ausreichenden Maß an Sicherheit, Stabilität und Behagen zu verhelfen und sie in die Lage zu versetzen, seine Praxis zu verlassen, den größten Teil der Traumaarbeit, der psychischen Belastung und der Trance dort zurückzulassen, und sie so darauf vorzubereiten, wieder in ihr Alltagsleben einzutauchen.

Sitzungen zu beenden, ohne alle drei Aspekte des Abschlusses zu berücksichtigen und anzusprechen, steht nicht im Einklang mit dem Bemühen um die größtmögliche Sicherheit und Stabilität des Patienten. Jede Sitzung, an deren Ende ein Patient mit einem zu hohen Maß an subjektiver Belastung ins Alltagsleben aufbricht, kann dem Betreffenden die weitere Behandlung als bedrohlich erscheinen lassen, und das ist ihrem weiteren Verlauf ganz sicher nicht förderlich.

18 Dissoziation, Gedächtnis und historische Wahrheit

Eine Frau in den frühen Sechzigern wankt zu ihrem Kühlschrank. Sie ist stark übergewichtig. Sie bewegt sich sehr schwerfällig und unsicher. Langsam öffnet sie das Gefrierfach, entnimmt ihm vorsichtig gefrorenes Konfekt, legt es sich in den Mund und läßt es langsam zerschmelzen. Ihr Ausdruck verwandelt sich in den eines Kindes. Ein glückliches Lächeln überstrahlt ihr Gesicht.

Die Frau wird sich am nächsten Morgen nicht an diese Situation erinnern, aber ihr Freund, mit dem sie zusammenlebt, beschreibt sie dem Mixologen. Er macht sich Sorgen, weil sie eine Vorliebe für eine ganz besondere Schokolade hat. Sie stammt nicht von einem teuren Chocolatier, sondern wie ihr Freund beobachtet hat, stellt die Frau dieses Konfekt selbst in einer anderen Persönlichkeit her. Was er gesehen hat, beunruhigte ihn sehr. Der Schokoladenüberzug verdeckt nämlich eine sehr ungewöhnliche Füllung: Exkremente.

Eine atemberaubend schöne Business-Frau Anfang Vierzig, die sich tagsüber sehr konservativ und klassisch kleidet, verwandelt sich gegen 22.00 Uhr an fast jedem Abend, indem sie sich sehr sorgfältig frisiert, ein exotisches Moschusparfüm auflegt, sich unglaublich hochhackige Schuhe anzieht und ein bis zwei Stunden lang vor einem Ganzkörperspiegel auf und ab geht, wobei sie immer wieder andere Dessous in den verschiedensten Farben und Stilen trägt, von denen die meisten praktisch durchsichtig sind und sehr provozierend wirken.

Sie offenbart diese Gewohnheit erst, nachdem sie schon acht Jahre beim Mixologen in Therapie ist. Es wird noch weitere zwei Jahre dauern, bis sie zugibt, daß all dies vor einem Spiegel vonstatten geht, der sich an einer Wand unmittelbar neben einer riesigen Glasschiebetür befindet, die die gesamte Terrassenfront ihres Gartenapartments einnimmt. Noch einmal zwei Jahre später offenbart die Patientin, daß sie sich sowohl während der oben geschilderten Vorgänge als auch bei zahlreichen meist demütigenden und schmerzhaft-masochistischen Sexualpraktiken fotografiert hat, als wäre sie »auf Autopilot«.

Die beiden soeben vorgestellten Patientinnen zeigten zutiefst befremdliche und beunruhigende und zudem demütigende Verhaltensweisen. Das eine ist ekelhaft und kann die Gesundheit der Patientin gefährden, das andere ist im Grunde eine Einladung zur öffentlichen Demütigung, setzt die Patientin der Gefahr aus, sich lächerlich zu machen, und schafft damit die Voraussetzungen für eine Tragödie. In beiden Fällen förderte die Untersuchung weitere Aktivitäten zutage, die der bewußten Erinnerung der Frauen vorher nicht zugänglich gewesen waren. Diese erst im Laufe der Behandlung erinnerten Ereignisse waren offenbar der Ursprung der weiter oben geschilderten symptomatischen Handlungen, und sie alle basierten auf traumatischen Erlebnissen, die durch die symptomatischen Handlungen teilweise reinszeniert wurden.

Nehmen wir einmal an, wir halten an diesem Punkt inne und fragen uns: »Woher wollen wir wissen, daß die Beschreibungen dieser Probleme oder ihre angeblichen lebensgeschichtlichen Grundlagen real sind, und sei es auch nur in einem allgemeinen Sinne?«

Die Situationen, um die es in beiden Fällen geht, müssen zweifellos nachdenklich stimmen. Der Freund der ersten Patientin hatte immer wieder beobachtet, wie die Frau ihr ekelhaftes Konfekt hergestellt und gegessen hatte. Nachdem es gelungen war, der zweiten Patientin zu helfen, mit ihren abendlichen Modenschauen aufzuhören, näherte sich ihr am Swimmingpool des Apartmentgebäudes, in dem sie wohnte, eine Nachbarin. Die Patientin war dort von den Männern aus der Nachbarschaft, unter anderem auch vom Mann der Nachbarin, begutachtet worden, und seine Frau sagte nun in verschlagenem Ton zu ihr: »Jetzt werden die Kerle Sie wohl bei Tageslicht unter die Lupe nehmen müssen. Keine Prime-Time-Shows mehr! Mit ihren Hunden gehen sie jetzt früher Gassi.« Die geschilderten exhibitionistischen Verhaltensweisen der Patientin waren also beobachtet und beschrieben worden, und die sarkastische Bemerkung der Nachbarin zeigte, daß zumindest einige der Dinge, die die Patientin geschildert hatte, tatsächlich geschehen waren und irgendwann abrupt aufgehört hatten.

Trotzdem müssen wir uns fragen, ob die Ereignisse, die zur Herstellung und zum Konsum des »Kotkonfekts« geführt hatten, ein bizarrer Aspekt des Mißbrauchs, den ein sadistischer Pädophiler mit seiner Tochter getrieben hatte, tatsächlich geschehen waren. Wir können davon ausgehen, daß ein so ungewöhnliches Verhalten höchstwahrscheinlich traumatischen Ursprungs ist, müssen aber der Tatsache ins Auge sehen, daß es dafür keinen gesicherten Beweis gibt. Sicher ist aber, daß eine Fortsetzung dieses Verhaltens der Patientin nicht gut tut. Nachdem es durch einfachere Maßnahmen nicht gelang, die kaum verhüllte Koprophagie zu beheben, wurde eine Abreaktion der Ereignisse, durch welche die merkwürdige Gewohnheit entstanden war, in Erwägung gezogen und empfohlen. Doch die Patientin lehnte dies ab. Selbst wenn ihre konkreten Erinnerungen an den Konsum von Fäzes nicht zutreffend gewesen wären, standen sie immerhin im Einklang mit Berichten über zahlreiche drastische Demütigungen, welche die Schwester der Frau bestätigt hatte, die ebenfalls von ihrem Vater mißbraucht worden war. Obwohl die Patientin das eingangs geschilderte Verhalten eingeschränkt hat, kehrt sie immer noch gelegentlich dazu zurück.

Die zweite Patientin, die sich vor allen, die an ihrem Fenster vorübergingen, entblößte, hatte im Nachlaß ihrer kürzlich verstorbenen Mutter eine Menge pornographisches Material gefunden. Die Mutter hatte ihre Tochter seit ihrer Kindheit und bis sie Mitte Zwanzig gewesen war an Männer und Frauen sowie an Pornographieinteressenten im In- und Ausland verkauft. Das entdeckte Material umfaßte Filme, Bandaufnahmen und Fotos. Es gab darunter viele Bilder, auf denen die Patientin in durchsichtigen Negligés und mit hochhackigen Schuhen posierte. Trotz der großen Zahl von Dokumenten, die bewiesen, daß man sie bei zahlreichen Anlässen, an vielen Orten und in den verschiedensten Situationen dazu gebracht hatte, verführerisch umherzugehen, um »zu zeigen, was sie hatte«, und obwohl über diese Dinge in der Behandlung gesprochen worden war, hatte sie das demütigende und sogar potentiell gefährliche nächtliche Verhalten nicht aufgegeben. Der Mixologe hatte ihr geholfen zu rekapitulieren, was sie beschrieben hatte, und das Resttrauma und die mit dem Erlebten verbundene Scham zu verarbeiten, aber die geschilderten Verhaltensweisen selbst behielt sie bei, wenn auch in etwas verringertem Maße. Sie zeigte sich auch weiterhin fast jede Woche einige Male an ihrem Panoramafenster.

Der Mixologe kannte seine Patientin sehr gut. Mehrmals war es ihr nicht gelungen, sich zu gestatten, die beschämendsten Dinge, die sie hatte ertragen müssen, zu enthüllen, aber sie war zu der Überzeugung gelangt, daß Hypnose die bisher nicht zugänglichen Informationen würde erschließen können. Der Mixologe sah darin eine Selbsttäuschung, die ihr ermöglichen sollte, ihr Gesicht zu wahren – eine Art, Offenbarungen zuzulassen, ohne dafür die Verantwortung übernehmen zu müssen. Der Mixologe wie auch die Patientin wußten, daß letztere bei dieser Art, die Vergangenheit zu erforschen, die Hypnose auf einer bestimmten Ebene defensiv nutzte, um »nicht da zu sein«, so wie sie mittels Selbsthypnose ihren Körper verlassen hatte, als sie sexuell ausgebeutet worden war.

Der Mixologe hatte in der Vergangenheit oft eine hypnoprojektive Technik, den »leeren Bildschirm«, mit guten Ergebnissen genutzt; deshalb griff er nun erneut darauf zurück. Er forderte die Patientin auf, die Augen zu schließen, ihren Geist schweifen zu lassen und einen leeren Bildschirm zu visualisieren. Und während der Mixologe von eins bis zehn zählte, forderte er sie auf zuzulassen, daß sich auf dem Bildschirm etwas »entwickeln« würde, das ihm und ihr helfen könnte, ihre Situation besser zu verstehen.

Weder der Mixologe noch die Patientin war auf das, was als nächstes geschah, vorbereitet. Sie fing an zu weinen und schlug sich mit Fäusten selbst. Auf diese Weise griff sie ihre Brüste, ihren Schambereich und ihr Gesicht an. Sie schlug sich immer heftiger und heulte jämmerlich. So hatte sie sich vorher noch nie verhalten. Der Mixologe hatte die Patientin vor dieser Situation noch nie körperlich berührt, mit Ausnahme eines Händedrucks in der ersten gemeinsamen Sitzung. Nun hatte er das Gefühl, intervenieren zu müssen, um sie vor Selbstverletzungen zu schützen. Zehn chaotische Minuten und ein Veilchenauge später wurde ein Gespräch möglich. Das Veilchenauge hatte die Patientin sich selbst zugefügt, indem sie auf ihr Gesicht eingeschlagen hatte.

»Das war der Bildschirm«, erklärte sie.

Der Mixologe war völlig verwirrt. »Der Bildschirm?«

»Wie sind Sie darauf gekommen, ihn zu benutzen?«

Dem Mixologen fiel keine besonders kluge Antwort ein. »Das ist eine Technik, die ich ziemlich oft benutze.«

»Das Schlimmste, wozu sie mich in Europa zwangen, war, daß ich mich in Amsterdam in einem dieser Schaufenster filmen lassen mußte. Verstehen Sie, was ich meine?«

Dem Mixologen war sofort klar, worum es ging. Der Bildschirm hatte die Patientin an die großen Schaufenster der legalen Prostitutionshäuser im Rotlichtbezirk von Amsterdam erinnert. Als ihre Eltern sie für pornographische Aufnahmen nach Europa gebracht hatten, waren in Amsterdam in einem dieser Häuser zahlreiche Aufnahmen gemacht worden. Bei vielen Szenen hatte die Kamera Tageslichtaufnahmen durch eines dieser Fenster gemacht (oder zumindest den Anschein erweckt, dies zu tun). Hinter der Glasscheibe hatte man die Patientin gezwungen, in der Rolle einer Prostituierten provozierend zu posieren und so die Aufmerksamkeit potentieller Kunden auf sich zu ziehen. Das Skript der Aufnahmen bestand im Wesentlichen darin, daß die Patientin in Situationen aufgenommen wurde, in denen sie immer wieder andere Dessous in verschiedenen Farben trug und so auf der Straße vorübergehende Männer auf sich aufmerksam machte. Erregt waren sie dann als ihre Kunden in das Haus gekommen. Während sie sich an die sexuelle Ausbeutung gewöhnt hatte und mit den Szenen, in denen es um tatsächliches sexuelles Verhalten ging, gefaßt fertig geworden war, hatte das stundenlange nackte

Posieren in einem Schaufenster ohne jede Möglichkeit, ihren Körper oder ihre Demütigung vor Hunderten, wenn nicht gar Tausenden von Passanten zu verbergen, sie völlig gebrochen.

Nach dem Abreagieren dieser Szenarien und der sexuellen Aktivitäten im Anschluß an die Schaufensterauftritte warf die Patientin die Kleidungsstücke, in denen sie sich zur Schau gestellt hatte, weg. Sie kaufte sich dicke Vorhänge für ihre Balkonfenster und hat ihr exhibitionistisches Verhalten seither nie wieder ausgelebt. Sie hatte den Film, der von ihrer Ausbeutung in Amsterdam produziert worden war, gesehen. Als im Rahmen der hypnoprojektiven Intervention der leere Bildschirm zum Einsatz gekommen war, hatte sie sich gefühlt, als hätten sie und der Mixologe sich diesen pornographischen Film von ihrer völligen Demütigung angeschaut. Es war für sie so gewesen, als sei die ganze Welt Zeuge ihrer Beschämung und Ausbeutung geworden. Sie hatte nichts tun können, um zu verhindern, daß die Passanten, von denen viele Touristen waren, die sie mit ihren Kameras abgelichtet hatten, und die vielen Tausende, die den pornographischen Film mit ihr gesehen hatten, durch ihre öffentliche Demütigung sexuell erregt worden waren.

Sie erinnerte sich noch daran, daß sie nach diesen Filmaufnahmen ihr Gesicht so lange mit ihren Fäusten bearbeitet hatte, bis sie zwei Veilchenaugen gehabt hatte, und daß sie auch ihre Brüste und ihren Schambereich auf diese Weise malträtiert hatte, weil sie gehofft hatte, dadurch die schon geplante nächste Aufnahme dieser Art zu verhindern. Doch ihr aus der Verzweiflung geborener Plan war zunichte gemacht worden. Ihr Versuch, sich durch Entstellung zu schützen, erwies sich als vergeblich. Sie wurde sofort in ein Gewaltpornographieprojekt einbezogen, das die gleichen Produzenten zeitgleich realisierten und für das sie mit ihrem geschundenen Gesicht ideale Voraussetzungen mitbrachte.

Die zu Beginn dieses Kapitels zuerst genannte Patientin weigerte sich, an ihren Problemen mit dem »Fäkalkonfekt« zu arbeiten. Sie behauptet zwar, sie würde es nur noch sehr selten konsumieren, stellt es aber weiterhin her und friert es ein. Sie grübelt darüber, ob sie an diesen Dingen arbeiten sollte. Einerseits erklärt sie, sie sei nicht sicher, ob die entsprechenden Erinnerungen »echt« seien, aber andererseits ist sie auch nicht bereit, sie zu erforschen, weil einige ihrer Kind-Anteile das »Konfekt« immer noch als liebevolles Geschenk ihres Vaters sehen und das Gefühl haben, ihr Vater liebe und schätze sie, wenn sie dieses ekelhafte »Konfekt« konsumiere.

Die zweite Patientin erreichte eine vollständige Genesung. Die Behandlung der ersten Patientin hingegen blieb unabgeschlossen. Sie machte mehrere Jahre lang keine Fortschritte.

Die beiden Vignetten beweisen an und für sich gar nichts, aber sie veranschaulichen eine wichtige Beobachtung, die der Mixologe zu einem Prinzip seiner Arbeitsweise gemacht hat. Psychotherapie ist wesentlich kompetenter und wirksamer, wenn sie darauf zielt, menschliches Leiden zu lindern, als wenn sie versucht, die historische Wahrheit herauszufinden. Es wäre sicher schön, wenn wir definitiv sagen könnten, ob die Ereignisse, von denen unsere Patienten in ihrer Therapie berichten, tatsächlich stattgefunden haben und, wenn sie stattgefunden haben, ob sie diese zutreffend beschrieben haben, und, falls einiges daran unzutreffend ist, ob den Verfälschungen irgendein Sinn zugrunde liegt.

Ungeachtet dessen gilt, daß es therapeutisch sinnvoll ist, einen psychischen Inhalt, der Leiden erzeugt, zu verarbeiten, selbst wenn fraglich ist, ob er objektiv wahr ist. Die meisten Psychotherapien, auch diejenigen, die nichts mit Traumata zu tun haben, basieren auf Erzählungen, deren Wahrheitsgehalt unsicher oder nicht erwiesen ist. Jeder Ansatz, der auf der Auffassung basiert, man solle zunächst prüfen, ob das, was ein Patient sagt, wahr ist, bevor man therapeutisch darauf eingeht, ist *a priori* zweifelhaft und läßt motivierte Skepsis erkennen. Diejenigen, die diese Auffassung vertreten, beharren darauf, nach Beweisen für Anschuldigungen wegen Mißbrauch oder Vernachlässigung zu suchen, sie beschäftigen sich aber nur selten ähnlich eifrig mit anderen Äußerungen, die sich als noch wichtiger erweisen könnten, wenn es ihnen darum geht, den Patienten zu verstehen. Dieses selektive Forschen läßt sie viele andere Arten von Berichten nicht hinterfragen und für bare Münze nehmen. Variieren die Kriterien für die Einbeziehung oder Ausblendung einer Angabe über die Glaubwürdigkeit je nach Betrachtungsgegenstand, wird ein solcher Evaluationsprozeß von einem Verhalten gesteuert, das von leidenschaftsloser Objektivität weit entfernt ist.

Diejenigen, die sich der Mühe unterzogen haben, mit jener Atmosphäre historischer Ungewißheit zu ringen, die den psychotherapeutischen Prozeß stets umgibt, sind zu vielen unterschiedlichen Einstellungen gegenüber den Erzählungen von Patienten über ihre persönlichen Erlebnisse gelangt. Einige neigen zur Gutgläubigkeit, andere zur Skepsis, wieder andere bemühen sich um eine ausgewogene Wertung oder sind auf der Suche nach Möglichkeiten, das vermutlich Wahre vom vermutlich Falschen zu unterscheiden, und manche haben sich eine hermeneutische Einstellung zu eigen gemacht, sehen die Erforschung der Psyche als Selbstzweck und fassen die Therapie als einen Prozeß auf, dessen Essenz von der äußeren Realität getrennt ist.

Der Mixologe ist der Auffassung, alles spreche dafür, daß einige wieder erschlossene Erinnerungen sich verifizieren lassen, andere widerlegt werden und die meisten sich weder bestätigen noch widerlegen lassen und somit für alle Zeiten dem Bereich des Ungewissen zugerechnet werden müssen. Die Studie von Brown, Scheflin und Hammond (1998) ist in dieser Hinsicht nach wie vor eine ausgezeichnete Ressource. Klufts (1995, 1998) Untersuchungen über die Bestätigung oder Widerlegung wieder erschlossener Erinnerungen bei DIS-Patienten sind ebenso wichtig wie einige andere Studien, in denen Mißbrauchsanschuldigungen von DIS-Patienten untersucht wurden, wobei sich herausstellte, daß sie sich in fast allen Fällen belegen ließen (Coons 1994; Hornstein & Putnam 1992; Lewis, D., Yeager, Swica, Pincus & Lewis, M., 1997).

Um das Wesentliche aus den genannten Studien zusammenzufassen: Bei 95 Prozent aller dissoziativen Kinder und Jugendlichen konnten Mißbrauchs-/Mißhandlungserlebnisse nachgewiesen werden (Coons 1994; Hornstein & Putnam 1992). Bei Mördern mit dissoziativen Störungen wurde Mißbrauch bzw. Mißhandlung in 100 Prozent der zwölf untersuchten Fälle nachgewiesen (Lewis *et al.* 1997). Bei erwachsenen DIS-Patienten mit nachweislich zutreffenden Erinnerungen, ob wieder zugänglich gemacht oder ohnehin frei zugänglich, können sich auch einige Erinnerungen als unzutreffend erweisen; andererseits können erwachsene DIS-Patienten mit offensichtlich unzutreffenden Erinnerungen daneben auch nachweislich zutreffende wiedergewonnene Erinnerungen haben (Kluft 1995). Deshalb wäre es falsch, aus der Tatsache, daß einige berichtete Erinnerungen zutreffend sind, automatisch zu schließen, daß andere berichtete Erinnerungen ebenfalls zutreffen müssen. Und umgekehrt sollte die Entlarvung einiger Erinnerungen als unzutreffend nicht zu dem Schluß verleiten, daß auch alle anderen Erinnerungen, über die der Patient berichtet, unzutreffend sein müssen (Kluft 1998).

Weiterhin hat der Mixologe festgestellt, daß Erinnerungen an erlebte Traumata in ihrer Form nicht gleich bleiben müssen. Er kennt sowohl Fälle, in denen Erinnerungen, die zunächst als fragmentarische Szenarien oder sensorische Eindrücke ins Bewußtsein gelangten, sich als völlig zutreffend erwiesen, als auch Fälle, in denen dies bei Erinnerungen zutraf, die sofort als vollständige Abläufe komplizierter Geschehnisse auftauchten.

Weil dem Mixologen klar ist, daß die Frage der historischen Wahrheit sich für die meisten wiedergewonnenen Erinnerungen weder bestätigen noch widerlegen läßt, und weil er beobachtet hat, daß seinen Untersuchungen zufolge solche Bestätigungen oder Widerlegungen des Zutreffens von Erinnerungen, wenn überhaupt, meist ohnehin erst relativ spät im Laufe einer Behandlung möglich sind (Kluft 1995, 1998), ist er zu der pragmatischen Schlußfolgerung gelangt, daß man Patienten am besten dient, wenn man 1) an dem arbeitet, was dem Patienten zu schaffen macht oder was sich eventuell destruktiv auf ihn auswirken könnte; und daß man 2) den Unwägbarkeiten der Erinnerungen gegenüber respektvoll bleibt und nicht vorschnell positiv oder negativ über Berichte eines Patienten während der Therapie urteilt.

Der Mixologe hat oft erlebt, daß scheinbar absurde Anschuldigungen entweder 1) bestätigt oder 2) widerlegt wurden, aber in beiden Fällen Aufschluß über psychodynamische Vorgänge gaben und sich für das Verständnis bestimmter klinischer Fragen als ebenso wichtig erwiesen, wie sie ermöglichten, Patienten zu helfen zu genesen. Außerdem hat er auch immer wieder erlebt, daß schon früh in einer Behandlung vorliegende Bestätigungen von Erinnerungen Patienten stark beunruhigten und sich auf ihre Behandlung letztlich negativ auswirkten.

Nun werden Sie vielleicht fragen: »Wie ist *das* denn möglich? Treten denn nicht Prominente, die Lobbyverbände unterstützen, dafür ein, daß Therapeuten unbedingt den Wahrheitsgehalt von Traumatisierungsanschuldigungen überprüfen, bevor sie einen Patienten behandeln?« Sicher tun sie das, aber indem sie es tun, machen sie sich eine gefährliche ideologische Einstellung zu eigen.

Denken Sie daran, daß diejenigen, die in akademischen Kreisen Prominenz erlangen und zu Autoritäten werden, wahrscheinlich nur noch selten Langzeitbehandlungen durchführen. Außerdem kommen viele der Patienten, die zu solchen Autoritäten überwiesen werden, eben deshalb zu ihnen, weil deren in Fachkreisen allgemein bekannte Ansichten den überweisenden Ärzten ins Konzept passen. So entsteht natürlich eine sehr spezielle Erwartung! Wenn man nicht unglaublich ehrlich ist und über Jahre außergewöhnlich gewissenhafte Follow-up-Studien durchführt, kann man sehr leicht in einer Seifenblase leben, in der die Welt der eigenen Sicht eben jener Welt ähnelt und alles durch alles andere bestätigt zu werden scheint. Dies führt oft zu einem beängstigenden Mißverhältnis zwischen zugeschriebener Kompetenz und tatsächlicher Objektivität.

Vergegenwärtigen wir uns noch einmal, wie dissoziative Abwehrstrukturen entstehen. Ich werde hier die Argumente der Bindungsexperten außer Acht lassen, weil Bindungsprobleme alle Menschen betreffen und weil sie die Entstehung einer Dissoziation zwar fördern und zu ihrer Verschlimmerung und Perpetuierung beitragen können (Kluft 2008), jedoch ihre Fähigkeit, eine voll ausgeprägte DIS zu erzeugen, ohne daß ein nicht beziehungsbedingtes Trauma entsteht, nicht als gesicherte Tatsache gelten kann.

Dissoziative Abwehrstrukturen entstehen in Reaktion auf ein Zuviel. Etwas geschieht, das die kombinierte Stärke der Bewältigungsfertigkeiten, der Abwehrstrukturen und des Unterstützungssystems eines Menschen außer Kraft setzt (van der

Kolk 1987). Sobald sie als Abwehrsystem etabliert sind, bleiben sie für die Mobilisierung in extremen Situationen reserviert, oder sie werden zu einer Strategie erster Wahl, die auch bei wesentlich banaleren Stressoren angewandt wird. Im Falle einer DIS kann dies zur Entstehung zahlloser Fragmente oder Alter-Persönlichkeiten für sehr spezielle Zwecke führen, deren Funktionsbereich jeweils sehr begrenzt ist. Solche Fragmente für spezielle Zwecke wurden zuerst von Braun beschrieben, dessen Definition in einem in Kluft (1984b) zusammengestellten Glossar vermerkt ist.

In jedem Fall entstehen dissoziative Abwehrstrukturen und die meisten dissoziativen Störungen in Reaktion auf Traumata. Das gesamte vorliegende Buch hat sich damit beschäftigt, wie schwierig es ist, traumatisierten Patienten zu helfen, allmählich zu lernen, mit ihren Traumata fertig zu werden und sie zu verarbeiten, und daß man schmerzlichen Wahrheiten langsam und Schritt für Schritt ins Auge blicken muß, wenn man dabei kein Sicherheitsrisiko eingehen will. Die Bombardierung eines verletzlichen Patienten mit massiven Bestätigungen der Realität seiner Mißbrauchs- oder Mißhandlungserinnerungen kann sich sowohl als nützlich als auch als verheerend erweisen, wobei die jeweilige Wirkung von vielen den Patienten und die Therapie betreffenden Faktoren abhängen kann. Eine sehr reale und nicht selten gegebene Gefahr ist die erneute Dissoziation einer dann verifizierten traumatischen Erinnerung!

Gwen war eine zähe und entschlossene Kämpferin, die sich des größten Teils ihrer Mißbrauchserlebnisse schon bewußt war. Wenn neues Material auftauchte, konnte sie das zwar erschüttern, doch sie war hart im Nehmen, und es gelang ihr immer, sich auf den Füßen zu halten. Eine andere Patientin des Mixologen war weniger resilient. Die junge Freiberuflerin war mehrfach wegen Suizidimpulsen und -versuchen stationär behandelt worden, und sie verteidigte ihren Vater standhaft gegen alle Anschuldigungen. Doch der Vater war wegen inzestuöser Vergewaltigung und Schwängerung der älteren Schwester der Patientin in Haft, und diese Schwester hatte in ihrer Klage gegen den Vater ausgesagt, sie könne bezeugen, daß ihr Vater auch ihre Schwester, die Patientin des Mixologen, mißbraucht habe. Mit dieser Äußerung konfrontiert, setzte die Frau abrupt zu einem potentiell tödlichen Angriff auf den Mixologen an, und als er sich erfolgreich zur Wehr setzte und ihre Aktivität eingrenzte, wurde sie stark suizidal.

In einem Fall wurde bei einer Frau, die unter Terrorismusverdacht stand, von den Juristen, die sie verteidigen sollten, das Vorliegen einer DIS vermutet. Doch sie selbst und ihre Familie stellten ihre Kindheit als idyllisch dar und beschrieben das Familienleben als warmherzig, liebevoll, religiös und wertkonservativ. Weil sie mit einer Angelegenheit in Verbindung gebracht wurde, die nationale Sicherheitsinteressen berührte und in die bekannte Terroristen verwickelt waren, hatte eine angesehende Regierungsbehörde eine Voruntersuchung durchgeführt und war dabei weder auf Beweise für eine traumatische Vorgeschichte noch auf Anzeichen für Dissoziation, die andere bezeugen konnten, gestoßen.

Als der Mixologe aufgefordert wurde, diese Angeklagte zu begutachten und eventuell als Sachverständiger aufzutreten, sorgte er sich, daß die Untersuchung der Lebensgeschichte dieser Frau durch die Regierungsbehörde weniger sorgfältig gewesen war, als es möglich gewesen wäre. Weil ein naher Verwandter der Frau nach dem anderen und auch die jetzigen Nachbarn der Familie abgestritten hatten, daß es in der Familie irgendwelche Probleme gegeben habe, kam er zu der Überzeugung, daß die Beamten, die die Untersuchung durchgeführt hatten, möglicherweise zu verfrühten Schlußfolgerungen gekommen waren, weil diejenigen, die sie befragt hatten, entweder nicht besonders mitteilsam gewesen waren, um sich selbst oder andere Familienmitglieder aus der Schußlinie zu halten, oder weil sie die Beziehungen innerhalb der Familie der Frau erst kannten, seit die Frau schon erwachsen gewesen war. Deshalb forderte er eine gründlichere Untersuchung der Lebensgeschichte der Frau, und deren Verteidigern gelang es, dies beim Gericht durchzusetzen.

Zwei Monate später legte die Behörde einen revidierten Bericht vor. In diesem wurden 15 Personen erwähnt, die bezeugt hatten, daß die Äußerungen der Patientin über Mißbrauchs- und Mißhandlungserlebnisse zutrafen. Ich werde im folgenden nur zwei der vielen Berichte wiedergeben, um einen Eindruck vom »Geschmack« der Beweise zu vermitteln, die in diesem zweiten Bericht dokumentiert wurden. Dabei übergehe ich Bestätigungen für Dissoziation.

Ein Nachbar hatte gesehen, wie der Vater der Angeklagten aus dem Haus in einen Bereich zwischen den beiden benachbarten Häusern gefolgt war. Als er die Tochter gefangen hatte, hatte er sie so lange geschlagen, bis sie bewußtlos geworden war, woraufhin er sie wieder ins Haus zurückgezerrt hatte. Vom Fenster seines im dritten Stock liegenden Schlafzimmers aus hatte ein anderer Nachbar ein Schlafzimmer im zweiten Stock des Hauses, in dem die Familie der Patientin gelebt hatte, einsehen können. Dieser Nachbar hatte genau verfolgen können, was in diesem Schlafzimmer geschehen war: Die Angeklagte war dort von ihrem Vater vergewaltigt worden. Beide Nachbarn hatten der lokalen Polizei über ihre Beobachtungen berichtet, aber offenbar war diesen Berichten niemand ernsthaft nachgegangen.

Als die Patientin mit den Informationen aus dem Bericht konfrontiert wurde, weigerte sie sich, mit dem Mixologen weiter zu reden. Sie sagte, daß sie sich eher als schuldig bekennen und ins Gefängnis gehen würde, als sich mit dem auseinanderzusetzen, was sie nun erfahre. Als sie hörte, daß der Mixologe der einzige gewesen war, der die gründlichere Nachforschung empfohlen hatte, durch die diese Fakten ans Licht gebracht worden waren, wurde sie so wütend, daß sie fürchtete, ihn anzugreifen. Sie weigerte sich fortan, an einem Ort zu sein, wo sie ihn auch nur sah. Daraufhin übernahm ein begabter Kollege ihre Betreuung. Nach einer anfänglichen »Flitterwochen«-Phase der Behandlung verweigerte sie auch ihm die weitere Zusammenarbeit, als er sie aufforderte, sich mit ihrer Vergangenheit auseinanderzusetzen.

Diejenigen, die dafür eintreten, zunächst die Wahrheit herauszufinden, bevor man mit einer Behandlung beginne, gehen von der Annahme aus, daß wieder erschlossene Erinnerungen wahrscheinlich nicht auf Tatsachen beruhen, weshalb es sehr unwahrscheinlich wäre, daß die entdeckte Wahrheit etwas anderes sein könnte als eine Widerlegung von Erinnerungen an vermeintlich erlebte Traumata oder Mißbrauchs-/Mißhandlungsanschuldigungen. Aus dieser Perspektive betrachtet sollte sich die Therapie nach sauberer Entsorgung der mutmaßlichen Verfälschung auf die Lebensprobleme im Hier und Jetzt konzentrieren sowie auf die Behebung der durch die mutmaßlich falschen Erinnerungen verursachten Schäden.

Das letzte Beispiel veranschaulicht jedoch, wie schwierig es sein kann, zur Wahrheit zu gelangen. In den meisten Fällen, die der Mixologe selbst und seine Kollegen erleben, gab es nie eine kompetente professionelle Untersuchung dessen, ob Anschuldigungen, die für die Situation eines Patienten relevant sein könnten, der Wahrheit entsprechen. In den meisten sogenannten Untersuchungen werden Menschen, die weder objektiv sind noch keine Eigeninteressen haben, ein paar Fragen gestellt. Weil sich verdachtbestätigende Antworten als selbstbelastend erweisen können, ist die Gefahr, daß der Fragesteller nur eigennützige und dem Selbstschutz dienende negative Auskünfte erhält, kaum auszuschließen. Man kann solche Befragungen einfach nicht als seriöse Untersuchungen bezeichnen. Vielmehr handelt es sich um lächerliche und irreführende Pseudountersuchungen, bei denen eine sehr große Gefahr besteht, daß nur die Selbsttäuschung fördernde Falschinformationen übermittelt werden.

Im angeführten Beispielfall erwies sich eine Routineuntersuchung einer Regierungsinstitution zunächst als nichtssagend, doch als die gleiche Behörde ihre Untersuchung später mit deutlich mehr Nachdruck wiederholte, ergab sich ein völlig anderes Bild. Aber wie oft kann ein Therapeut darauf zählen, daß eine bekannte Strafverfolgungsbehörde ihm hilft, die tatsächliche Situation aufzuklären? Und wie viele Therapeuten sind in der Lage, eine Untersuchung zur Überprüfung der Glaubwürdigkeit in die Wege zu leiten?

Wenn Sie wollen, können Sie sich nun noch einmal die Situation von Betty vergegenwärtigen, über die früher in diesem Buch berichtet wurde. Betty war von ihrer Mutter mißhandelt worden, und ihr Vater hatte dies nicht verhindert. Beide hatten diese Tatsachen dem Mixologen selbst mitgeteilt. Jahre später hatte ein prominenter Jurist und Anwalt in ihrem Auftrag Kontakt zum Mixologen aufgenommen. Nun ging es den Eltern darum, Betty mit juristischen Mitteln zu zwingen, ihren Enkelkindern Übernachtbesuche bei ihnen zu genehmigen. Sie behaupteten, der Mixologe habe bei Betty falsche Erinnerungen induziert, und ihre Tochter sei nie mißhandelt worden. Deshalb wollten sie ihn verklagen. Wie viele Therapeuten hätten ihre wörtlichen Äußerungen aufgezeichnet und diese Gesprächsaufzeichnungen auch noch aufbewahrt und wären so darauf vorbereitet gewesen, die eigennützigen Geschichtsklitterungen der Großeltern in Frage zu stellen? Wären die Großeltern nicht auf die Idee gekommen, den Mixologen zu verklagen, und hätten sie statt dessen nur die Rechte, die sie sich sichern wollten, eingeklagt, wären die einzigen Beweise, die sie in ihren Bestrebungen hätten hindern können, vom Gericht nie in Betracht gezogen worden, und sie hätten ihren Prozeß möglicherweise gewonnen.

Erinnerungen sind grundsätzlich eine problematische Angelegenheit. Menschen lügen, um ihre eigenen Interessen zu wahren. Menschen können Dinge falsch wahrnehmen und mißverstehen. Bindungsbedürfnisse und Sehnsüchte danach, bestimmte Dinge zu haben oder etwas Bestimmtes zu sein, untergraben häufig den Willen, die historische Wahrheit wahrzunehmen, zu erinnern, abzurufen, auszusprechen und ihr ins Auge zu sehen. Es ist schwer, sich mit den Verfehlungen derjenigen zu konfrontieren, nach deren Liebe wir uns sehnen und von denen wir abhängig sind, ob wir es wollen oder nicht. Jeder Schritt der Prozesse, durch die eine Erinnerung gespeichert, aufrechterhalten und wieder abgerufen wird, ist Beeinträchtigungen ausgesetzt.

Die Erfahrung hat den Mixologen gelehrt, sich auf die Verfolgung therapeutischer Ziele zu konzentrieren. Wenn eine nicht endgültig verifizierbare Anschuldigung einen Patienten belastet, ist es sinnvoller, sie und das Leiden, das sie verursacht, zu behandeln, als über theoretische und politisch umstrittene Argumente zu rechten und zu grübeln. Besser versucht man in solchen Fällen, den Schmerz zu heilen und dem Patienten klar zu machen, daß sich die meisten Anschuldigungen nun einmal weder beweisen noch widerlegen lassen und daß es auch gar nicht anders sein kann. Therapeuten sind am besten dazu befähigt, eine Therapie durchzuführen, wohingegen sie auf die Erforschung der historischen Wahrheit nicht besonders gut vorbereitet sind. Der Mixologe hat es mit über tausend Fällen zu tun gehabt, in denen sogenannte »wieder erschlossene Erinnerungen« an Mißbrauchs- oder Mißhandlungserlebnisse bestätigt wurden, wohingegen in etwa zwei Dutzend Fällen nachgewiesen wurde, daß derartige Anschuldigungen definitiv unzutreffend waren. Er sieht sich nicht in der Lage, irgendwelche allgemeinen Leitlinien zu formulieren, die es erleichtern, zutreffende von unzutreffenden Anschuldigungen zu unterscheiden, es sei denn durch äußere Bestätigungen und Widerlegungen mittels objektiver Beweise. Aber solche Beweise sind nur selten zu bekommen, und gewöhnlich bekommt man sie so spät im Laufe einer Behandlung, daß sie die Richtung der Behandlung nicht mehr beeinflussen können.

19 Reflexionen über mich und meine Rolle im Kontext einer Traumatherapie

So vehement, wie ich meine eigenen Stärken und Tugenden propagiere, mache ich mir keine Illusionen darüber, daß ich das Zentrum eines therapeutischen Ansatzes der Traumabehandlung sein kann oder sein sollte. Mein Ziel ist, dafür zu sorgen, daß alle Traumatherapeuten nutzen können, was ich zu bieten habe, um eine Traumabehandlung sicherer und »patientenfreundlicher« zu machen.

Es ekelt mich jedesmal an, wenn ich feststelle, daß ich falsch dargestellt werde, sei es hinsichtlich meiner Ursprünge oder bezüglich meiner Qualitäten. Die meisten Therapeuten, die mich mehr oder weniger gut kennen, erlernen nie das gesamte Spektrum meiner Möglichkeiten und erfassen deshalb auch nie, wie sehr es ihrer Arbeit zugute käme, sie alle nutzen zu können.

Jede DIS-Behandlung ist einzigartig. Es geht dabei um immer wieder andere Kombinationen von relationalen, charakterlichen, dissoziativen und posttraumatischen Faktoren. Typische Ansätze der DIS-Behandlung messen der Verarbeitung traumatischen Materials große Bedeutung bei.

Der Mixologe hat einige DIS-Patienten behandelt, bei denen praktisch die gesamte Behandlung aus der Identifikation und Abreaktion von Traumata bestand. Anschließend hatte er relativ gesunde und reife Menschen vor sich. Bei anderen DIS-Patienten wurde zwar kurz an Traumata gearbeitet, aber ausschließlich in Gesprächsform, und während des größten Teils ihrer Therapie ging es um Objektbeziehungen. Bei wieder anderen spielten Persönlichkeitsaspekte oder die Beziehungen zu anderen Menschen eine größere Rolle als Traumata. Es gab auch Gruppen, die so sehr mit Problemen beschäftigt waren, die durch andere Psychopathologien verursacht wurden, daß die Arbeit an der DIS-Komponente ihrer Schwierigkeiten fast zu einem Nebenaspekt wurde. Wieder andere Gruppen litten unter mehreren schweren psychischen Störungen gleichzeitig, wodurch die Behandlung zu einer Übung im Jonglieren mit Prioritäten wurde und es erforderlich machte, mehrere Stränge psychotherapeutischer und psychopharmakologischer Arbeit gleichzeitig im Auge zu behalten. Eine nicht unerhebliche Gruppe kämpft so verzweifelt darum, den Alltag zu bewältigen, daß die Behandlung der DIS zurückgestellt wird, weil dem Patienten zunächst geholfen werden muß, den Kopf über Wasser zu halten.

Der Stellenwert der Traumaverarbeitung kann im Laufe einer Behandlung auch stark variieren. Sie kann von peripherer Bedeutung sein oder nur phasenweise stattfinden, wenn andere Probleme den größten Teil der Aufmerksamkeit des Therapeuten erfordern. Und wenn an Traumata gearbeitet wird, kann dies entweder nur kurzzeitig geschehen oder über Jahre im Zentrum stehen.

Diese Vielfalt der Möglichkeiten ist ein wichtiger Grund dafür, Patienten im Rahmen einer Behandlung in jedem Fall mit der Nutzung meiner verschiedenen Komponenten vertraut zu machen. Meine Flexibilität und meine Anpassungsfähigkeit erschließen wichtige Möglichkeiten. Wenn ein Patient meine Komponenten schon kennt, kann ich kurzfristig eingesetzt werden. Meine vielen Möglichkeiten, die Arbeit an Traumata zu beeinflussen und einzugrenzen, sind ideale Voraussetzungen für meine Anwendung in Situationen, in denen nur kurz an einem Trauma gearbeitet werden kann, und mit ihrer Hilfe kann diese Arbeit in solchen Fällen so vonstatten gehen, daß für die Sicherheit und Stabilität des Patienten bestmöglich gesorgt ist.

Kurz und gut: Ganz gleich, welcher Art von DIS-Patient Sie zu helfen versuchen, in jedem Fall empfiehlt es sich, mich in der Nähe zu haben. Obwohl ich Hauptrollen natürlich bevorzuge, spiele ich auch gerne Nebenrollen, kann mich zur Not auch als Charakterdarsteller betätigen und bin mir nicht einmal für Statistenrollen zu schade. Ich versuche nicht, mich so sehr in den Vordergrund zu drängen, daß der Schwanz mit dem Hund wackelt. Aber Sie sollten meine Qualitäten zu schätzen wissen, und wenn es einen Job gibt, der diese Qualitäten erfordert, sollten Sie mich nutzen.

20 Nachwort des Mixologen

Wir kommen nun zum Ende unseres Weges. Die Stimmen schweigen.

Sie werden sich vielleicht fragen, weshalb ich mich gezwungen fühlte, diesen »Befehlshalluzinationen« zu folgen. Das frage ich mich auch.

Wenn ich darüber nachdenke, wie der FAT-Man herausgefunden hat, wie und wann er sich unter meiner Haut einnisten und mich für sein Anliegen kidnappen konnte, glaube ich, ganz entfernt zu ahnen, wie es dazu gekommen sein könnte.

Ich hatte ja schon erwähnt, daß ich in dem Jahr, bevor der FAT-Man mit seiner Kampagne begann, an einigen wissenschaftlichen Konferenzen teilnahm, wo mich viele Beiträge ziemlich aufregten. In allen diesen Fällen ging es um Argumente oder Meinungen, die vieles von dem, was die Pioniere der modernen Auseinandersetzung mit der DIS entwickelt hatten, völlig ignorierten, als unwichtig erscheinen ließen oder sogar implizit entwerteten. Sie übergingen die Bedeutung der Integration, ließen wichtige Beiträge unbeachtet, die für den Gegenstand ihrer Untersuchung oder für ihre Argumentation von unmittelbarer Bedeutung waren, schränkten ihre Analysen von Untersuchungsergebnissen oder Themen so ein, daß Möglichkeiten nicht erschlossen wurden, von deren Nutzung der gesamte Fachbereich profitiert hätte, oder sie veränderten Definitionen fundamentaler Begriffe so, daß ihre Schlußfolgerungen zwar im Rahmen ihrer Studien plausibel waren, auf Leser aber sehr verwirrend wirken mußten, wenn diese annahmen, die zentralen Begriffe würden in diesem Kontext genauso verwendet, wie es in der Literatur über dissoziative Störungen üblich war.

Ich hielt diese Entwicklungen für generell schädlich – für den Fachbereich der Dissoziation, für Therapeuten, die sich in ihrer klinischen Arbeit auf solche Untersuchungen und Expertenmeinungen verlassen, und schließlich auch für Patienten mit dissoziativen Störungen, für die es wichtig ist, daß ihre Therapeuten über die neuesten Erkenntnisse in ihrem Fachbereich informiert sind und ihre Behandlung dementsprechend optimieren.

Der Tag, an dem ich die Stimme des FAT-Man zum ersten Mal hörte, war der dritte Tag einer großen Konferenz, auf der ein Redner nach dem anderen Beiträge der geschilderten Art präsentierte, die mich beunruhigten. Diese Vorgänge regten mich so auf, daß ich die Konferenz sogar zeitweise verließ. Nachdem ich eine Weile unter sehr starken Emotionen gelitten und mit einigen wenigen amerikanischen und europäischen Kollegen, denen ich vertraue, ernste Gespräche geführt hatte, entschloß ich mich, ein Lehrbuch über die Behandlung der DIS zu schreiben, das Therapeuten erklärt, wie sie eine DIS-Behandlung durchführen können, ohne sich durch jene irreführenden und problematischen Dinge irritieren zu lassen, derentwegen ich mir so große Sorgen machte.

Doch dann überfielen mich FAT und TAB. Ich war aufgebracht und zutiefst beunruhigt. Ich hatte gerade einen Nachruf auf den einige Wochen zuvor verstorbenen Jack Watkins verfaßt. Viele von Jack und Helen Watkins entwickelte Techniken waren ebenso wie meine eigenen ohne korrekte Angaben über ihren Ursprung in den Schriften anderer Autoren aufgetaucht. Es waren also viele, viele Stressoren bei mir aktiv, und insofern ist es nicht verwunderlich, daß ich dem, was da auf mich einstürzte, nur begrenzt Widerstand leisten konnte.

Ich habe schon erwähnt, daß jemand, der von sich behauptet, selbst eine Technik entwickelt zu haben, die in der Literatur bereits beschrieben wurde, auf diese Parallelität nach meiner Auffassung in jeder seiner Publikationen nach der ursprünglichen, in der er seinen Ansatz, angeblich in Unkenntnis der früheren Erfindung, beschrieben hat, hinweisen muß. Versäumt der Autor dies, sollte man die Lauterkeit seiner Absichten ernstlich in Zweifel ziehen.

Da ich selbst einmal als Herausgeber eine wissenschaftlichen Zeitschrift betreut habe, ist mir durchaus bewußt, daß man in dieser Hinsicht nicht nur den Autoren Vorwürfe machen kann. Der größte Teil der Schuld liegt vielmehr bei den Gutachtern und Herausgebern von Publikationen, in denen solche mutmaßlich neuen Ansätze beschrieben werden. Ein Autor, der relativ isoliert arbeitet, kann durchaus einmal auf eine Idee kommen, die bereits publiziert wurde. Vielleicht war seine Literaturrecherche nicht ausreichend, und er weiß deshalb gar nicht, daß er den Leistungen seiner Vorgänger Anerkennung schuldet. Ich selbst habe als Autor unabsichtlich Fehler gemacht und war dann den Gutachtern dankbar, die mich darauf hinwiesen und mir so ermöglichten, einen kompetenteren und korrekteren Artikel zu veröffentlichen. Ich habe sogar einmal eine Entschuldigung publiziert, weil ich versehentlich die Leistung eines anderen Autors übersehen hatte, die man als eine Art Vorläufer zu einer meiner eigenen Entdeckungen verstehen konnte.

Kein Autor ist vollkommen. Mängel eines zur Veröffentlichung eingereichten Manuskripts aufzuspüren und dadurch den Autor und die Publikation vor peinlichen Fehlern zu bewahren, die Kritik verschiedenster Art hervorrufen kann, ist die Aufgabe von Gutachtern und Herausgebern.

Wenn einem Herausgeber keine erfahrenen Gutachter zur Seite stehen und wenn die Gutachter für einen Fachbereich, mit dem sie in einem ihnen vorgelegten Manuskript konfrontiert werden, keine Experten sind oder sie nicht die erforderliche Sorgfalt walten lassen, bleibt dem Autor das Feedback vorenthalten, das er braucht, um einen Text publizieren zu können, der wissenschaftlichen Anforderungen wirklich genügt. Gute wissenschaftliche Arbeit schließt die Anerkennung der Arbeit von Vorgängern ein. Daß es in bestimmten Bereichen heute üblich zu sein scheint, dies zu ignorieren, macht mir große Sorgen. Möglicherweise werde ich mich mit diesem Problem noch einmal speziell beschäftigen, aber in diesem Buch werde ich es nicht tun.

Während ich mich darauf freue, mit der Arbeit an einem Artikel über Empathie zu beginnen, der mir schon eine Weile im Kopf herumschwirrt, und während ich anfange, jenes Lehrbuch über die DIS-Behandlung zu konzipieren, das ich zu schreiben beschlossen hatte, bevor mein aufdringlicher Co-Autor mir dabei in die Quere gekommen ist, hoffe ich nun sehr, daß der FAT-Man und seine Freunde, falls sie einmal wieder etwas zu sagen haben, sich mir und meinen Vorhaben gegenüber in Zukunft kollegialer und unterstützender verhalten werden. Ich empfände das als einen Akt besonderer Freundlichkeit mir gegenüber.

Das könnte dir so passen, du Depp!

Die Anhänge

Anhang I Ein Überblick über die DIS-Behandlung

Anhang II Der von Catherine G. Fine entwickelte BASK-Ansatz der Fraktionierung

Anhang III Was Sie über Hypnose wissen müssen, um die Technik der Fraktionierten Abreaktion zu verstehen

Anhang IV Eine Einführung in die Howard Alertness Scale

Anhang I

Ein Überblick über die DIS-Behandlung

Die Behandlung der DIS und verwandter Formen von NNBDS orientiert sich grundsätzlich an jener dreiteiligen Basisstruktur der Traumabehandlung, die erstmals von Judith Herman (1992/1998) beschrieben wurde und die Janet als erster konzipiert hat (van der Hart, Brown & van der Kolk 1986). Im Sinne Hermans dient die *erste*, *Sicherheit* genannte Phase dazu, Patienten vor weiterer Schädigung zu bewahren, im Rahmen der Behandlung eine sichere haltende Umgebung zu schaffen und vielfältige Stärken aufzubauen, um den Patienten zu stabilisieren und ihn auf die *zweite* Behandlungsphase, *Erinnern und Trauern*, vorzubereiten. In ihr wird die schmerzliche Vergangenheit rekapituliert, wobei der Therapeut gegenüber dem Schmerz und dem Leiden des Patienten als mitfühlender Zeuge fungiert; außerdem gibt diese Phase Gelegenheit, die erlittenen Verluste und Schädigungen zu betrauern, und das traumatische Material wird in ihr verarbeitet. In der *dritten* Phase, *Wiederverbindung* genannt, wird versucht, den Geist des Patienten zu reintegrieren, bestehende positive Beziehungen des Patienten zu reaktivieren oder ihn auf die Entwicklung solcher Beziehungen in Zukunft vorzubereiten, und ihm zu helfen, wieder die Aufgaben und Verpflichtungen eines Menschen mit normaler Funktionsfähigkeit zu übernehmen oder diese zum ersten Mal zu erfüllen.

Hinsichtlich der Behandlung von DIS und verwandter Formen von NNBDS stehen die neun Phasen des von Kluft (1991a) entwickelten Behandlungsmodells völlig im Einklang mit den Vorstellungen von Herman (1992/1998). Beide Modelle stimmen darin überein, daß sich die verschiedenen Phasen manchmal überlappen und daß dies bei der Behandlung von DIS/NNBDS besonders erwähnenswert ist, insofern bei Psychotherapien dieser Art einige Anteile ihre Probleme schon durchgearbeitet und integriert haben können, bevor andere auch nur entdeckt wurden. Deshalb ist es für solche Therapien typisch, daß über längere Zeit in allen drei Phasen gleichzeitig gearbeitet wird.

Die neun von Kluft (1991a) beschriebenen Phasen sind:

1. Einleiten der Psychotherapie
2. Vorbereitende Interventionen
3. Anamnese und Kartieren
4. Traumaumwandlung
5. Annäherung an die Integration/Auflösung
6. Integration/Auflösung
7. Erlernen neuer Bewältigungsfertigkeiten
8. Festigung und Durcharbeiten der erzielten Erfolge
9. Follow-up

Im folgenden werden diese neun Phasen jeweils kurz beschrieben. Man beachte, daß sie nicht einem bestimmten Modell und keiner bestimmten theoretischen Orientierung entsprechen. Ebensowenig stehen sie mit irgendeinem bereits existierenden allgemein anerkannten Paradigma in Einklang. Vielmehr spiegeln die neun Phasen die Beobachtungen, die ich hinsichtlich des Verlaufs der Behandlungen meiner Patienten gemacht habe. Wie sich später herausstellte, entsprechen sie den frühen Erkenntnissen von Pierre Janet (van der Hart, Brown & van der Kolk 1986) und Herman (1992/1998). Die folgenden Zusammenfassungen stimmen weitgehend mit denjenigen in Kluft (1999) überein.

1. *Einleiten der Psychotherapie* Dies erfordert, eine Atmosphäre der Sicherheit zu schaffen, in der die Anamnese des Patienten weitgehend abgeschlossen werden kann, der Behandlungsrahmen verläßlich abgesteckt und mit dem Aufbau einer therapeutischen Allianz begonnen wird. Beginnt der Patient die Behandlung zu verstehen und zu akzeptieren, kann er in Kenntnis seiner Situation und der geplanten Behandlung in die Arbeit einwilligen, und der Therapeut kann anfangen, sich mit dem entmutigten Zustand des Patienten zu befassen.

2. In der Phase der *vorbereitenden Interventionen* werden die leichter erreichbaren Alter-Persönlichkeiten kontaktiert, mit ihnen werden Verträge bzw. Vereinbarungen bezüglich ihrer Sicherheit und ihrer Kooperation ausgehandelt, und es wird an der Verbesserung der Kooperation und Kommunikation zwischen den Alter-Persönlichkeiten gearbeitet. Soweit wie möglich werden Symptome gelindert, Bewältigungsfertigkeiten gestärkt und Techniken der Selbstberuhigung, der Erdung und des Containment vermittelt.

3. *Anamnese und Kartieren* beinhalten, daß sich der Therapeut über die Alter-Persönlichkeiten und ihre jeweilige Geschichte sowie über das Alter-System und seine Regeln für die Interaktion miteinander und mit der Außenwelt informiert. Die innere Welt der Alter-Persönlichkeiten (»die dritte Realität«) und ihre Interaktion mit der Außenwelt werden untersucht, und die Probleme und Anliegen der verschiedenen Anteile werden erörtert. Nachdem der Therapeut mehr über die individuellen und interaktionellen Schwierigkeiten der verschiedenen Alter-Persönlichkeiten herausgefunden hat, bemüht er sich um eine stetige Verbesserung der Kooperation zwischen ihnen. Die Kartierung des Systems und dessen Verständnis kommen der Behandlungsplanung zugute.

4. In der Phase der *Traumaumwandlung* geht es um die Erschließung und Verarbeitung der überwältigenden Erlebnisse, die der Patient als autobiographische Ereignisse vorgestellt hat. Weil diese Phase und das, was in ihr geschieht, das zentrale Thema dieses Buches bilden, werde ich hier nur darauf hinweisen, daß Containment und Sicherheit während des gesamten Prozesses der Traumaverarbeitung die wichtigsten Anliegen bleiben.

5. In der Phase der *Annäherung an die Integration/Auflösung* wird das traumatische Material unter Einbeziehung mehrerer oder aller Alter-Persönlichkeiten durchgearbeitet. Dabei werden zunehmend Kooperation, gegenseitige Wahrnehmung und Identifikation sowie Empathie gefördert. Gewöhnlich ist in dieser Phase eine starke Verringerung innerer Konflikte zu beobachten, und es fällt auf, daß viele Anteile weniger eigenständig und separat agieren. Manchmal kommt es zu starker Identitätskonfusion.

6. In der Phase der *Integration/Auflösung* bewegt sich der Patient in Richtung einer neuen, für ihn angenehmeren und solideren Einstellung sowohl sich selbst als auch anderen gegenüber. Zur Auflösung kommt es, wenn die Alter-Persönlichkeiten eine zuverlässige und konsistente Zusammenarbeit entwickelt haben, was in der Regel mit einer schon guten, aber noch unvollständigen Integration verbunden ist, wobei die Getrenntheit allerdings noch weitgehend erhalten bleibt. Integration beinhaltet die Verbindung der Anteile zu einer konsistenten und gut funktionsfähigen Einheit.

7. Für ehemalige DIS/NNBDS-Patienten ist das *Erlernen neuer Bewältigungsfertigkeiten* wichtig. Da sie nun stabiler sind, können sie sich vergegenwärtigen, daß es noch viele andere Arten von Problemen und Anliegen gibt, mit denen sie sich befassen müßten. Sie müssen Alternativen zu dissoziativem Coping entwickeln, und

eventuell müssen sie sich mit vielen für ihr weiteres Leben und ihre Beziehungen wichtigen Entscheidungen befassen, die sie während des stürmischeren Teils der Behandlung, in dem sie ihrer selbst weniger bewußt waren, hatten zurückstellen müssen.

8. Wenn der DIS-/NNBDS-Patient weiter an dem, was er gelernt hat, arbeitet, und wenn er sich bemüht, stabil und handlungsfähig zu bleiben, ohne sich auf dissoziative Strukturen und Abwehrmechanismen verlassen zu müssen, verlagert sich der Schwerpunkt der Arbeit auf die *Festigung und das Durcharbeiten der erzielten Erfolge*. Oft muß zu diesem Zweck an der Übertragung gearbeitet werden. Manchmal ist es auch notwendig, an zuvor nicht zugänglichen Persönlichkeitsproblemen zu arbeiten. Der Therapeut muß bereit sein, als sehr aktiver und unterstützender Coach zu fungieren und dem Patienten auf diese Weise bei der Auseinandersetzung mit Beziehungsproblemen und zwischenzeitlich auftretenden Stressoren oder Traumata zu helfen.

9. Statt eines definitiven Abschlusses wird ein *Follow-up* empfohlen. Die Stabilität der Integration und die Funktionalität der Auflösung sollten über längere Zeit beobachtet werden. Nicht selten tauchen im Laufe der Zeit weitere Schichten von Alter-Persönlichkeiten auf. Die Häufigkeit schmerzhafter Bindungsprobleme und des Unvermögens, Verluste zu verkraften, die bei Patienten dieser Art zu beobachten ist, läßt vermuten, daß ein formeller Abschluß der Behandlung unnötig traumatisch und verkomplizierend wirken kann. Deshalb habe ich mir angewöhnt, die Frequenz der Follow-up-Sitzungen allmählich auszudünnen, bis sie schließlich nur noch alle paar Monate einmal stattfinden, und diese Kontaktfrequenz für unbegrenzte Zeit aufrechtzuerhalten. Solche Kontakte ermöglichen, Rückfälle zu verhindern oder bei einem Rückfall optimal einzugreifen und dadurch Regressionen und Erkrankungen zu minimieren. Es ist nämlich sehr schwierig, bei einem DIS-Patienten, zu dem der Therapeut schon länger keinen Kontakt mehr hat, einen Rückfall unter Kontrolle zu bringen und zu beheben. Wenn zunächst der Kontakt wiederhergestellt werden muß, wird ein optimales und noch rechtzeitiges Eingreifen in die akute Situation deutlich erschwert. Besser erhält man einen gewissen zuverlässigen Kontakt aufrecht und sorgt dafür, daß man über die aktuelle Situation des Patienten im Bilde bleibt, denn dann kann man ihm am besten helfen, aus schwierigen Situationen wieder herauszufinden.

Mit der Epidemiologie der Rückfallsphänomene befaßt sich Kluft (1986a). Die Prognose für DIS-/NNBDS-Patienten, die auf diese Weise beobachtet werden, ist offenbar recht positiv.

Anhang II

Catherine G. Fine, Ph. D., und ihr BASK-Ansatz der Fraktionierung

In diesem Buch geht es in erster Linie um die Technik der Fraktionierten Abreaktion, die ich 1978 entwickelt und danach verfeinert habe. Meine Kollegin Catherine G. Fine, Ph. D., hat unabhängig von mir eine andere Möglichkeit der Nutzung dieses Konzepts erarbeitet und in ihre eigene Behandlungsmethode integriert. Während meine Art, die Technik der Fraktionierten Abreaktion zu nutzen, als Zusatz zu jeder Art von psychotherapeutischer Behandlung eingesetzt und verstanden werden kann, ist Dr. Fines Methode organisch aus ihrem eigenen Interventionsmodell entstanden. Die Technik der Fraktionierten Abreaktion ist ein wichtiger Baustein dieses Modells, und ein inhärenter und unverzichtbarer Teil von Dr. Fines taktisch-integrationalistischem Ansatz. Interessierten Lesern, die sich gründlicher mit ihrem Ansatz beschäftigen wollen, seien hiermit ihre eigenen Schriften empfohlen (Fine 1991, 1993). Es folgt eine sehr kurze Zusammenfassung, die Dr. Fines Bemühungen eigentlich nicht gerecht wird. Inhalt und Argumentationslinie dieses kurzen Überblicks entsprechen weitgehend ihrem Artikel aus dem Jahre 1993.

Eine Warnung sei an dieser Stelle ausgesprochen: Dr. Fines Techniken sind Bestandteile einer übergeordneten Methode mit eigener inhärenter Logik. Sie wurde mit der ausdrücklichen Zielsetzung entwickelt, das Wohl des Patienten optimal zu fördern. Wenn man die von Dr. Fine entwickelten Techniken aus diesem Zusammenhang reißt, kann dadurch einerseits ihre Wirksamkeit beeinträchtigt werden, und andererseits kann sich ein solches Vorgehen als für den Patienten verwirrend und schädlich erweisen. Sie hat ihre Elemente als Bestandteile einer Methode entwickelt, deren übergeordnete Intention es ist, die Stabilität des Patienten optimal zu schützen. In diesem Sinne bilden die einzelnen Techniken ein kohärentes und gut abgestimmtes Ganzes, und deshalb sollte man sie auch in Verbindung miteinander benutzen.

Die in diesem Buch beschriebene Technik der Fraktionierten Abreaktion ist aus einem völlig anderen Therapieverständnis heraus entstanden, und sie wurde dazu geschaffen, in Verbindung mit anderen therapeutischen Methoden eingesetzt zu werden. Ein Aspekt meines Ansatzes (Sie kennen mich als den Mixologen) besteht darin, Patienten Fertigkeiten zu vermitteln, die sie entweder in ihrer Gesamtheit oder in Form ausgewählter Bestandteile oder gar nicht nutzen können. Dr. Fines Techniken umfassen weder etwas, das der Anwendung der FAT in ihrer vollständigen Form gleicht, noch etwas, das sich mit den weniger differenzierten Mini-Me-Versionen vergleichen ließe. Sie beschäftigt sich mit Erwägungen, wie ich sie in Zusammenhang mit einigen anderen Interventionen anstelle, und bezieht sich fast auf die gleiche Thematik wie ich, wenn auch auf eine etwas andere Weise.

Dr. Fines Modell der Taktischen Integration hat eine kognitive Grundlage. Die damit verbundenen Interventionen verstärken umsichtig und transparent die kognitiven Fertigkeiten von Patienten, um sie auf die bevorstehende Traumaarbeit vorzubereiten. Sie arbeiten an verzerrten oder irrationalen Überzeugungen, und ihnen wird beigebracht, ein experimentelles Modell zu nutzen, um tiefsitzende Überzeugungen zu überprüfen, als handle es sich dabei um wissenschaftliche Hypothesen. Problematische Überzeugungen werden korrigiert. Unterbleibt eine solche Überprüfung, besteht nicht nur die Gefahr der Wiederholung früherer Erlebnisse und Situationen, sondern es wird auch schwieriger, wenn nicht sogar unmöglich, die Affekte des Patienten mit einer weniger verzerrten und – so ist zu hoffen – realitätsorientierteren kognitiven Grundlage zu verbinden, eine wichtige Voraussetzung dafür, daß der Patient sich im Laufe der Traumaarbeit weiterentwickeln und lernen kann. Eine kognitive Umstrukturierung ist für Dr. Fine zwingende Voraussetzung für wirksame Abreaktionsarbeit.

Die kognitive Umstrukturierung ist ein fortlaufender Prozeß, der es dem Patienten ermöglicht, die Welt besser zu verstehen. Man muß Patienten einen Ersatz für ihre irrationalen Überzeugungen anbieten, die im Rahmen der Behandlung in Frage gestellt werden. Letztlich zielt dies auf eine korrekte Realitätsprüfung, die aber erst erfolgen kann, nachdem am traumatischen Material gearbeitet und die durch dieses verursachte Beeinträchtigung der Kognition verringert oder sogar völlig eliminiert wurde.

In der von Dr. Fine so genannten *Phase der Affektunterdrückung* entwickelt sich die therapeutische Allianz so weiter, daß sie alle oder zumindest möglichst viele der existierenden Teilpersönlichkeiten umfaßt. Auch die Stärken, die erforderlich sind, um den Affekt bis zum Abschluß der Traumaarbeit einzugrenzen, werden weiterentwickelt. Überdies muß die kognitive Struktur des Geistes und die Welt der (Teil-)Persönlichkeiten erforscht und kartiert werden. Auch die Kommunikation wird gefördert, und manchmal ist die kognitive Regulierung neu entdeckter Anteile notwendig. Das Kartieren und Entdecken der »Geschichten« der Alter-Persönlichkeiten bieten weitere Möglichkeiten, die erforderliche Traumaarbeit zu antizipieren, und außerdem ermöglicht dies dem Therapeuten, weiter an der Korrektur kognitiver Verzerrungen zu arbeiten. Da ich Dr. Fines Methoden des Kartierens verwende und diese schon andernorts beschrieben wurden, werde ich mich hier nicht noch einmal damit beschäftigen.

Die nächste Phase der Behandlung ist die *Phase der Affektverdünnung*. Während die Alter-Persönlichkeiten aufgefordert werden, ihr Leben zu beschreiben, werden sie vor der vollen Intensität ihres Schmerzes sowohl durch ihre eigenen dissoziativen Abwehrstrukturen als auch durch den Beistand und die Interventionen des Therapeuten geschützt. Dieser studiert die Kartierung und entwickelt so ein tieferes Verständnis der Struktur des Alter-Systems. Gruppen von Anteilen, die mit bestimmten kognitiven oder affektiven Themen oder beidem verbunden sind, werden identifiziert. Erlebnisse werden innerhalb von Gruppen ähnlicher Anteile oder solcher mit ähnlichen Anliegen verarbeitet und von der Gastgeber-Persönlichkeit ferngehalten, um die Funktionsfähigkeit des Patienten zu schützen. Sobald sie anfangen, in andere Bereiche des Geistes »einzusickern«, wird ihre Wirkung verdünnt und ist somit weniger intensiv – was den Umgang mit ihnen erleichtert.

So wie Dr. Fine die Fraktionierte Abreaktion einsetzt, handelt es sich dabei um eine andere Technik der Affektverdünnung. Abreaktionen dienen in diesem Zusammenhang dazu, Alter-Persönlichkeiten zu helfen, ihre Wahrnehmungen der Vergangenheit und die Reaktionen, die sie für adäquat (oder zumindest im jeweiligen Kontext verständlich) hielten, von ihren Wahrnehmungen der Gegenwart und ihrem zunehmenden Verständnis dessen, welche Arten von Reaktionen in der Gegenwart adäquat sind, zu unterscheiden. Sie dienen ebensosehr der Umerziehung wie der Auflösung schmerzhafter Gefühle, und sie tragen dazu bei, die Verbindung zu den Dimensionen des von Braun (1988a, b) beschriebenen BASK-Systems (Verhalten, Affekt, Empfindung und Wissen) wiederherzustellen.

Dr. Fines Fraktionierung nähert sich den Zielen der Abreaktion in kleinen Teilschritten. Gefühle werden langsam und vorsichtig mit autobiographischen Erlebnissen verbunden. Dem Bemühen um Abreaktion geht jeweils kognitives Umstrukturieren voran und folgt ihm. Außerdem entspricht das Paradigma dem der systematischen Desensibilisierung, der allmählichen Bezwingung eines phobischen Reizes von ehemals lähmendem Ausmaß. Hierdurch wird außerdem ein Gefühl der eigenen Kompetenz, Kontrolle und Selbstwirksamkeit gefördert.

Dr. Fine nutzt auch gemeinschaftliche Abreaktionen, wobei verschiedene Alter-Persönlichkeiten zeitweilig miteinander verbunden werden, so daß sie Stärken, Informationen und Erlebnisse austauschen können. Weil sie nicht mehr allein sind, sondern viele, sind sie zur Konfrontation mit traumatischem Material besser in der Lage. Diejenigen, die schon eine gewisse Meisterschaft erreicht haben, können mit erfahreneren und versierteren arbeiten. Ebenso können stärkere Teilpersönlichkeiten mit schwächeren zusammenarbeiten. Die zeitweise miteinander verbundenen Anteile lernen durch ihre gemeinschaftlichen Erlebnisse sehr viel. Sie wissen es zu schätzen, daß sie nicht mit der gesamten Problematik auf einmal konfrontiert werden und daß sie mit ihren Ängsten nicht mehr allein sind. Außerdem wird es den beteiligten Anteilen so möglich, verschiedene Einstellungen und Verständnisweisen aus nächster Nähe und ganz persönlich zu erleben. Bei der Auswahl der zu verbindenden Anteile muß man sehr umsichtig vorgehen. Es gibt Anteile, die einander zwar sehr ähneln und somit kompatibel sind, die aber trotzdem nicht miteinander verbunden werden sollten, weil das zum betreffenden Zeitpunkt von großem Nachteil sein könnte, auch wenn es nur um eine temporäre Verbindung geht. Ein besonders absurdes Beispiel hierfür ist, daß man wohl kaum ähnliche Anteile von Mißbrauchstätern miteinander verbinden wollen würde oder Anteile, die sich in ihren selbstzerstörerischen Tendenzen oder in ihrem Hang zum Ausagieren ähneln.

Insgesamt ermöglichen diese Methoden es dem Alter-System von DIS-/NNBDS-Patienten, allmählich, aber unaufhaltsam die Last des Schmerzes, den die einzelnen Anteile und der Patient als Ganzes mit sich herumschleppen, zu verringern.

Anhang III

Was Sie über Hypnose wissen müssen, um die Technik der Fraktionierten Abreaktion zu verstehen

In dieser kurzen Einführung in die Hypnose stütze ich mich fast ausschließlich auf die Konzepte und Definitionen von Herbert und David Spiegel (2004). Dazu habe ich mich entschieden, weil diese beiden Autoren sehr saubere und klare Vorstellungen haben und weil ich aufgrund meiner eigenen Untersuchungen (Kluft 2012b, c, d) zu der Überzeugung gelangt bin, daß ihr Modell für die Nutzung von Hypnose in Ausbildungszusammenhängen und in klinischen Situationen das zur Zeit sicherste und beste ist. Und da ich die Behelligung meiner Leser mit den komplexen und tiefgründigen Debatten über die Definition der Hypnose für eine extrem grausame Bestrafung halte, werde ich es ihrem persönlichen Ermessen überlassen, ob sie sich so zweifelhaften Vergnügungen hingeben wollen.

(**FAT-Man**: *Ihr habt wohl geglaubt, ihr wäret schon mit mir fertig! Ihr solltet wissen, daß der Mixologe in wichtigen Vorträgen anläßlich wissenschaftlicher Konferenzen von Gesellschaften für Hypnose hier und in anderen Ländern gesagt hat, er fürchte, wenn er sehr böse sei und deshalb nach seinem Tod in die Hölle geschickt werde, sobald er in den Eingeweiden des Infernos angekommen sei, werde der Teufel anordnen, daß er für alle Ewigkeit an einer Definition der Hypnose arbeiten müsse, mit der jedermann einverstanden ist!)*

Nun, das ist wahr. Das ist meine Geschichte, und ich halte mich daran. Sie können froh sein, daß ich Sie von diesem umstrittenen Thema ferngehalten habe. Alles, was Sie ab hier lesen werden, ist, soweit nicht anders angegeben, eine Paraphrase auf die Erörterungen in Spiegel und Spiegel (2004). Ich verzichte auf präzise Zitate, weil ich am ursprünglichen Text einige kleine Änderungen hinsichtlich der Betonung und Zielrichtung der Darstellung vorgenommen habe, die für das im vorliegenden Buch behandelte Thema wichtig sind.

Wie sollten wir Hypnose verstehen? Ich werde Ihnen erklären, was Hypnose ist und was nicht. Hypnose ist ein psychophysiologischer Zustand aktivierter und fokussierter Konzentration einer rezeptiven Art – d. h., die Fokussierung auf das, was der Geist aufnimmt, ist in diesem Zustand intensiviert. Mit diesem intensivierten Fokus ist eine Verringerung der Aufmerksamkeit bezüglich all dessen verbunden, was für den Gegenstand des Fokus peripher ist. Dieser Zustand kann spontan eintreten. Er kann auch von der Person selbst induziert werden. Und jemand anders kann die Person durch einen Induktion genannten Prozeß in den hypnotischen Zustand geleiten.

Wenn jemand hypnotische Phänomene besonders gut demonstrieren kann, wird diese Fähigkeit Hypnotisierbarkeit genannt. Sie basiert primär auf der genetischen Anlage des Betreffenden, doch ob es in einem bestimmten Augenblick möglich ist, dieses Talent zu erschließen und zu nutzen, kann von interpersonalen und motivationalen Faktoren abhängen. Je nachdem, auf welche Untersuchungen man sich beruft, kann man von einer mehr oder minder starken Hypnotisierbarkeit bei 85–90 Prozent der Bevölkerung ausgehen. Zwischen 5 und 10 Prozent reagieren kaum oder überhaupt nicht auf Bemühungen, hypnotische Phänomene hervorzurufen. Diese Gruppe wird als »schwer hypnotisierbar« oder »nicht hypnotisierbar« bezeichnet. Zwischen 8 und 15 Prozent der Untersuchten sprechen auf Bemühungen, eine große Zahl von anspruchsvolleren hypnotischen Phänomenen hervorzurufen, gut an und werden deshalb als »stark hypnotisierbar« oder als »hypnotische Virtuosen« bezeichnet. Bei der restlichen Gruppe lassen sich die verschiedensten Abstufungen von Reaktionen auf Bemühungen, hypnotische Standardphänomene hervorzurufen, erkennen.

Insofern Hypnose immer von den Fähigkeiten des Hypnotisanden oder Patienten abhängt und schwer oder nicht hypnotisierbare Probanden und Patienten auf hypnotische Suggestionen entweder minimal reagieren oder ihre Reaktion von anderen Einflüssen abhängt, ist es angemessen zu sagen, daß die Hypnosefähigkeit beim Hypnotisanden oder Patienten liegt und nicht primär vom Können des Hypnotiseurs abhängt. Viele haben dies in der Maxime »Jede Hypnose ist Selbsthypnose« zusammengefaßt.

Deshalb sind fast alle karikierenden und stereotypen Fehldeutungen der Hypnose als einer mächtigen und dominierenden Übung in autoritärer Suggestion irreführend und unzutreffend. Da auf einige Menschen aber unter bestimmten Umständen tatsächlich ein Einfluß dieser Art ausgeübt werden kann, ist es verständlich, daß sich solche Sorgen, mögen sie auch noch so sehr überschätzt werden, hartnäckig halten. Wenn solche Einflüsse tatsächlich ausgeübt werden, beruhen sie in der Regel auf Irreführungen der Betroffenen, was bedeutet, daß das, wozu sie genötigt werden, von ihnen als im Einklang mit ihren Werten verstanden wird.

Weil Hypnose eine andere Verteilung der Aufmerksamkeit erfordert, hat sie keine essentielle Verbindung zu vielem von dem, was ihr zugeschrieben wird. Hypnose ist ein Katalysator, ein Förderer, der die Wirkung des Kontexts, in dem sie genutzt wird, und die in diesem Kontext vorgenommenen Interventionen verstärkt, wenn die Aufmerksamkeit des Patienten auf sie gerichtet wird, ohne daß ablenkende periphere Einflüsse zur Geltung kommen.

Zu Freuds Zeit nutzte man Hypnose hauptsächlich, um die Wirkung autoritärer Suggestionen zu verstärken. Bis heute bringen viele Hypnose mit einem archaischen autoritären Ansatz der Behandlung psychischer und physischer Probleme in Verbindung. Doch diese Sicht hat so gut wie nichts mit den Methoden und Interventionen zu tun, zu deren Förderung Hypnose in den letzten ca. 50 Jahren benutzt wurde.

In der Hypnose spielen Dissoziation, Versunkenheit und Suggestion wichtige Rollen. Es muß einleuchten, daß bei einer Umorientierung der Aufmerksamkeit auf ein anderes Objekt (Absorption) die Aufmerksamkeit von anderen Objekten abgezogen werden muß (Dissoziation). Dadurch werden die Voraussetzungen für die Aufnahme von Suggestionen geschaffen, ohne daß der Geist energetisch so mobilisiert wird, daß die Wirkung der eintreffenden Suggestionen dadurch beeinträchtigt würde. Weil die allgemeine Realitätsorientierung (Shor 1958) verringert wird, wird auch das kritische Urteilsvermögen geschwächt, was die Beschäftigung mit neuen Optionen und deren Übernahme ermöglicht. Beispielsweise kann so der durch eine Metastase in einem Knochen verursachte Schmerz durch eine angenehm warme Empfindung ersetzt werden. Dies öffnet tatsächlich auch der mißbräuchlichen Nutzung von Hypnose Tür und Tor, die allerdings in der Regel mit größeren Schwierigkeiten verbunden ist, als Laien sich vorstellen können und als viele glauben, die den Wert der Hypnose schmälern wollen. Es ist schon eine massive Verwirrung und Irreführung erforderlich, wenn man Menschen dazu bringen will, Handlungen auszuführen, die seinen Wert- und Moralvorstellungen geradezu entgegengesetzt sind, und ihn zu dem Glauben zu bringen, daß sie adäquat und wünschenswert oder sogar notwendig sind.

Obwohl ein Mensch in Trance in gewisser Hinsicht verletzbar ist, eröffnen sich ihm andererseits viele Möglichkeiten, die ihm nützlich sein können. Die Kunst des Therapeuten und die Qualität der Zusammenarbeit zwischen Therapeut und Patient sind entscheidend dafür, ob es gelingt, aus den Möglichkeiten, die der hypnotische Zustand bietet, optimalen Nutzen zu ziehen und die mit der Verletzbarkeit in diesem Zustand verbundenen Risiken zu minimieren. Im vorliegenden Buch wurde Hypnose häufig genutzt, um entweder pathologische dissoziative Barrieren zu umgehen oder um neue, besser schützende Strukturen zu schaffen.

Ein Mensch kann sich in tiefer Trance befinden und trotzdem den Eindruck erwecken, er sei hellwach. Die Vorstellung, Hypnose gleiche dem Schlaf, ist ein Artefakt theoretischer Überzeugungen und sowohl offen als auch verdeckt gegebener Suggestionen, die sich auf Verhaltensweisen beziehen, die Hypnotisanden zeigen sollen, um zu demonstrieren, daß sie sich in einem hypnotischen Zustand befinden. Oft bedienen sich hypnotische Induktionen und Metaphern einer implizierten Analogie von Hypnose und Schlaf. Wird dies sprachlich zum Ausdruck gebracht und dringt es in die Erwartungen und Interventionen einer hypnotischen Prozedur ein, können dadurch tatsächlich schlafartige Phänomene hervorgerufen werden, verbunden mit der Erwartung, daß das Verlassen des Trancezustandes dem »Aufwachen« gleicht. Doch jene Verlagerung der Aufmerksamkeit, welche die Essenz der Hypnose ist, kann bei Menschen auftreten oder induziert werden, bei denen kein Anzeichen für schlafähnliches Verhalten erkennbar ist. Tatsächlich kann er sich sogar in einem hypnotischen Zustand befinden, während er sich einem intensiven Körpertraining widmet.

Dissoziative Störungen im allgemeinen (aber nur bestimmte Formen der Depersonalisierungsstörung) sind mit einer Umverteilung der Aufmerksamkeit verbunden, wobei der Fokus auf bestimmte Objekte gerichtet und von anderen abgezogen wird. Das Wesen dissoziativer Störungen und die mit ihnen verbundenen Phänomene beinhalten viele hypnotische Elemente (Bliss 1986; Braun 1983). Insofern ist es nur natürlich, wenn wir die Hypnose für die Behandlung dissoziativer Störungen zu nutzen versuchen.

Anhang IV

Einführung in die Howard Alertness Scale

Die *Howard Alertness Scale* (HAS) wurde bereits vorgestellt. Ich möchte ihre Bedeutung hier durch eine weitere Anekdote veranschaulichen und dann mit Genehmigung von Frau Dr. Howard sowohl ihre Skala als auch meine eigenen Kommentare und zusätzliche Instruktionen dazu vorstellen, wobei letztere natürlich kein Bestandteil der HAS sind, aber eventuell in eine Revision Eingang finden werden, über die Frau Dr. Howard nachdenkt.

Ich hielt einmal einen Vortrag bei einer Veranstaltung einer lokalen Hypnosegesellschaft. Alle anwesenden Mitglieder waren sehr erfahren in Hypnose. Alle behaupteten von sich, gut hypnotisierbar zu sein. Sie baten mich, die Anwendung der HAS zu demonstrieren, über die ich gesprochen hatte. Nachdem alle die globalen Grundwerte der HAS bei sich festgestellt hatten und ich sie aufgefordert hatte, bestimmte Indikatoren für das Gefühl, sich im Wachzustand zu befinden, im Bewußtsein zu behalten, forderte ich sie auf, sich autohypnotisch in Trance zu versetzen, jeder so, wie er es gewöhnt war. Ein wenig später versetzte ich sie durch permissive Suggestionen wieder in den Wachzustand. Einige benötigten zwar direktivere Hilfe, um wieder völlig wach zu werden, aber letztlich erklärten alle, sie hätten den Trancezustand definitiv verlassen.

Dann forderte ich die Teilnehmer auf, sich an die Phänomene zu erinnern, die sie als Indikatoren für den Zustand der Wachheit ausgewählt hatten, ihren Zustand aufgrund dieser Phänomene global einzuschätzen und die Hand zu heben, sobald sie zu ihren HAS-Basiswerten zurückgekehrt wären. Über 80 Prozent derjenigen, die erklärt hatten, sie befänden sich nicht mehr in Trance, gaben daraufhin zu, sie seien weder zu ihrer globalen HAS-Grundlinie zurückgekehrt, noch hätten sie bezüglich aller persönlichen Indikatoren für Wachheit wieder den Ausgangswert erreicht. Dies bestätigte die Hypothese – oder stand zumindest mit ihr im Einklang –, daß die HAS zuverlässiger anzeigt, ob ein Proband oder Patient den Zustand der

Trance verlassen hat, als der subjektive Eindruck der Betreffenden oder die Beobachtungen eines kompetenten und erfahrenen Hypnotiseurs es vermögen.

Meine eigene Praxis besteht darin (wie die obige Vignette zeigt), meine Probanden oder Patienten zu bitten, drei bis fünf sensorische Indikatoren für ihren Wachzustand sowie ihre globale Einschätzung derselben zu nennen und diese zum Maßstab für Wachheit zu machen. Nach einem Versuch, sie wieder aufzuwecken, und nachdem sie ihre eigene globale Einschätzung angegeben haben, fordere ich sie auf, sich ihre persönlichen Indikatoren für Wachheit zu vergegenwärtigen, mir deren aktuelle Werte zu nennen und zu sagen, ob sie zu ihren Ausgangswerten zurückgekehrt sind.

Ich verfahre so, weil ich in meinen Untersuchungen (Kluft 2012b) festgestellt habe, daß die meisten Kollegen, die an Workshops für Fachleute teilnehmen, nur ungern zugeben, daß bei ihnen generelle Trancereste bestehen, sie aber andererseits bereit sind, eine weniger allgemeine Beeinträchtigung ihres Wachzustandes zuzugeben. In meiner neuesten Feldstudie gab eine Probandin einen posthypnotischen globalen Indikator an, dem zufolge sie wieder vollständig zur Grundlinie zurückgekehrt war, doch sie gab nicht zu, daß sich ihre Beine, die bei der Messung der Grundlinienwerte fest auf dem Boden gestanden und sich stark angefühlt hatten, nun ziemlich gummiartig anfühlten und daß sie Angst hatte aufzustehen. Daraufhin wurde erneut am Wiederaufwecken gearbeitet, bis sich die Beine der Frau wieder normal anfühlten. Ohne diese Untersuchung wäre sie bei dem Versuch aufzustehen vielleicht zusammengebrochen, oder sie wäre während des nächsten Vortrags in diesem Workshop in einem Zustand der Wachtrance geblieben, nach der sich ihre Beine wieder normal hätten anfühlen können, sie aber trotzdem weiter in einem verdeckten Zustand der Wachhypnose geblieben wäre.

Wenn ich die HAS benutze, lasse ich unter der ersten globalen Wertung fünf Zeilen frei. Die Probanden werden dann gebeten, drei bis fünf sensorische Indikatoren in diesen Leerzeilen zu notieren, auch ihre prähypnotischen Grundlinienwerte dort zu vermerken und die gleichen Phänomene noch einmal in die zweite Gruppe von fünf Leerzeilen zu schreiben. Durch diese zusätzlichen Leerzeilen wird die HAS von einer Seite auf zwei Seiten verlängert. Nach dem Verlassen des hypnotischen Zustandes sieht der Proband die ursprünglichen Werte nicht, weil er die erste Seite des Tests umdrehen muß, um die zweite Serie von Leerzeilen vor sich zu haben.

Die HAS erfordert sehr wenig Zeit, und sie bietet eine neue und differenziertere Art zu messen, ob sich jemand in Trance befindet oder nicht. Verbleibt ein Proband oder Patient in einem unerkannten Trancezustand, so kann dies für ihn gefährlich werden (Kluft 2012b, c, d).

Howard Alertness Scale

1. Vor der Hypnose

Wir werden messen, wie wach Sie in diesem Augenblick sind. Dies wird mit Hilfe einer Skala von 1 bis 10 festgestellt. Auf dieser Skala steht der Wert 1 für eine sehr geringe Wachheit und 10 für eine sehr starke Wachheit.

Um Ihnen bei der Einschätzung Ihres Wachheitsgrades zu helfen, werden Sie aufgefordert, darauf zu achten, wie Sie Ihre Umgebung jeweils wahrnehmen, und darauf, wie Sie jeweils denken.

* * *

Nehmen Sie sich nun ein wenig Zeit, um festzustellen, wie wach Sie sich im Moment fühlen. Sammeln Sie zu diesem Zweck Informationen von allen Ihren Sinnen.

Schauen Sie um sich, und achten Sie auf die Dinge, die Sie sehen. Registrieren Sie, wie die Bilder auf Sie wirken, sowie auf deren Klarheit und Farbe. Achten Sie auch auf Geräusche in Ihrer Umgebung und auf die Beschaffenheit dessen, was Sie hören. Achten Sie auf die Empfindungen in Ihrem Körper einschließlich dessen, wie es sich anfühlt, daß Ihr Körper auf die Sitzfläche Ihres Stuhls und Ihre Füße auf den Boden drücken.

Nehmen Sie auch wahr, wie verbunden Sie sich mit Ihrem Körper fühlen und wie intensiv Sie der Dinge in Ihrer Umgebung bewußt sind.

Stellen Sie fest, wie präsent Sie sich im Hier und Jetzt, zu diesem Zeitpunkt und an diesem Ort, fühlen.

Registrieren Sie weiterhin, wie klar und logisch Sie denken und wie Ihr Geist sich von Gedanken zu Gedanken bewegt, während Sie auf verschiedene Dinge in der Umgebung fokussieren.

Stellen Sie anhand einer Skala von 1 bis 10 fest, wie wach Sie sich in diesem Moment fühlen. Dabei steht 1 für einen sehr niedrigen Wert, 2 für einen niedrigen, 5 für einen mittleren, 9 für einen hohen und 10 für einen sehr hohen.
(Kreisen Sie den Wachheitsgrad des Probanden ein.)

1 2 3 4 5 6 7 8 9 10

sehr niedrig niedrig mittel hoch sehr hoch

2. Nach der Hypnose

Stellen Sie anhand einer Skala von 1 bis 10 fest, wie wach Sie sich in diesem Moment fühlen. Dabei steht 1 für einen sehr niedrigen Wert und 10 für einen sehr hohen.

1	2	3	4	5	6	7	8	9	10
sehr niedrig		niedrig		mittel		hoch		sehr hoch	

Literatur

Allison, R. B. (1974). A new treatment approach for multiple personalities. *American Journal of Clinical Hypnosis, 17*, 15–32.

Beck, A. T., Rush, A. J., Shaw, B. F., & Emery, G. (1979). *The cognitive therapy of depression*. New York: Guilford; dt. (1986) *Kognitive Therapie der Depression*.Weinheim: Psychologie Verlags Union.

Bliss, E. (1986). *Multiple personality, allied disorders and hypnosis*. New York: Oxford University Press.

Beecher, H. (1946). Pain in men wounded in battle. *Annals of Surgery, 123*, 96–105.

— (1955). The powerful placebo. *Journal of the American Medical Association, 159*, 1602–1606.

Blos, P. (1956). *On adolescence*. New York: Free Press.

Bower, G. H. (1981). Mood and memory. *American Psychologist, 36*, 129–148.

Bowers, M. K., Brecher-Marer, S., Newton, B. W., Piotrowski, Z., Spyer, T. C., Taylor, W. S., & Watkins, J. (1971). Therapy of multiple personality. *International Journal of Clinical and Experimental Hypnosis, 19*, 57–65.

Braun, B. G. (1983). Psychophysiological phenomena in multiple personality and hypnosis. *American Journal of Clinical Hypnosis, 26*, 124–137.

— (1988a). The BASK model of dissociation: Part I. *Dissociation, 1*(1), 4–23.

— (1988b). The BASK model of dissociation: Part II. Treatment. *Dissociation, 1*(2), 16–23.

Brown, D., Scheflin, A., & Hammond, D. C. (1988). *Memory, Trauma Treatment, and the Law*. New York: Norton.

Coons, P. M. (1994). Confirmation of childhood abuse in child and adolescent cases of multiple personality disorder and dissociative disorder not otherwise specified. *Journal of Nervous and Mental Disease, 182*, 461–464.

Courtois, C. (2010). *Healing the incest wound*, 2nd ed. New York: Norton.

Despine, C.-H. A. (1840). *De L'Emploi du magnétisme animal et des eaux minerales dans le traitement des maladies nerveuses, suivi d'une observation très curieuse de guérison de névropathie* [»Eine Untersuchung des Einsatzes von animalischem Magnetismus bei der Behandlung von Störungen des Nervensystems, nebst einem Fall einer sehr ungewöhnlichen Heilung von Neuropathie«]. Paris: Germer Baillière.

Ellenberger, H. (1970). *The discovery of the unconscious.* New York: Basic Books; dt. (1973) *Die Entdeckung des Unbewußten.* Bern: Hans Huber.

Erickson, M. H., Rossi, E., & Rossi, S. (1976). *Hypnotic realities: The induction of hypnosis and indirect forms of suggestion.* New York: Irvington; dt. (1978) *Hypnose.* München: Pfeiffer.

Fine, C. G. (1988a). The work of Antoine Despine: The first scientific report on the diagnosis and treatment of multiple personality disorder. *American Journal of Clinical Hypnosis, 31,* 33–39.

— (1988b). Thoughts on the cognitive perceptual substrates of multiple personality disorder. *Dissociation, 1*(4). 5–10.

— (1991). Treatment stabilization and crisis prevention: Pacing the therapy of multiple personality disorder patients. *Psychiatric Clinics of North America, 14,* 661–675.

— (1993). A tactical integrationalist perspective on the treatment of multiple personality disorder. In R. P. Kluft, & C. G. Fine (Hrsg.), *Clinical perspectives on multiple personality disorder* (S. 135–153). Washington, DC: American Psychiatric Press.

— (2012). Cognitive behavioral hypnotherapy for dissociative disorders. *American Journal of Clinical Hypnosis, 54,* 331–352.

Fine, C. G., & Berkowitz, S. A. (2001). The wreathing protocol: The imbrication of hypnosis and EMDR in the treatment of dissociative identity disorder and other dissociative responses. *American Journal of Clinical Hypnosis, 43,* 275–290.

Foa, E. B., & Rausch, S. A. M. (2004). Cognitive changes during prolonged exposure versus prolonged exposure plus cognitive restructuring in female assault survivors with posttraumatic stress disorder. *Journal of Consulting and Clinical Psychology, 72,* 879–884.

Frank, Jerome, & Frank, Julia (1993). *Persuasion and healing: A comparative study of psychotherapy,* 3rd Ed. Baltimore, MD: Johns Hopkins University Press.

Freyd, J. (1998). *Betrayal trauma: The logic of forgetting childhood abuse.* Cambridge, MA: Harvard University Press.

Frischholz, E., Lipman, L., Braun, B., & Sachs, R. (1992). Psychopathology, hypnotizability, and dissociation. *American Journal of Psychiatry, 149,* 1521–1525.

Geisel, T. S. [Dr. Seuss]. (1954). *Horton hears a Who.* New York: Random House; dt. (2003) *Horton hört ein Hu!* Hamburg: Rogner und Bernhard bei Zweitausendeins.

Gruzelier, J. (2000). Unwanted effects of hypnosis: A review of the evidence and its implications. *Contemporary Hypnosis, 17,* 163–193.

Hemingway, E. (1996). *Death in the afternoon*. New York: Scribner. (Originally published in 1932); dt. (1999) *Tod am Nachmittag*. Reinbek: Rowohlt TB.

Herman, J. L. (1992). *Trauma and recovery*. New York: Basic Books; dt. (1998) *Die Narben der Gewalt*. München: Kindler.

Hilgard, E. (1982). Illusion that the eye-roll sign is related to hypnotizability. *Archives of General Psychiatry, 39*, 963–966.

Hirsch, I. (2008). *Coasting in the countertransference: Conflicts of self-interest between analyst and patient*. New York, NY: Routledge.

Hornstein, N. & Putnam, F. W. (1992). Clinical phenomenology of child and adolescent multiple personality disorder. *Journal of the Academy of Child and Adolescent Psychiatry, 31*, 1055–1077.

Howard, H. A. (2008). The Howard Alertness Scale. *Focus, 50*(2–3), 3–4.

Kluft, R. P. (1982). Varieties of hypnotic interventions in the treatment of multiple personality. *American Journal of Clinical Hypnosis, 24*, 230–240.

— (1983). Hypnotherapeutic crisis intervention in multiple personality. *American Journal of Clinical Hypnosis, 26*, 73–83.

— (1984a). Treatment of multiple personality. *Psychiatric Clinics of North America, 7*, 9–29.

— (1984b). An introduction to multiple personality disorder. *Psychiatric Annals, 14*, 19–24.

— (1985). The natural history of multiple personality disorder. In R. P. Kluft (Hrsg.), *Childhood Antecedents of multiple personality* (S. 197–238). Washington, DC: American Psychiatric Press.

— (1986a). Personality unification in multiple personality disorder. In B. G. Braun (Hrsg.), *Treatment of multiple personality disorder* (S. 29–60). Washington, DC: American Psychiatric Press.

— (1986b). Age regression in multiple personality disorder patients before and after integration; Preliminary findings. *American Journal of Clinical Hypnosis. 23*, 147–156.

— (1987). The parental fitness of mothers with multiple personality disorder. *Child Abuse and Neglect, 11*, 273–280.

— (1988a). On treating the older patient with multiple personality disorder: Race against time or make haste slowly? *American Journal of Clinical Hypnosis, 30*, 257–266.

— (1988b). On giving consultations to therapists treating multiple personality disorder: Fifteen years' experience – Part I (Diagnosis and treatment). *Dissociation, 1*(3), 23–29.

— (1988c). On giving consultations to therapists treating multiple personality disorder: Fifteen years' experience – Part II (The »surround« of treatment, forensics, hypnosis, patient-initiated requests), *Dissociation, 1*(3), 30–35.

— (1988d). Today's therapeutic pluralism. *Dissociation, 1*(4), 1–2.

— (1988e). The phenomenology and treatment of extremely complex multiple personality disorder. *Dissociation*, *1*(4), 47–58.

— (1989a). Playing for time: Temporizing techniques in the treatment of multiple personality disorder. *American Journal of Clinical Hypnosis*, *32*, 90–98.

— (1989b). Treating the patient who has been sexually exploited by a prior therapist. *Psychiatric Clinics of North America*, *12*, 483–500.

— (1989c). latrogenic creation of alter personalities. *Dissociation*, *2*, 83–91.

— (1990a). The fractionated abreaction technique. In D. C. Hammond (Hrsg.), *Handbook of hypnotic suggestions and metaphors* (S. 527–528). New York: Norton.

— (1990b). Educational domains and androgogical approaches in teaching psychotherapists about multiple personality disorder. *Dissociation*, *3*, 188–194.

— (1990c). Incest and subsequent revictimization: The case of therapist-patient sexual exploitation, with a description of the sitting duck syndrome. In R.P. Kluft (Hrsg.), *Incest-related syndromes of adult psychopathology* (S. 263–287). Washington, DC: American Psychiatric Press.

— (1991a). Multiple personality disorder. In A. Tasman & S. Goldfinger (Hrsg.), *Annual review of psychiatry*, Bd. 10 (S. 161–188). Washington, DC: American Psychiatric Press.

— (1991b). Clinical presentations of multiple personality disorder. *Psychiatric Clinics of North America*, *14*, 605–629.

— (1993a). Treatment of dissociative disorder patients: An overview of discoveries, successes, and failures. *Dissociation*, *6*, 87–101.

— (1993b). Clinical approaches to the integration of personalities. In R.P. Kluft & C. G. Fine (Hrsg.), *Clinical perspectives on multiple personality disorder*, S. 101–133, Washington, DC: American Psychiatric Press.

— (1994). Applications of hypnotic interventions. *Hypnos*, *21*, 205–223.

— (1995). The confirmation and discontinuation of memories of abuse in dissociative identity disorder patients: A naturalistic clinical study. *Dissociation*, *8*, 253–258.

— (1996). Treating the traumatic memories of patients with dissociative identity disorder. *American Journal of Psychiatry* (Festschrift Supplement), *153*, *7*, 103–110.

— (1997a). On the treatment of traumatic memories of DID patients: Always, never, sometimes, now, later? *Dissociation*, *10*, 80–90.

— (1997b). Overview of the treatment of patients alleging that they have suffered ritualized or sadistic abuse. In G. A. Eraser (Hrsg.), *The dilemma of ritual abuse* (S. 31–64). Washington, DC: American Psychiatric Press.

— (1998). Reflections on the traumatic memories of dissociative identity disorder patients. In S. Lynn & K. McConkey (Hrsg.), *Truth in memory* (S. 304–322). New York: Guilford.

— (1999). Current issues in dissociative identity disorder. *Journal of Practical Psychiatry and Behavioral Health*, 5, 3–19.

— (2001). The difficult to treat dissociative disordered patient. In M. Dewan & M. Pies (Hrsg.), *The difficult to treat psychiatric patient* (S. 209–242). Washington, DC: American Psychiatric Press.

— (2003). Antaeus and andragogy: Negotiating paradigm exhaustion and pursuing personal growth in clinical practice. *American Journal Hypnosis*, 45, 311-322.

— (2005). Diagnosing dissociative identity disorder. *Psychiatric Annals*, 35, 633–643.

— (2006). Dealing with alters: A pragmatic clinical perspective. *Psychiatric Clinics of North America*, 29, 291–304.

— (2007). Applications of innate affect theory to the understanding and treatment of dissociative identity disorder. In E. Vermetten, M. Dorahy, & D. Spiegel (Hrsg.), *Traumatic dissociation: Neurobiology and treatment* (S. 301–316). Washington, DC: American Psychiatric Press.

— (2012a). Hypnosis in the treatment of Dissociative Identity Disorder and allied states: An overview and case study. *South African Journal of Psychology*, 42, 146–155.

— (2012b). Issues in the detection of those suffering adverse effects in hypnosis training workshops. *American Journal of Clinical Hypnosis*, 54, 213–232.

— (2012c): Enhancing workshop safety: Learning from colleagues' adverse experiences (Part I – Structure/Content). *American Journal of Clinical Hypnosis*, 55, 85–103.

— (2012d): Enhancing workshop safety: Learning from colleagues' adverse experiences (Part II – Structure/Policy). *American Journal of Clinical Hypnosis*, 55, 104–122.

Kluft, R. P. & Fine, C. G. (Hrsg.). (1993). *Clinical perspectives on multiple personality disorder*. Washington, DC: American Psychiatric Press.

Kramer, T. H., Buckhout, R., & Eugenio, P. (1990). Weapons focus, arousal, and eyewitness memory: Attention must be paid. *Law and Human Behavior, 14*, 167–184.

Kroger, W. (1963). *Clinical and experimental hypnosis*. Philadelphia: Lippincott.

— (1977). *Clinical and experimental hypnosis*, 2nd ed. Philadelphia: Lippincott.

Kroger, W., & Yapko, M. (2008). *Clinical and experimental hypnosis*, rev. 2nd ed. (S. 82–83). Philadelphia: Lippincott, Williams, & Wilkins.

Kuhn, T. (1996). *The structure of scientific revolutions*, 3rd ed. Chicago, IL: Univers. of Chicago Pr.; dt. (1996) *Die Struktur wissenschaftlicher Revolutionen*. Franfurt a. M.: Suhrkamp.

Langs, R. (1976). *The bipersonal field*. Northvale, N. J.: Jason Aronson, Inc.

Lewin, B. D. (1950). The psychoanalysis of elation. New York: Norton; dt. (1982) *Das Hochgefühl: Zur Psychoanalyse der gehobenen, hypomanischen und manischen Stimmung*. Frankfurt a. M.: Suhrkamp.

Lewis, D. O., Yeager, C. A., Swica, Y., Pincus, J. H., Lewis, M. (1997). Objective documentation of child abuse and dissociation in 12 murderers with dissociative identity disorder. *American Journal of Psychiatry*, 154, 1703–1710.

Linehan, M. (1993). *Cognitive-behavioral treatment of borderline personality disorder*. New York: Guilford; dt. (1996) *Dialektisch-behaviorale Therapie der Borderline-Persönlichkeitsstörung*. München: CIP-Medien.

Loewenstein, R. J., Hamilton, J., Alagna, S., Reid, N., & Devries, M. (1987). Experimental sampling in the study of multiple personality disorder. *American Journal of Psychiatry, 144*, 19–21.

Lower, R. B. (1971). Depersonalization and the masochistic wish. *Psychoanalytic Quarterly, 40*, 584–602.

— (1972). Affect changes in depersonalization. *Psychoanalytic Review*, 59, 565–577.

Luber, M. (Hrsg.). (2009). *Eye Movement Desensitization and Reprocessing (EMDR) Scripted Protocols: Basics and special situations*. New York: Springer.

Luborsky, L. (1984). *Principles of psychoanalytic psychotherapy: A manual for supportive-expressive treatment*. New York: Basic Books.

— (1996). *The symptom-context method*. Washington, DC: American Psychological Association.

Luborsky, L., & Crits-Cristoph, P. (1998). *Understanding transference: The core conflictual relational theme method*. Washington, DC: American Psychological Association.

MacHovec, F. (1986). *Hypnosis complications: Prevention and risk management*. Springfield, IL: Thomas.

Manfield, P. (1998). *Extending EMDR: A casebook of innovative applications*. New York: Norton; dt. (2000) *Innovative EMDR-Ansätze*. Paderborn: Junfermann.

McKeown, J. M., & Fine, C. G. (Hrsg. & Übers.) (2008). *Despine and the evolution of psychology: Historical and medical perspectives on dissociative disorders*. New York: Palgrave MacMillan.

Maier, S. F., & Seligman, M. E. P. (1976). Learned helplessness: Theory and evidence. *Journal of Experimental Psychology: General*, 105, 3–46.

Middlebrook, D. (1991). *Anne Sexton*. Boston: Houghton-Mifflin.

Nash, M. & Barnier, A. (Hrsg.) (2008), *The Oxford handbook of hypnosis*. New York, NY: Oxford University Press.

Nathanson, D. L. (1992). *Shame and pride*. New York: Norton.

Nemiah, J. C. (1967). Dissociation. In A. M. Freedman & H. I. Kaplan (Hrsg.), *Comprehensive textbook of psychiatry*. Baltimore: Williams and Wilkins.

Orne, M. T. (1965). Undesirable effects of hypnosis: Their determinants and management. *International Journal of Clinical and Experimental Hypnosis*, 13, 226–37.

Osler, W. (2012). www.brainyquote.com/quotes/authors/w/william_osler.html Download am 2.9.2012.

Paulsen, S. (2009). *Looking through the eyes of trauma and dissociation*. Charleston, SC: Booksurge Publishing.

Phillips, A. (2012). *Missing out*. London: Hamish Hamilton (Penguin).

Phillips, M., & Frederick, C. (1995). *Healing the divided self: Clinical and Ericksonian hypnotherapy for post-traumatic and dissociative conditions*. New York: Norton; dt. (2003) *Handbuch der Hypnotherapie bei posttraumatischen und dissoziativen Störungen*. Heidelberg: Carl Auer Systeme.

Poe, E. A. (2008). *The purloined letter. Tales of Mystery and Imagination* (S. 132–147). London: Bibliophile; dt.: *Der entwendete Brief*.

Putnam, F. W., Guroff, J. J., Silberman, E. K., Barban, L, & Post, R. M. (1986). The clinical phenomenology of multiple personality disorder: Review of 100 recent cases. *Journal of Clinical Psychiatry*, *47*, 285–293.

Raz, A., Fan, J., & Posner, M. (2006). Neuroimaging and genetic association in attentional and hypnotic processes. *Journal of Physiology*, *99*, 483–491.

Ross, C. A. (1992). Anne Sexton: Iatrogenesis of an alter personality in an undiagnosed case of MPD. *Dissociation*, *5*, 141–149.

Roth, P. (1994). *Portnoy's complaint*. New York: Vintage. (Erstveröffentlichung 1969, New York: Random House); dt. (2011) *Portnoys Beschwerden*. Reinbek: Rowohlt.

Schreiber, F. R. (1973). *Sybil*. New York: Henry Regnery; dt. (1974) *Sybil*. München: Scherz.

Seuss, Dr. (1954). Siehe Geisel, T. S.

Shapiro, F. (1989). Efficacy of the eye movement desensitization procedure in the treatment of traumatic memories. *Journal of Traumatic Stress*, 2, 199–223.

Shapiro, F. (1995). *Eye Movement Desensitization and Reprocessing (EMDR): Basic principles, protocols, and procedures*. New York: Guilford; dt. (1999) *EMDR – Grundlagen und Praxis*. Paderborn: Junfermann.

Shapiro, F. (2001). *Eye Movement Desensitization and Reprocessing (EMDR): Basic principles, protocols, and procedures, 2nd Edition*, New York: Guilford; dt. (2012) *EMDR – Grundlagen und Praxis*. Paderborn: Junfermann.

Shengold, L. (1989). *Soul murder*. New Haven, CT: Yale University Press.

Shor, R. (1959). Hypnosis and the concept of the generalized reality orientation. *American Journal of Psychotherapy*, *13*, 582–602.

Spiegel, D. (1981). Vietnam grief work using hypnosis. *American Journal of Clinical Hypnosis*, *24*, 33–40.

Spiegel, H., & Spiegel, D. (2004). *Trance and treatment*, 2nd ed.. Washington, DC: American Psychiatric Press.

Stutman, R. K., & Bliss, E. L. (1985). Post-traumatic stress disorder, hypnotizability and imagery. *American Journal of Psychiatry*, *142*, 741–742.

Summit, R. (1983). The child abuse accommodation syndrome. *Child Abuse & Neglect*, *7*, 177–193.

Van der Hart, O., Brown, P., & Van der Kolk, B. A. (1989). Pierre Janet's treatment of post-traumatic stress. *Journal of Traumatic Stress*, 2(4), 379–396.

Van der Hart, O., Nijenhuis, E., & Steele, K. (2006). *The haunted self: Dissociation and the treatment of chronic traumatization*. New York: Norton; dt. (2008) *Das verfolgte Selbst*. Paderborn: Junfermann.

Van der Kolk, B. A. (1987). *Psychological trauma*. Washington, DC: American Psychiatric Press.

Watkins, J. (1971). The affective bridge – A hypnoanalytic technique. *International Journal of Clinical & Experimental Hypnosis*, *19*, 221–27.

Watkins, J., & Watkins, H. (1997). *Ego states: Theory and therapy*. New York: Norton; dt. (2003) *Ego-States – Theorie und Therapie*. Heidelberg: Carl Auer Systeme.

Wolpe, J. (1973). *The practice of behavior therapy*, 2nd ed. Oxford, UK: Pergamon; dt. (1972) Praxis der Verhaltenstherapie. Bern, Stuttgart, Wien: Hans Huber.

Personen- und Stichwortverzeichnis

Über den Autor

Richard P. Kluft, M.D., Ph.D., praktiziert in Bala Cynwyd, Pennsylvania, Psychiatrie, Psychoanalyse und medizinische Hypnose. Er hat im Laufe der letzten 40 Jahre mehr als 200 Patienten mit Dissoziativer Identitätsstörung (früher Multiple Persönlichkeitsstörung genannt) zur vollständigen Integration geleitet. Cornelia B. Wilbur bezeichnete ihn als Pionier auf dem Gebiet der Behandlung dissoziativer Störungen. »Natürlich sind Sie ein Pionier, Rick!« sagte sie. »Zählen Sie doch nur die Pfeile, die man Ihnen in den Rücken geschossen hat!« Dr. Kluft hat fast 250 wissenschaftliche Artikel und Buchkapitel geschrieben und ist Herausgeber oder Mitherausgeber von vier Büchern über dissoziative Störungen, Inzest und Traumabehandlung, darunter (mit Catherine G. Fine, Ph.D.) *Clinical Perspectives on Multiple Personality Disorder*. Er hat die von ihm entwickelten Behandlungsmethoden in zwölf Ländern vorgestellt und für seine Arbeit als Lehrer, Kliniker und Forscher viele Auszeichnungen erhalten, in neuerer Zeit 2009 den *Pierre Janet Award for Clinical Excellence* für Innovationen im Bereich der klinischen Hypnose, 2011 einen *Lifetime Achievement Award* für Beiträge zum Verständnis und zur Behandlung dissoziativer Störungen sowie 2012 und 2013 jeweils den *Milton Erickson Award* für Untersuchungen über die Ursachen ungünstiger Nebenwirkungen von Hypnose und Möglichkeiten, diese zu verhindern. Richard Kluft ist klinischer Professor für Psychiatrie an der *School of Medicine* der *Temple University* und Fakultätsmitglied des *Psychoanalytic Center of Philadelphia*. Er war Präsident der *International Society for the Study of Trauma and Dissociation* (ISSTD), der *American Society of Clinical Hypnosis*, und der *Society for Clinical and Experimental Hypnosis*. Rick ist ein Freund aller Formen von Comedy, er verschlingt Kriminalromane, liebt Opern, reist, fischt, segelt und walkt gerne.

David Emerson & Elizabeth Hopper

Trauma-Yoga

Heilung durch sorgsame Körperarbeit

Mit Vorworten von Peter A. Levine & Stephen Cope
Einführung von Bessel A. van der Kolk

Übersetzt von Theo Kierdorf & Hildegard Höhr
192 Seiten, Klappenbroschur, mit zahlreichen Abbildungen und Lesezeichen

»Mit dem vorliegenden, wegweisenden Buch bieten die Autoren Traumatisierten eine sanfte, Schritt für Schritt erklärte und äußerst behutsame Yogamethode an, die auf ihre speziellen Bedürfnisse genau abgestimmt ist. ... Weil dieses Buch die Weisheit des Körpers nutzt und in die Traumabehandlung einbezieht, ist es ein wunderbarer Ratgeber und Begleiter für alle, die sich mit Hilfe von Yoga auf die Reise zur Genesung vom Trauma zur Ganzheit begeben wollen.«

— Peter A. Levine

»Endlich ist ein fesselndes, leicht verständliches und theoretisch fundiertes Buch für die gefahrlose und wirksame Nutzung von Yoga-Übungen für die Traumaheilung erschienen! ... Dieses innovative und praxisorientierte Buch ist eine unverzichtbare Ressource für Traumatisierte, Yoga-Lehrer, Traumatherapeuten und alle, die die natürliche Intelligenz ihres Körpers wiederentdecken wollen.«

— Pat Ogden

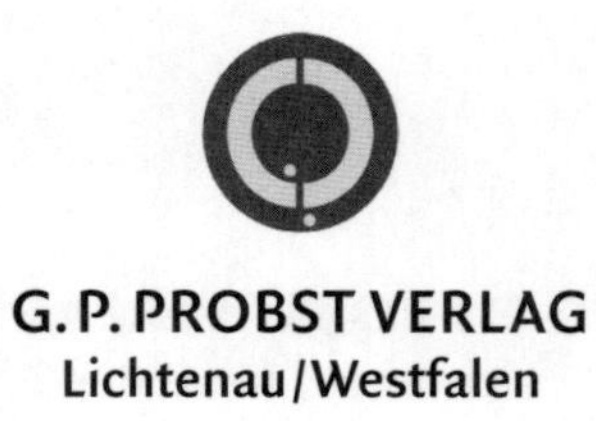

G. P. PROBST VERLAG
Lichtenau/Westfalen